技能型紧缺人才培养培训教材
全国卫生职业院校规划教材

供中职护理、助产等相关专业使用

儿 科 护 理

主　编　武君颖
副主编　杨华樑　李　卓
编　者　（按姓氏汉语拼音排序）

白永旗　（泸州医学院附院）
桂　兰　（兴安职业技术学院医学护理学院）
李　卓　（黑龙江省林业卫生学校）
刘玉红　（北京市中医学校）
王官利　（新疆石河子卫生学校）
王晓菊　（四川省卫生学校）
吴卓洁　（汕头市卫生学校）
武君颖　（沈阳市中医药学校）
向　琼　（重庆市医药卫生学校）
杨华樑　（南宁市卫生学校）
袁　芬　（海宁卫生学校）
张云霞　（南宁市卫生学校黎塘校区）

U0200034

科学出版社
北　京

内 容 简 介

　　本书是全国卫生职业院校规划教材中职护理、助产专业教材,参考2011年颁布的护士执业资格考试新大纲的要求编写而成。

　　全书共分16章。包括绪论、小儿生长发育、儿童保健和疾病预防护、住院患儿的护理、儿科常用护理技术、小儿营养与喂养及儿科常见疾病患儿的护理等,教学内容与护士执业资格考试新大纲的要求一致,并精心制作全部教学内容的配套课件。新版教材从临床实际出发,内容简要,通过引言、案例分析、链接、考点提示、护考链接、自测题等形式达到提高学生的学习兴趣和自我检查学习效果的作用。

　　本书适合于中等卫生职业学校护理专业和助产专业学生使用,也可作为临床护理人员、社区育婴中心、幼托机构卫生保健人员的培训用书或参考书。

图书在版编目(CIP)数据

儿科护理 / 武君颖主编 . —北京:科学出版社,2012.3

技能型紧缺人才培养培训教材·全国卫生职业院校规划教材

ISBN 978-7-03-033726-9

Ⅰ.儿… Ⅱ.武… Ⅲ.儿科学:护理学-中等专业学校-教材 Ⅳ.R473.72

中国版本图书馆 CIP 数据核字(2012)第 036667 号

责任编辑:许贵强　丁海燕/责任校对:朱光兰
责任印制:赵　博/封面设计:范璧合

科 学 出 版 社 出版
北京东黄城根北街 16 号
邮政编码: 100717
http://www.sciencep.com
新科印刷有限公司 印刷
科学出版社发行　各地新华书店经销
*

2012年3月第 一 版　　开本: 787×1092 1/16
2015年7月第三次印刷　　印张: 15 1/2
字数:.368 000

定价:39.80 元

(如有印装质量问题,我社负责调换)

前　言

　　为了进一步贯彻教育部"关于加强中等职业学校教学计划规范管理工作的通知"、"关于做好中等职业教育课程改革国家规划新教材使用和管理工作的通知"精神,适应卫生部刚刚颁布的护士执业资格考试新大纲的要求,更好地为全国中等卫生职业学校的教学改革和发展服务,科学出版社特别策划全国卫生职业院校规划教材中职护理、助产专业教材进行第三版修订,《儿科护理》就是这一轮规划教材之一。本轮教材编写强调体现中等职业教育的特点,落实职业教育的"五个对接",推进护理教育课程改革和教材建设。

　　本教材在内容上以"必须、够用"为原则,与国家护士执业资格考试大纲保持一致,坚持思想性、科学性、先进性、启发性、实用性原则,突出基本理论、基本知识、基本技能。力求培养学生的职业能力、职业道德、创新能力及科学的思维方法,提高学生分析和解决实际问题的能力。

　　本教材在编写过程中坚持"以服务为宗旨、以就业为导向、以岗位需求为标准"的中等职业教育的培养目标,本着"四贴近"的编写原则,一是贴近考试,教学内容与国家护士执业资格考试相结合,便于学生取得学历证书和职业资格证书;二是贴近护理教学大纲要求;三是贴近教师的教学要求,方便教学;四是贴近学生的知识水平和学习习惯,方便学生掌握。在编写体例上,以儿科基础知识为指导,运用现代护理模式,从小儿特定的生理、心理和社会特点出发,以护理程序为框架,以护理问题为核心,对儿科常见疾病等进行整体护理。在编写风格上适应了中专学生的年龄特点和学习兴趣。各章开头设引言吸引学生注意力,正文适时插入链接、图片激发学生的好奇心,重点章节设案例、案例分析、考点、护考链接,以引导学生学习、思考,正文后设自测题,帮助学生有目的、有针对性地复习教学内容,有利于提高教学效果,并专门制作了全部教学内容的配套课件,可作为教师授课和学生学习的辅助资料。

　　本书的编写过程中,各位参编教师的积极努力、通力合作,在此一并致以诚挚的谢意。由于编者的能力和水平有限,书中难免会有疏漏之处,恳请使用本教材的师生、读者提出宝贵意见。

编　者

2012 年 2 月

目　　录

第1章

绪　论

儿童是家庭的希望,祖国的未来。儿科护理工作者在儿童健康成长方面承担着重要的社会责任和义务。通过本课程的学习,你将知道小儿与成人不同的特点,并学会面对不断成长发育中的小儿应该做什么? 如何做? 本章重点是儿科护理学的范围、特点和理念,小儿年龄分期和各期特点。

儿科护理是一门研究小儿生长发育规律及其影响因素、儿童保健、疾病防治及临床护理,以促进小儿身心健康的专科护理学。

第1节　儿科护理的任务和范围

儿科护理的任务是通过研究小儿生长发育特点、小儿疾病防治特征及小儿保健规律,按照护理程序,运用现代护理理论和技术,"以儿科及家庭为中心"全方位对小儿实施整体护理,促进小儿体格、智能、行为和心理等方面的健康发展,增强小儿体质,降低发病率、致残率和死亡率,提高疾病治愈率,保障和促进小儿身心健康。

儿科护理学的研究范围很广,概括地讲,一切涉及小儿时期健康和卫生的问题都归属于儿科护理的范围。具体而言,儿科护理学研究的年龄范围是从精、卵细胞结合即胎儿形成开始至青春期(18～20周岁)结束。我国卫生部规定,儿科临床服务对象为出生至14周岁的小儿;研究的内容包括正常小儿身心方面的保健和健康促进、小儿疾病的预防与护理,并涉及儿童社会学、心理学、教育学等多门学科。

考点: 儿科护理对象的年龄范围

第2节　儿科护理的特点和理念

小儿从生命开始直到长大成人都处于不断的生长发育中,有其自身特点,具有不同于成人的特征与需求。因此,熟悉和掌握小儿生长发育的特点,对儿童保健与护理工作都有着十分重要的意义。

一、儿科护理的特点

(一)小儿机体特点

1. 解剖特点　小儿生长发育处在不断变化的过程中,并遵循一定的规律。无论是外观还是内脏器官都与成人有明显差别。如小儿体重、身长(高)、身体各部分的比例等;新生儿皮肤薄而柔嫩,易发生损伤和感染;小儿骨骼较柔软并有弹性,虽不易骨折,但长时间受压易变形。因此,只有掌握小儿生长发育的规律,才能及时做好小儿的保健和护理工作。

2. 生理特点　小儿各系统功能随着年龄增长而逐渐发育成熟,所以不同年龄的小儿有

1

不同的生理生化正常值,如小儿脉搏、呼吸、血压、外周血象、体液成分等。

3. 免疫特点　小儿各方面免疫功能均较成人低下,故易受各种感染。如新生儿不能经母体胎盘获得IgM,易受革兰阴性细菌感染;但可从母体获得IgG抗体,形成被动免疫,所以患某些传染病的机会较少,但6个月后逐渐消失,而自身的抗体一般要到6～7岁才能达到成人水平;婴幼儿期分泌型IgA(SIgA)也缺乏,易患胃肠道和呼吸道感染。母乳喂养小儿可通过母乳获得SIgA,所以感染发生率较人工喂养儿低。因此,对年幼小儿做好感染性疾病的预防和护理特别重要。

4. 心理特点　小儿神经系统发育尚未完善,心理发展未成熟,对心理压力的应对能力较差。尤其是在生病时,大多数都不能合作,依赖性强,缺乏适应及满足需要的能力,更需要特别的保护和照顾。小儿通过与环境接触、与人交往及学习,逐渐掌握知识和技能,不断积累社会经验,使其身心得到良好的发展,但也要注意,小儿的心理发展受家庭、学校和社会环境影响,尤其是家长对儿童的影响最早,所以在护理中应与小儿的父母配合,根据不同年龄的心理特点,提供舒适的环境,给予正确的引导,培养小儿良好的性格和习惯。

(二)小儿患病特点

1. 疾病特点　小儿疾病的种类和表现都与成人不同,如婴幼儿先天性疾病、遗传性疾病和感染性疾病较成人多见,感染性疾病往往起病急、来势凶、缺乏局限能力,故易发生败血症,并常伴有呼吸、循环等系统功能紊乱,应密切观察才能及时发现问题并及时处理。

2. 病理特点　小儿各组织器官发育不成熟,对同一病因的病理改变与成人有着较大差别,如新生儿感染易出现低温,而年龄较大小儿则表现为发热;同样是维生素D缺乏,婴儿易患佝偻病,而成人则患骨软化症;同样是肺炎链球菌感染,婴儿常患支气管肺炎,而成人则患大叶性肺炎,所以护理时要根据小儿年龄采取相应措施。

3. 预后特点　小儿患病时起病急、来势猛、病情变化快,但如诊治及时有效、护理得当,好转恢复也快。由于小儿各脏器组织修复和再生能力较强,后遗症较成人要少。但体弱多病的患儿病情恶化也迅速,应严密监护、积极抢救。

4. 预防特点　加强预防措施是使小儿发病率和死亡率下降的重要环节。由于开展了计划免疫和加强传染病管理已使传染病的发生率和死亡率明显降低;及早筛查和发现先天性、遗传性疾病及视觉、听觉障碍和智力异常,并加以干预和矫治,可防止发展为严重伤残。小儿时期的预防非常重要,不仅可以增强小儿体质,使其不生病、少生病,还可促进小儿各方面的健康。

(三)儿科护理特点

1. 评估难度大,观察任务重　婴幼儿不能叙述自身的病痛,学龄前儿童对病痛的描述欠准确,年长儿因害怕吃药、打针而隐瞒病情等,这些都影响了评估资料的可靠性;体检时患儿不愿意或不知道怎样配合,标本采集及其他辅助检查时多数患儿不会配合等,这也增加了评估资料的收集难度。小儿不能陈述自己的不适及病情变化,且病情变化快,处理不及时易恶化甚至危及生命。因此,小儿病情的状况及变化必须依靠护士及时观察发现,通知医生,才能使患儿得到及时有效的治疗。

2. 护理项目多,操作要求高　小儿自理能力较差,在护理过程中有大量的生活护理。同时小儿好奇、好动并缺乏经验,容易发生意外伤害。因此,要加强安全管理,防止意外事故。由于小儿的解剖特点及认知水平有限,护理操作时多数不配合,操作难度大,这给护士的操作技术提出了更高的要求。

3. 教育不可少,配合很重要 儿童正处于获取知识、健全心理的时期。儿科护士经常与小儿接触沟通,护士在对小儿实施整体护理的同时,还涉及许多教养的内容。应注意培养小儿生活自理能力及良好的卫生习惯,并进行科学文化知识的辅导,使小儿能积极配合治疗,争取早日康复。由于小儿的病情、护理资料大多由家长叙述,小儿能否安心接受诊疗和护理受家长影响颇深,因此,儿科护理工作必须得到小儿家长的支持、理解、配合,才能使小儿得到安全有效的个体化整体护理。

考点:儿科护理特点

二、儿科护理的理念

(一)以儿童及其家庭为中心

家庭是小儿生活的中心,是社会生存的基础。因此儿科护士应以儿童及其家庭为中心,重视儿童的生理、心理发展,支持、尊重、鼓励并提高家庭的功能,维护和支持家庭原有的照护方式和决策角色,关注、满足儿童及其家庭成员的心理感受和服务需求,积极为儿童及其家庭提供健康指导、疾病护理、教养咨询和家庭支持等服务,以促进小儿身心各方面的健康成长。

(二)减少创伤和疼痛

临床上有创性、有痛性的医疗措施可令小儿出现情绪波动,甚至恐惧。儿科护士必须认识到这些过程对小儿和家庭带来的压力,尽可能提供无创性照护。无创性照护包括3个主要原则:① 防止或减少小儿与家庭分离;② 防止和减少身体的伤害和疼痛;③ 帮助小儿建立把握感和控制感。无创性照护的具体措施:促进家长与患儿的亲密关系;允许小儿保留自己的私人空间,提供游戏活动让小儿解除恐惧、攻击性等不良情绪;在所有治疗操作之前进行解释和心理护理及疼痛控制。

(三)对小儿负责和危险管理

通过危险管理,使卫生保健机构减少对患儿、护理人员等其他相关人员造成的伤害;通过质量保证,将护理过程、护理结果与护理标准进行对照,以监控护理质量;通过质量促进,检查护理服务的结构和过程,持续研究和改进护理过程和护理结果,以提高护理质量,满足患儿及家长需求。

考点:儿科护理理念

第3节 儿科护士的角色及素质要求

一、儿科护士的角色

随着医学模式和护理模式的转变,儿科护理学在任务、范围、护理角色等方面不断更新和扩展。儿科护理已由单纯的患儿护理发展为以儿童及家庭为中心的身心整体护理;由单纯的医疗保健机构承担其任务逐渐发展为全社会都来承担儿童的预防、保健和护理工作,并且与儿童心理学、社会学、教育学等多门学科有着广泛的联系。因此,儿科护理工作者应树立整体护理理念,将科学育儿知识普及到社区、家庭,并取得社会各个方面的支持,以适应儿科护理学的飞速发展。

儿科护士的角色包括:

1. 护理计划与执行者 儿科护士给患儿提供直接的、个体化的整体护理,进行健康评估,制订护理计划,并实施有效的护理措施,满足患儿的健康需要。

2. 心理咨询与支持者 儿科护士作为小儿及家庭的代言人,帮助患儿及家长掌握应对压力的方法,并通过多种方式提供心理支持,如触摸、陪伴、倾听、言语和非言语的沟通等。

3. 健康教育者与健康协调者　儿童及家长健康意识相对较差,缺乏疾病防护等知识,儿科护士应帮助他们增强健康意识,传授预防疾病的知识,并应与其他医护人员有效地分工合作,以完成高质量的健康服务。

4. 护理研究与提高者　儿科护士应不断总结经验,积极开展护理研究工作,提高并改进护理工作水平。

二、儿科护士的素质要求

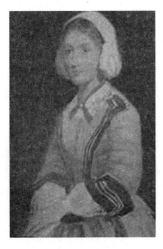

图 1-1　南丁格尔

南丁格尔(图 1-1)曾说过:"护理工作的对象不是冷冰冰的石块、木片和纸张,而是具有热血和生命的人类。"面对每一个患儿,儿科护士的工作职责既包括解除患儿身体上的病痛,也包括帮助患儿心理上的康复和发展,承担一定教育小儿的使命,时为患儿营造出有益于其身心健康的氛围,使患儿实现真正意义上的健康修复。因此,儿科护士除了应具备如温馨的职业微笑、得体的举止言谈、出色的人际沟通等一般护士的职业素养及业务技能外,还必须具备儿科护士特殊的素质要求。

(一)高尚的品质

1. 博爱的胸怀　儿科护士应具备忠于职守、冷静稳准、开朗文雅、同情敏锐、无私求实的职业素质,做到视患儿如亲人,以理解、友善、博爱的心态,为患儿创设最舒适的疗养环境,提供最佳的精神哺育。

2. 得体的言行　德高为师,身正为范。儿科护士应严于律己,言传身教,加强自身的修养,担负起教育儿童的责任。

3. 强烈的责任心　小儿缺乏准确的表达能力,照顾患儿要做到关心、细心、耐心,不但要解除其病痛,还要照顾他们的生活、启发他们的思维,与他们进行有效的沟通以取得他们的信任,建立良好的护患关系。

(二)丰富的学识

医学模式的转变,使护理工作的独立功能日益突出。医学技术的发展日新月异,新业务、新技术在临床中广泛应用,推动护理学科向微细、快速、精确、高效的方向发展。这就要求儿科护士除了具备扎实的护理理论知识及熟练的护理技能外,还应掌握临床诊断、检验、营养学、预防医学、小儿心理学、小儿教育学等方面的知识及先进仪器的使用技能,这样才能更好地胜任儿科护理工作。

(三)有效的沟通技巧

考点:儿科护士的角色和素质要求

婴幼儿不能或不能完全用口头语言与成人交流,他们的情绪、需求及疼痛等基本通过表情、手势、哭闹等方式或临床体征(如呼吸加快、皮肤发红)等表现出来。因此,儿科护士应掌握各年龄小儿的心理及生理特点,充分运用日常的护理用语及非语言的交流技巧,不断与患儿及家长沟通,全面了解患儿的心理和社会情况,以取得他们对护理工作的理解和支持。

第4节　小儿年龄分期及各期特点

小儿的生长发育,在各年龄阶段有各自的解剖特点和生理变化。据此可将小儿时期分为

7个年龄阶段(表1-1)。

表1-1 小儿年龄分期及各期特点

分期	时限	特点	护理要点
胎儿期	受精卵形成～小儿出生。约40周(280天)	生长发育迅速,完全依赖母体。孕前3个月胎儿器官形成时期,不利因素易致先天畸形	加强孕期保健
新生儿期	胎儿娩出脐带结扎～生后满28天	刚脱离母体,对外界适应能力差,易发生窒息、溶血、感染等,患病及死亡率均高	加强保暖,合理喂养,预防感染
围生期	胎龄满28周(体重≥1000g)～生后足7天	患病及死亡率均高	同上
婴儿期	自出生28天至满1周岁	生后发育最迅速的时期,但消化功能差,易患营养缺乏及腹泻;6个月后母体抗体减弱,自身免疫不足,易患传染和感染性疾病;运动、感知发育快,条件反射逐渐形成	合理喂养,按时预防接种,注意体格锻炼,加强早期教育
幼儿期	1周岁至满3周岁	发育较前稍减慢,智力、语言发育增快,识别能力差,易发生意外;活动范围广,自身免疫仍低,传染病发病率高;乳牙出齐,饮食种类改变	加强护理,防止意外,预防接种,调整饮食,合理喂养,生活习惯的培养
学龄前期	3周岁至6、7岁	体格平稳发育,智能更趋完善,求知欲强,可塑性强;自身免疫性疾病多见	加强学前教育,注重智力开发,培养良好个性习惯,预防免疫性疾病
学龄期	6、7岁至青春期前	除生殖系统外体格发育接近成人,智力基本成熟;接受系统教育的重要时期	保证营养和休息,预防近视和龋齿,端正坐、立、行,注重身心教育
青春期	第二性征出现～生殖功能基本发育成熟、身高停止增长(女孩从11～12岁到17～18岁,男孩从13～14岁到18～20岁)	生长发育明显加快,生殖系统迅速发育,日趋成熟;第二性征逐渐明显,易出现心理、行为、精神方面的问题	保证足够营养,加强体格锻炼,注意心理教育,加强性及法律教育,建立健康生活方式

考点: 小儿年龄分期的名称、时间段及各期主要特点

(一)胎儿期

从卵子和精子结合、新生命开始到胎儿出生称为胎儿期,约40周(280天)。这段时间内胎儿完全依靠母亲的胎盘来摄取营养物质。受孕的前3个月是胎儿各组织器官的形成时期,对小儿生长发育十分重要,如果在这一时期母亲营养不足、感染、接触放射性物质、滥用药物、吸烟、酗酒等,均可导致先天畸形。因此,婴幼儿保健工作应从这里开始。

(二)新生儿期

自胎儿出生后脐带结扎到出生后满28天,为新生儿期。此期小儿脱离母体开始独立生活,体内外环境发生巨大变化,而新生儿各组织器官发育还很不完善,对外界的适应能力差,易发生体温下降、体重下降及窒息、溶血、感染等疾病,死亡率高。因此,新生儿时期应特别加强保暖、保持脐部和皮肤清洁、合理喂养、消毒隔离等护理。

胎龄满 28 周(体重≥1000g)至出生后足 7 天,称围生期,又叫围产期,此期包括了胎儿晚期、分娩过程和新生儿早期,是小儿经历巨大变化和生命遭到最大危险的时期,死亡率最高。因此,须重视优生优育,抓好围生期保健。

(三)婴儿期

自生后 28 天到满 1 周岁之前为婴儿期。为小儿出生后生长发育最迅速的时期,呈现小儿的第一个生长高峰期,一年身长增加 50%,体重增加 3 倍,需要的营养物质特别多,但此期小儿消化功能不强,如果喂养不当容易发生消化紊乱,故必须注意合理喂养。6 个月以内的婴儿由母体获得的抗体对麻疹、水痘等传染病有一定的免疫力,6 个月以后的婴儿这种免疫力逐渐减弱,易患传染病和感染性疾病,需要有计划地接受预防接种,完成基础免疫程序,并重视卫生习惯的培养。

(四)幼儿期

1 周岁后到 3 周岁内为幼儿期之前为婴儿期。此期生长发育速度较前稍减慢,活动范围广,接触周围事物的机会增多,智力发育增快,好奇心强,但对危险的识别能力差,应注意防止发生意外创伤和中毒。幼儿时期自身免疫力仍较低,传染病发病率增高,防病仍为保健的重点。幼儿乳牙出齐,饮食应从乳汁转换成饭菜,并逐渐过渡到成人饮食,需防止营养缺乏和消化紊乱。同时应更加注意培养良好的卫生习惯并开始培养良好的生活习惯。

(五)学龄前期

3 周岁后到入小学前(6~7 岁)为学龄前期。这一时期体格发育已减慢,而智力发育增快,求知欲强,好奇、喜问、喜欢模仿,知识面迅速扩大;能做较复杂的动作,学会照顾自己,如穿衣、吃饭和洗澡等;语言和思维能力也进一步发展,学会讲故事、背儿歌、跳舞、做游戏等。在这个时期应注意根据孩子的个性加以诱导,养成良好的卫生、学习和劳动习惯,为入小学做好准备。在此期虽然抗病力有所增强,但由于接触面广,应注意预防传染病和各种意外。另外,此时小儿易患肾炎、风湿热等免疫性疾病,因此,日常生活中应注意观察,做好预防工作。

(六)学龄期

从入小学起到青春期开始前称学龄期(6~7 岁到 12~14 岁)。此期小儿体格仍稳步增长,除生殖系统外,其他器官的发育到本期末已基本接近成人水平,脑的形态发育基本与成人相同,智力进一步发展,是长知识、接受科学文化教育的重要时期,应加强教育,使他们在德、智、体、美、劳等各方面全面发展。这个时期,对各种传染病有一定的抵抗力,但要注意预防近视和龋齿,端正坐、立、行的姿势,有规律地安排好生活、学习和锻炼,保证充足的营养和休息,防止精神、情绪和行为等方面的问题。

(七)青春期

从第二性征出现到生殖功能基本发育成熟,身高停止增长的时期称青春期。女孩开始和结束年龄都比男孩早两年左右(女孩从 11~12 岁到 17~18 岁,男孩从 13~14 岁到 18~20 岁)。在性激素作用下,生长发育再度加快,呈现第二个生长高峰期;生殖系统渐趋成熟;第二性征逐渐明显:男性肩宽、肌肉发达、声音变粗、长出胡须;女性骨盆变宽、脂肪丰满;到晚期,女孩出现月经、男孩发生遗精。此期神经内分泌调节不够稳定,加之接触社会机会增多,易受外界环境影响,常引起心理、行为、精神方面的问题。所以要保证足够营养,加强体格锻炼,注意道德品质培养与生理卫生教育。

小结

1. 一切涉及小儿时期健康和卫生的问题都属于儿科护理学研究的范围。

2. 小儿具有不同于成人的许多特征。熟悉小儿机体、患病、护理等特点,贯彻以儿童及其家庭为中心、减少创伤和疼痛、避免危险等儿科护理理念。

3. 儿科护士要具有强烈的责任感、高尚的思想品质、丰富的学科知识及熟练的操作技术、有效的沟通技巧。

4. 小儿时期划分为胎儿期、新生儿期、婴儿期、幼儿期、学龄前期、学龄期、青春期7个时期,儿科护士应根据各期特点做好相应的儿童保健与护理等工作。

自测题

A_1 型题

1. 不属于儿科护士角色内容的一项是( )
   A. 直接护理者
   B. 患儿及家长的批评监督者
   C. 患儿及家庭的代言人
   D. 健康与预防的指导者
   E. 合作与协调者

2. 儿科护士的素质要求不包括( )
   A. 良好的记忆力　　B. 良好的观察能力
   C. 良好的思维能力　D. 良好的模仿能力
   E. 良好的人际沟通能力

3. 下列哪项心理沟通方式可用于护理婴儿( )
   A. 因势利导　B. 多做游戏　C. 搂抱与抚摸
   D. 适时鼓励　E. 社会交流

4. 儿科护理工作的中心是( )
   A. 儿童及其家庭　B. 患儿　C. 疾病
   D. 患儿及其家属　E. 儿童预防保健

5. 关于儿科护理的特点,错误的描述是( )
   A. 小儿各器官的解剖结构与成人不同
   B. 不同年龄小儿有不同生理、生化正常值
   C. 小儿体液免疫成熟而细胞免疫不健全
   D. 儿科护理应以儿童及其家庭为中心
   E. 儿科护理项目多,操作要求高

6. 关于小儿生长发育的主要特点,下列说法错误的是( )
   A. 小儿皮肤黏膜薄而嫩,容易损伤和感染
   B. 不同年龄的小儿有不同的生理生化正常值
   C. 小儿病理变化常与年龄有关
   D. 小儿修复及再生能力较成人弱,病后容易遗留后遗症

   E. 小儿比成人易发生水和电解质紊乱

7. 婴儿期是指( )
   A. 生后28天至1岁
   B. 出生后28天至10个月
   C. 出生后到1岁
   D. 出生后到2岁
   E. 出生后到3岁

8. 人的一生中生长发育最快的阶段是( )
   A. 幼儿期　B. 学龄期　C. 婴儿期
   D. 青春期　E. 学龄前期

9. 小儿易发生意外伤害的时期是( )
   A. 新生儿期　B. 婴儿期　C. 幼儿期
   D. 学龄期　E. 青春期

A_3 型题

(10～12题共用题干)

某患儿,9个月。因患肺炎而入院,入院当天患儿哭闹不停,不愿离开母亲。

10. 该患儿主要的心理压力来源是( )
    A. 身体形象改变　B. 缺乏对疾病的认识
    C. 中断学习　　　D. 离开亲人和接触陌生人
    E. 失眠、做噩梦

11. 该患儿主要身心反应是( )
    A. 分离性焦虑　B. 谵妄　C. 痴呆
    D. 担心　　　　E. 攻击别人

12. 对该患儿进行心理护理时,错误的一项是( )
    A. 首次接触患儿先和母亲谈话
    B. 突然从父母怀中将患儿抱过来
    C. 尽量固定护士,连续护理
    D. 了解患儿住院前的生活习惯
    E. 保持与患儿父母密切联系

(杨华樑)

第2章

小儿生长发育

小儿的生长发育过程非常奇妙，会跨越一个个里程碑，成长的过程中会给父母带来各种惊喜和疑问。怎样评价孩子的生长发育情况，自己的孩子发育是否正常？作为白衣天使的你，能帮助家长解开这些疑问吗？能对宝宝的发育情况作出科学的判断吗？通过本章的学习，这些问题都会迎刃而解！

第1节　生长发育的规律

小儿的生长发育是指从受精卵到青春期的成熟过程。生长发育是小儿不同于成人的一个重要特点。生长是指小儿整体和各器官的长大，为量的改变。发育是指细胞、组织、器官功能的成熟，为质的改变。生长和发育两者紧密相关。小儿生长发育遵循一定的规律，主要包括以下4个方面。

（一）连续性和阶段性

生长发育是一个连续不断的过程，各个年龄阶段生长发育有不同的特点，生长速度不同，呈阶段性。例如婴儿期和青春期是生长发育最快的两个时期，年龄越小，生长发育越快。体重、身长在生后第一年，尤其是前3个月增加很快，出现生后第一个生长高峰；2岁以后生长速度逐渐减慢，至青春期又猛然加快，出现第二个生长高峰。

（二）顺序性

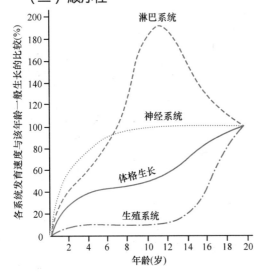

图 2-1　生后主要系统生长发育

生长发育遵循由上到下、由近到远、由粗到细、由简单到复杂、由低级到高级的一般规律。由上到下：先抬头、后抬胸，再会坐、立、行；由近到远：先抬肩、伸臂，再双手握物，先会控制腿再到控制脚的活动；由粗到细：先全掌抓握再手指拾取；由简单到复杂：先画直线后画圈、画人形；由低级到高级：先会看、听和感觉事物，认识事物，再发展到记忆、思维、分析、判断事物。

（三）不平衡性

人体各器官系统发育的先后、快慢遵循一定的规律，如神经系统发育较早，生后2年发育较快；生殖系统发育较晚；淋巴系统发育先快后回缩；皮下脂肪在年幼时较发达，肌肉组织到学龄期发育加快；其他系统如心、肝、肾、肌肉的发育基本与体格生长相平行(图 2-1)。

（四）个体差异

小儿生长发育虽然按照一定规律发展,但是在一定范围内受机体内外因素的影响,存在着相当大的个体差异,每个人都有自己的生长"轨迹"。因此,小儿的生长发育水平有一定的正常范围,评价时必须考虑不同因素对个体的影响。

护考链接

小儿生长发育顺序的规律,正确的是

A. 由下到上　B. 由远到近　C. 由细到粗　D. 由慢到快　E. 由简单到复杂

分析: 小儿生长发育遵循由上到下、由近到远、由粗到细、由简单到复杂、由低级到高级的顺序规律。考点为生长发育的规律。

考点: 生长发育的规律

第 2 节　影响生长发育的因素

遗传因素和环境因素是影响小儿生长发育的两个基本因素。

（一）遗传

小儿的生长发育受父母双方遗传因素的影响,如皮肤和头发的颜色、面貌特征、身材高矮、青春期的早晚、性格及气质等。代谢性疾病、内分泌障碍性疾病等与遗传因素有着非常密切的关系。

（二）性别

女孩青春期比男孩约早两年,此期身高、体重超过男孩,男孩青春期虽开始较晚,但持续时间长,故体格发育最后还是超过女孩。女孩的语言、运动发育略早于男孩。因此,男孩和女孩的生长发育应分别评价。

（三）营养

充足的营养素供给是保障小儿生长发育的物质基础。年龄越小受营养的影响越大。孕妇营养不足可造成胎儿体格生长落后,严重时还会影响小儿神经系统的发育。生后长期营养不良不仅影响体重及身高的增长速度,还可使机体的免疫、内分泌、神经调节等功能低下,甚至影响智力和社会适应能力的发展。长期能量的摄入超过机体的消耗,脂肪过度积聚,可造成肥胖,也会对其生长发育造成严重影响。

（四）疾病

疾病对小儿生长发育的影响十分明显。围生期产伤、缺氧、窒息、颅内出血等疾病可影响小儿智能的发育。急性疾病常使体重下降,慢性疾病对体重、身高均有影响。内分泌疾病常引起骨骼和神经系统生长发育迟缓。

（五）药物

妊娠期(尤其是最初 3 个月)孕妇用药可使胎儿生长发育受阻。出生后用药也应注意,如较大剂量或较长时期给予链霉素等可致小儿听力障碍,长期应用肾上腺皮质激素者身高增长的速度缓慢等。

（六）环境

良好的生活环境,如空气新鲜、阳光充足、水源清洁、居住条件舒适,均可促进小儿身心发育。良好的生活习惯、科学护理、正确教养、体格锻炼等都是促进小儿生长发育达到最佳状态的重要因素。

考点: 生长发育的影响因素

第3节 体格发育

案例2-1

某小儿,12个月,体重9.9kg,身长73.3cm,头围46.0cm,胸围46.0cm。前囟0.2cm×0.2cm,乳牙8颗,心肺腹部检查未见异常,能独走。

问题:1. 该小儿发育是否正常?
　　　2. 对其生长发育进行评价,还需收集哪些资料?

(一)体重

体重是身体各器官、组织、体液的总重量。体重是反映体格生长和营养状况的重要指标,也是临床计算补液量、奶量和给药量的重要依据。

正常新生儿出生时的平均体重为3kg,小儿年龄越小,体重增长越快。生后可出现生理性体重下降。生后3个月时体重约为出生时的2倍(6kg),生后前3个月体重的增加值约等于后9个月体重的增加值,即12个月婴儿体重约为出生时的3倍(9kg)。生后第1年是体重增长最快的时期,2岁时体重约为出生时的4倍(12kg)。随年龄的增加儿童体重的增长逐渐减慢,2~12岁体重平均每年增长约2kg。

评价某一小儿体重增长的变化,应连续定期监测其体重。临床上计算用药量和补液量时应以小儿的实际体重为依据,当无条件测量体重时,为便于计算小儿用药量和液体量,可用以下公式估算体重:

1~6个月:体重(kg)=出生体重(kg)+月龄×0.7(kg)

7~12个月:体重(kg)=6(kg)+月龄×0.25(kg)

2~12岁:体重(kg)=年龄×2+8(kg)

同年龄、同性别正常小儿中体重存在个体差异,均值上下波动10%为正常范围。若体重超过均值20%,为肥胖;低于均值15%,为营养不良。

链接

体重测量

应在晨起空腹将尿排出后进行,也可于进食后2小时或饭前、排便后称重。每次测量应在同一磅秤、同一时间进行,以便于对比。计算体重时应尽量准确地减去衣物重量,不合作或病重不能站立的小儿,由护理人员或家长抱着小儿一起称重,称后减去小儿衣物重量及成人体重,即得小儿体重。体重测量方法有立式、坐式和卧式。

(二)身高(长)

身高是指从头顶到足底的全身长度,是头部、脊柱与下肢长度的总和。身高是反映骨骼发育的重要指标。3岁以下小儿采用仰卧位测量,称为身长。3岁以后小儿取立位测量,称为身高。立位与仰卧位测量值相差1~2cm。

身高(长)的增长规律与体重相似,年龄越小增长越快。正常新生儿出生时平均身长为50cm,生后第1年身长平均增长为25cm(生后前3个月增长约11~12cm,约等于后9个月身长的增加值),第2年增长速度减慢,平均为10cm,到2岁时身长约85cm。2岁以后稳步增长,平均每年增长5~7cm。

2~12岁小儿身高的估算公式为:身高(cm)=年龄×7+70(cm)。

小儿进入青春期后,身高增长速度加快,不能用此公式计算。

由于头部、脊柱、下肢3部分的发育速度并不一致,生后第1年头部生长最快,脊柱次之,青春期身高增长则以下肢为主,故在各年龄期头部、躯干和下肢所占身长(高)的比例各有不同。某些疾病可使身体各部分比例失常,因此,临床上需要分别测量上部量(从头顶至耻骨联合上缘)和下部量(从耻骨联合上缘至足底)来进行比较,以检查其比例关系。新生儿上部量大于下部量,身长的中点在脐上;随着下肢长骨增长,中点下移,2岁时中点在脐下;6岁时中点移至脐与耻骨联合上缘之间;12岁时上、下部量相等,中点在耻骨联合上缘(图2-2)。

身高(长)的增长与遗传、内分泌、营养、运动、宫内生长水平和疾病等因素有关。短期的疾病与营养波动不会影响身高的增长。明显的身材异常(低于均值30%以上)往往由甲状腺功能减低、生长激素缺乏、长期营养不良、严重佝偻病等引起。

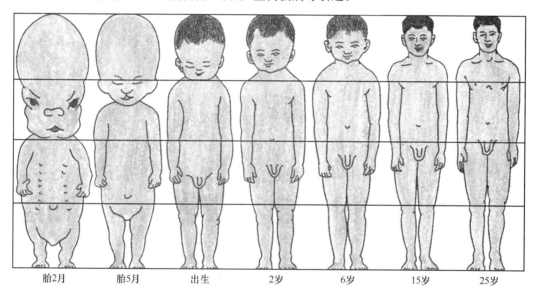

| 胎2月 | 胎5月 | 出生 | 2岁 | 6岁 | 15岁 | 25岁 |

图2-2　不同年龄小儿身体各部比例

(三)坐高(顶臀长)

由头顶至坐骨结节的长度称坐高。与身长测量一致,3岁以下小儿仰卧位测量,称为顶臀长。坐高代表头颅与脊柱的发育。小儿坐高增长规律与上部量相同。随着下肢增长速度逐渐加快,坐高占身高的百分比则逐渐下降。

(四)头围

自眉弓上缘经枕后结节绕头一周的长度为头围,它反映脑及颅骨的发育。胎儿期脑是全身各系统中生长最快的,故出生时头围相对较大,正常新生儿头围平均为34cm;1岁以内增长较快,生后前3个月和后9个月都约增长6cm,故1周岁时头围约46cm;1岁以后头围增长明显减慢,2岁时约48cm;5岁时50cm;15岁时头围接近成人,约54~58cm;2~15岁头围仅增加6~7cm。头围的测量在2岁以内最有价值:头围过小提示脑发育不良,过大提示可能为脑积水。连续追踪测量头围比一次测量更重要。

（五）胸围

胸围是平乳头下缘绕胸一周的长度。胸围大小与肺和胸廓的发育密切相关。出生时胸围比头围小1～2 cm，平均为32cm；1岁左右胸围与头围相等；1岁以后胸围逐渐超过头围，1岁至青春期前胸围超过头围的厘米数约等于小儿岁数减1。但肥胖小儿由于胸部皮下脂肪厚，胸围超过头围的时间可提前，而营养不良、佝偻病等小儿胸围超过头围的时间可推迟到1岁半以后。

（六）腹围

腹围是指平脐水平绕腹一周的长度。2岁前腹围约等于胸围，2岁后腹围较胸围小。腹围异常增大多提示腹水及消化道先天畸形如先天性巨结肠等。

（七）上臂围

沿肩峰与尺骨鹰嘴连线中点水平绕上臂一周的长度。它代表上臂骨骼、肌肉、皮下脂肪和皮肤的发育水平，反映小儿的营养状况。在测量体重和身高不方便的地区，可测量上臂围筛查5岁以下小儿营养状况。评估标准为：>13.5cm为营养良好，12.5～13.5cm为营养中等，<12.5cm为营养不良。

考点：前囟检查的临床意义

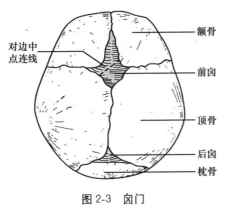

图2-3　囟门

额骨
对边中点连线
前囟
顶骨
后囟
枕骨

（八）囟门

小儿出生时颅骨未闭合形成颅缝和囟门（图2-3），依据骨缝及前后囟闭合的时间可以衡量颅骨的生长状况。出生时颅骨缝稍有分离，约于3～4月龄时闭合。正常小儿出生时只有前囟和后囟。前囟为顶骨和额骨边缘形成的菱形间隙，前囟对边中点连线长度在出生时约1.5～2.0cm，以后随脑的发育和颅骨生长而增大，6个月左右逐渐骨化而变小，约在1～1.5岁时闭合。后囟为顶骨与枕骨交界处形成的三角形间隙，出生时部分婴儿已闭合或很小，多于6～8周闭合。前囟检查很重要，前囟迟闭或过大多见于佝偻病、甲状腺功能低下；前囟早闭或过小多见于头小畸形、脑发育不良；前囟饱满常提示颅内压增高，多见于脑膜炎、脑炎、脑积水、脑水肿等；前囟凹陷多见于脱水或极度消瘦儿。

考点：体格发育各项指标正常值、估算及其临床意义

（九）牙齿

人的一生有两副牙齿，即乳牙（20颗）和恒牙（32颗），出生时无牙，一般于生后4～10个月左右乳牙开始萌出，若12个月尚未出牙可视为异常。顺序一般为下颌先于上颌、自前向后，乳牙于2～2.5岁出齐。2岁以内小儿的牙齿数目约等于月龄减4～6（图2-4）。恒牙的骨化从新生儿期开始，6岁左右开始在第2乳磨牙后方出第1颗恒牙即第1恒磨牙，7～8岁开始乳牙按萌出顺序逐个脱落被恒牙取代，其中第1、2前磨牙代替第1、2乳磨牙；12岁左右出第2恒磨牙；18岁以后出第3恒磨牙（又称智齿），也有终生不萌出者。一般恒牙在20～30岁出齐。乳牙萌出时间个体差异较大，与遗传、食物性状等因素有关。

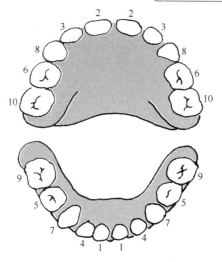

图 2-4 乳牙萌出的顺序

案例 2-1 分析

本案例中,小儿 12 个月,体重、身长、头围、胸围、前囟及乳牙等体格发育指标都在正常范围内。

第 4 节 感觉、运动功能和言语发育

一、感、知觉的发育

小儿出生即有感觉,感觉是小儿探索世界、认识自我过程的第一步,是以后各种心理活动产生、发展的基础。小儿的知觉是在其感觉经验不断丰富的基础上形成、发展和完善起来的。

(一)感觉的发育

1. 视觉 新生儿已有视觉感应功能,但新生儿视觉不敏锐,只能看清 15~20cm 距离内的事物。新生儿期后视感知发育迅速,第 1 个月时可凝视光源;2 个月起可协调注视物体;3~4 个月头眼协调较好,可追寻活动的物体或人所在的方位;4~5 个月开始认识母亲或乳瓶;5~6 个月可以注视远距离的物体,如街上的汽车、行人等;8~9 个月开始出现视深度的感觉,能看到小物体;1~1.5 岁能区别形状;2 岁时可区别垂线与横线,两眼调节好;5 岁时能区别各种颜色;6 岁以后视力达 1.0。

2. 听觉 新生儿出生时中耳内有羊水,听力差,生后 3~7 天听觉已相当好;3~4 个月时可有定向反应(头转向声源),听到悦耳声音时会微笑;6 个月时能区别父母的声音;7~9 个月时能确定声源,区别语气及言语的意义;1 岁时能听懂自己的名字;2 岁时能听懂简单的吩咐;3 岁后可精细地区别不同声音;4 岁时听觉发育完善。听感知发育与小儿的语言发育直接相关,听力障碍如不能在语言发育的关键期内或之前得到确诊和干预,则可因聋致哑,要引起足够重视。

3. 味觉 新生儿味觉相当灵敏,能辨别不同的味道,如对甜、酸、苦等刺激可表现出不同的表情。3~4 个月时能区别愉快与不愉快的气味;4~5 个月的婴儿对食物的微小改变已很敏感,此时应合理添加各类辅食,以适应多种不同味道的食物。

4. 嗅觉 出生时嗅觉已发育完善,新生儿对愉快和不愉快气味刺激会出现不同的表情;3~4 个月时能区别好闻和难闻的气味;7~8 个月时更灵敏,对芳香气味有反应。

5. 皮肤感觉　皮肤感觉包括触觉、痛觉、温度觉等。新生儿触觉已很灵敏,其较敏感部位是眼、唇、口周、手掌及足底等,触及可出现先天的反射动作如吸吮、觅食、握持等。新生儿已有痛觉,但反应迟钝,2个月后才逐渐完善。新生儿温度觉很灵敏,环境温度骤降时即啼哭,保暖后就安静。2~3岁时能通过接触区分物体软、硬、冷、热等;5岁时能分辨体积相同而重量不同的物体。

（二）知觉的发育

知觉主要有物体知觉、空间知觉、时间知觉和运动知觉等。知觉往往是多种感觉综合的结果,小儿在6个月以前主要是通过感觉认识事物,6个月后随着动作能力的发育及手眼协调动作,通过看、咬、摸、闻、敲击等活动,逐步对物体的形状、大小、质地及颜色等产生初步的综合性知觉。1岁以后小儿的知觉开始在言语的调节下发展。空间知觉在婴儿期已初步发展,如上高处、藏身后等,3岁能辨上下,4岁能辨前后,5岁能辨左右。小儿时间知觉发展较晚,一般4~5岁时有早上、晚上、白天、明天、昨天的时间概念,5~6岁时能区别前天、后天、大后天,6~8岁时对与自己学习、生活密切相关的时间概念能较好地掌握,10岁时能掌握秒、分、时、月、年等概念。

二、运动功能的发育

小儿运动功能的发育受神经系统成熟程度的制约,并与后天的体格锻炼有关。小儿动作的发育都遵循一定的规律:①自上而下:如2个月能抬头,4个月会翻身,6个月会独坐,8个月会爬,1岁会走等;②由近到远:如先抬肩及伸臂,再双手握物而至手指取物;③由不协调到协调:如3~4个月婴儿看到玩具,手足乱动拿不到,5个月后能一把抓住;④先有正向动作后有反向动作:如先会向前走,后会向后退等。运动的发育可分为大运动和细运动两大类。

（一）大运动发育

1. 抬头　因颈后肌发育先于颈前肌,所以新生儿俯卧位时能抬头1~2秒,2个月竖抱时能抬头,3个月时抬头较稳,4个月时抬头很稳并能自由转动。

2. 坐　新生儿腰肌无力,3个月能扶坐,6个月时才能双手向前撑住独坐,8个月时能坐稳并能左右转身。

3. 翻身　5个月能仰卧位翻至俯卧位;7个月能有意识地从仰卧位翻至俯卧位或从俯卧位翻至仰卧位。

4. 爬　婴儿7~8个月时已能用手支撑胸腹,使上身离开床面或桌面,有时能在原地转动身体;8~9个月时可用上肢向前爬;12个月左右爬时可手、膝并用;18个月时可爬上台阶。学习爬的动作有助于胸部及智力的发育,并能提早接触周围环境(如用手拿不到的东西,通过爬可以拿到),促进神经系统的发育。

5. 站、走、跳　婴儿5~6个月扶立时双下肢可负重,并上、下跳动;9个月时可自己扶物站立;11个月时可独自站立片刻;12个月时大人拉着能走;15个月可独自走稳;18个月时已能跑及倒退行走;2岁时能并足跳;2岁半时能单足跳1~2下。

考点:大运动发育的时间

顺 口 溜

大运动发育的过程可归纳为"二抬四翻六会坐,七滚八爬周会走"。

（二）细运动发育

新生儿两手握拳很紧,2个月时握拳姿势逐渐松开,3~4个月时握持反射消失,开始有意识地用双手取物;6~7个月时能用单手抓物,并独自摇摆或玩弄小物体,出现换手及捏、敲等探索性动作;9~10个月时可用拇、食指取物;12~15个月时学会用匙、乱涂画;18个月时能叠 2～3 块方积木；2 岁时可叠 6～7 块方积木、会翻书；3 岁时会脱衣服，在成人的帮助下会穿衣服，能画圆圈及直线；4 岁时能独自穿、脱简单的衣服。

三、言语的发育

语言的发育需听觉、发音器官和大脑功能正常，周围人群经常与小儿的言语交流是促进言语发展的重要条件（表 2-1）。一般言语发展的重要时期是在出生后 9 个月至 4 岁，此时应有目的地对小儿进行言语训练，提供适于言语发展的环境。

言语发展经过言语准备、言语理解和言语表达 3 个阶段。

1. 言语准备阶段　新生儿已会哭叫，并且对饥饿、疼痛等不同刺激反应出来的哭叫声在音调、响度上有所不同，婴儿 1～2 个月开始发喉音，2 个月发"啊"、"伊"、"呜"等元音，6 个月时出现辅音，7～8 个月能发"爸爸"、"妈妈"等语音，但都没有词语的真正意义。

2. 言语理解阶段　婴儿在发音的过程中逐渐理解语言。小儿通过视觉、触觉等与听觉的联系，逐步理解一些日常用品如奶瓶、电灯等名称。9 个月能听懂简单的词意，如"再见"、"谢谢"等。亲人对婴儿自发的"爸爸"、"妈妈"等语言的及时应答，可促进小儿逐渐理解这些音的特定含义。10 个月左右的婴儿已能有意识地叫"爸爸"、"妈妈"。12 个月左右对词语的理解和表达开始相互联系起来。

3. 言语表达阶段　在理解基础上，小儿学会表达言语。一般 1 岁开始会说单词；2 岁开始能说出自己身体各部分如手、脚等，能讲 2～3 个字的词组，能指出简单的人、物和图片；3 岁能指认许多物品名，并能说由 2～3 个字组成的短句；4 岁能讲述简单的故事情节。

表 2-1　小儿动作、语言和适应性能力的发育过程

年龄	粗细动作	语言	适应周围人物的能力与行为
新生儿	无规律，不协调动作，紧握拳	能哭叫	铃声使全身活动减少
2 个月	直立位及俯卧位时能抬头	发出和谐的喉音	能微笑，有面部表情，眼随物动
3 个月	仰卧位变为侧卧位，用手摸东西	咿呀发音	头可随看到的物品或听到的声音转动 180°，注意自己的手
4 个月	扶着髋部时能坐，可以在俯卧位时用两手支持抬起胸部，手能握持玩具	笑出声	抓面前物体，自己弄手玩，见食物表示喜悦，较有意识的哭和笑
5 个月	扶腋下能站得直，两手各握一玩具	能喃喃地发出单调音节	伸手取物，能辨别人声，望镜中人笑
6 个月	能独坐一会，用手摇玩具	能发单音	能认识熟人和陌生人，自拉衣服，握足玩
7 个月	会翻身，自己独坐很久，将玩具从一手换入另一手	能发出"爸爸"、"妈妈"等复音，但无意识	能听懂自己的名字，自握饼干吃
8 个月	会爬，会自己坐起来，躺下去，会扶着栏杆站起来，会拍手	重复大人所发简单音节	注意观察大人的行动，开始认识物体，两手会传递玩具
9 个月	试独站，会从抽屉中取出玩具	能懂几个较复杂的词句，如"再见"等	看见熟人会伸出手来要人抱，或与人合作游戏
10～11 个月	能独站片刻，扶椅或推车能走几步，拇、食指对指拿东西	开始用单词，一个单词表示很多意义	能模仿成人的动作，招手"再见"，抱奶瓶自食

续表

年龄	粗细动作	语言	适应周围人物的能力与行为
12个月	独走,弯腰抬东西,会将圆圈套在木棍上	能叫出物品名字,如灯、碗等,指出自己的手、眼	对人和事物有喜憎之分,穿衣能合作,用杯喝水
15个月	走得好,能蹲着玩,能叠一块方木	能说出几个词和自己的名字	能表示同意或不同意
18个月	能爬台阶,有目标地扔皮球	能认识并指出身体各部分	会表示大小便,懂命令,会自己进食
2岁	能双脚跳,手的动作更准确,会用勺子吃饭	会说2～3个字构成的句子	能完成简单的动作,如拾起地上的物品,能表达喜、怒、怕、懂
3岁	能跑,会骑三轮车,会洗手、洗脸,脱穿简单衣服	能说短歌谣,数几个数	能认识画上的东西,认识男女,自称"我",表现自尊心、同情心,怕羞
4岁	能爬梯子,会穿鞋	能唱歌	能画人像,初步思考问题,记忆力强,好发问
5岁	能单腿跳,会系鞋带	开始识字	能分辨颜色,数10个数,知物品用途及性能
6～7岁	参加简单劳动,如扫地、擦桌子、剪纸、泥塑、结绳等	能讲故事,开始写字	能数几十个数,可简单加减,喜独立自主,形成性格

案例2-1分析

本案例中,小儿12个月,能独走。还应询问该小儿的语言发育和社会行为方面的情况,如能否叫出物品的名字,能否用杯子喝水等。

小结

本章重点是生长发育的规律,体格发育指标的测量与计算和临床意义。

1. 小儿生长发育遵循一定的规律,并受遗传、性别、营养、疾病、孕母状况及生活环境等因素影响。

2. 体重、身高、头围、胸围等体格发育指标的测量与计算,以及前囟、乳牙等情况的观察是评价小儿生长发育正常与否的重要依据,并具有重要的临床意义。

3. 小儿运动功能的发育遵循自上而下,由近到远,由不协调到协调,先有正向动作后有反向动作的规律;言语的发育经过言语准备、言语理解、言语表达3个阶段。

自测题

A_1 型题

1. 小儿各系统器官发育最早的是( )
   A. 生殖系统　B. 神经系统　C. 淋巴系统
   D. 脂肪组织　E. 肌肉组织

2. 反映小儿营养状况最重要的指标是( )
   A. 体重　B. 身长　C. 头围
   D. 胸围　E. 腹围

3. 2岁以内小儿乳牙数推算公式为( )
   A. 月龄－(2～4)　B. 月龄－(2～6)
   C. 月龄－(2～8)　D. 月龄－(4～6)
   E. 月龄－(6～8)

4. 出生时体重为3kg的小儿,10个月时其体重约为( )
   A. 6.8kg　B. 7.0kg　C. 7.5kg

D. 8.0kg　E. 8.5kg

A_2 型题

5. 3 岁小儿,身高 90cm,体重 14kg,牙齿 20 颗,可考虑为(　　)

　　A. 佝偻病　　　　B. 肥胖症　C. 营养不良

　　D. 在正常范围内 E. 身材高大

6. 女孩,体重 9.5kg,身长 75cm,头围 46cm,乳牙 6 颗。最可能的年龄是(　　)

　　A. 6 个月　　　　B. 8 个月　　C. 10 个月

　　D. 12 个月　　　 E. 14 个月

7. 男孩,5 岁,营养发育良好,身体健康。其体重、身长最可能为(　　)

　　A. 18kg、95cm　　B. 18kg、100cm

　　C. 18kg、105cm　D. 20kg、100cm

　　E. 20kg、105cm

8. 男孩,前囟已闭合,乳牙 16 颗,能双脚跳,会说 2～3 个字构成的句子,最可能的年龄(　　)

　　A. 1 岁　B. 2 岁　C. 3 岁　D. 4 岁　E. 5 岁

9. 2 岁小儿,测量头围为 52cm,其余体格发育指标都在正常范围内,应考虑可能为下列哪种疾病(　　)

　　A. 营养不良　　B. 脑积水　　C. 脑发育不全

　　D. 佝偻病　　　 E. 甲状腺功能减退症

A_3 型题

(10～11 题共用题干)

　　女孩,体重 8.2kg,前囟 1cm×1cm,乳牙 4 颗,可扶床栏杆站立,并会发出"爸爸"、"妈妈"等复音,两手会传递玩具。

10. 最可能的月龄是(　　)

　　A. 6 个月　　　　B. 8 个月　　C. 10 个月

　　D. 12 个月　　　 E. 14 个月

11. 可能达到的发育水平是(　　)

　　A. 会爬　　　　　B. 会走

　　C. 会说再见　D. 会说自己的名字

　　E. 会自己进食

(李　卓)

第3章

儿童保健和疾病预防

儿童是祖国的花朵,民族的未来,是家庭的希望,儿童的身心健康关乎国家的兴衰和家庭的和谐幸福。每个家长都希望自己的孩子有一个健康美好的人生开始,长大成长为一名有益于社会的人。本章内容将告诉您不同年龄小儿的保健特点,怎样预防疾病,维持和促进儿童健康。

第1节 不同年龄期小儿的保健特点

一、胎儿期保健

胎儿期保健的要点是预防遗传性疾病与先天畸形;禁止近亲结婚;降低孕期病毒感染的机会;应避免接触放射线和铅、苯、汞、有机磷农药等化学毒物;避免吸烟、酗酒、滥用药物。其次,妊娠后期应加强铁、锌、钙、维生素 D 等重要营养素的补充,保持心情愉快,注意劳逸结合;避免产伤和产时感染。

二、新生儿期保健

新生儿期保健重点是做好新生儿访视。

(一)访视时间

一般 1 个月内进行新生儿家庭访视 4 次。分别在出院后 24 小时、生后 1 周、生后 2 周及满月时访视。

(二)访视的内容

1. 了解一般情况 小儿吃奶、睡眠、哭声、大小便及母亲泌乳等。

2. 体格检查 体重增长速度,面色、体温、呼吸、脉搏、皮肤、脐部及口腔黏膜有无异常,注意黄疸出现、消退的时间,检查有无听觉障碍及其他畸形。

3. 指导喂养 宣传母乳喂养的优点,教授哺乳的方法和技巧,指导母亲观察乳汁分泌是否充足。

考点:足月新生儿室温度及湿度

4. 新生儿房间室温保持 22～24℃,相对湿度为 55%～65%。冬季注意保暖,夏季注意通风;示范正确的沐浴及脐部护理方法。选用质地柔软、浅色、吸水性强的棉布制作衣服、被褥和尿布。尿布应勤换勤洗,保持臀部皮肤清洁干燥。新生儿包裹不宜过紧,更不宜用带子捆绑,应保持双下肢屈曲。

5. 预防感染和意外 保持室内空气清新,食具用后要消毒,保持衣服、被褥和尿布的清洁。母亲在哺乳和护理新生儿前应洗手,尽量减少亲友探视。接种卡介苗及乙肝疫苗。新生儿出生两周后应口服维生素 D。防止乳头堵塞口、鼻及呛奶等意外发生。

6. 早期教育　新生儿的视、听、触觉已初步发展,在此基础上,可进行反复的视觉和听觉训练。应鼓励父母多抚摸新生儿,对新生儿说话和唱歌等。

三、婴儿期保健

（一）合理喂养

4～5 个月以内婴儿宜采用纯母乳喂养,对 4 个月以上婴儿按时添加辅食,向家长介绍添加辅食的原则与顺序等,根据具体情况指导断奶。

考点: 新生儿访视次数及内容

（二）日常护理

保持皮肤清洁干燥,每日早晚洗脸、洗脚和臀部,勤换衣裤,有条件者应每日沐浴,注意保持耳部、鼻腔、口腔清洁;婴儿衣着应简单、宽松、少接缝,无纽扣,以避免摩擦皮肤和便于穿脱及四肢活动;保证婴儿有充足的睡眠时间,6 个月前每天睡眠 15～20 小时,1 岁时每天睡眠 15～16 小时。4～10 个月乳牙开始萌出,可指导家长用软布帮助婴儿清洁齿龈和萌出的乳牙,并给较大婴儿提供一些较硬的食物咀嚼,以利牙齿的发育;家长应每日带婴儿进行户外活动,呼吸新鲜空气和晒太阳,以增强体质和预防佝偻病的发生。

考点: 婴儿期对衣着的要求,每天所需睡眠时间

（三）早期教育

1. 大小便训练　婴儿 3 个月后可以把尿,会坐后可以练习大小便坐盆,开始训练定时排便。

2. 感知能力训练　对 3 个月内的婴儿,可利用颜色鲜艳、能发声及转动的玩具逗引婴儿,家人要经常对婴儿说话、唱歌;3～6 个月婴儿,利用各种颜色、形状、发声的玩具引逗婴儿看、摸和听。对 6～12 个月的婴儿,应培养其稍长时间的注意力,并以提问方式让婴儿看、指、找。

3. 动作、语言的发展　根据婴儿动作的发育规律,指导家长对婴儿的动作进行锻炼。如 2 个月时婴儿可开始练习空腹俯卧,3～6 个月练习婴儿的抓握能力和翻身,7～9 个月可逗引婴儿爬行,同时练习婴儿站立、坐下和迈步,10～12 个月鼓励婴儿学走路。根据婴儿语言的发育规律,应利用一切机会和婴儿说话交流,以训练婴儿对语言的反应、理解和表达能力。

（四）防止意外

此期注意预防异物吸入、窒息、中毒、跌伤、触电、溺水和烫伤等。

（五）预防疾病,促进健康

婴儿对传染病普遍易感,必须按计划免疫程序,完成预防接种的基础免疫。同时,要定期为婴儿作健康检查和体格测量,预防佝偻病、营养不良、肥胖症和营养性缺铁性贫血等疾病的发生。

四、幼儿期保健

（一）合理营养

在 2～2.5 岁以前,乳牙未出齐,食物应细、软、烂,要注意食物的色、香、味、形,以增进幼儿食欲,每日以三餐主食加 2～3 次点心为宜。在 1 岁半左右可出现生理性厌食,应创造愉快的进餐环境,用小儿喜欢的餐具,鼓励幼儿自己进食。注意培养小儿不吃零食、不挑食、不撒饭菜的良好习惯。

考点: 出现生理性厌食的时间

（二）日常护理

幼儿衣着应颜色鲜艳便于识别,宽松、保暖便于身体活动,穿、脱简便易于自理;保证充足睡眠,一般每晚可睡 10～12 小时,白天小睡 1～2 次,睡前避免过度兴奋,培养有规律的睡眠习惯;幼儿牙齿长出后,用干净纱布沾温开水轻擦牙齿。2 周岁左右,小孩的牙齿基本长齐,可用牙刷刷牙,从这时起养成早、晚刷牙 1 次及饭后漱口的习惯。为保护牙齿应少吃甜食,并

定期进行口腔检查。

（三）早期教育

1. 大小便训练　18～24个月时，幼儿已能自主控制肛门和尿道括约肌，在训练过程中，多采用赞赏和鼓励的方法。

2. 动作和语言的发育　1～2岁幼儿要选择发展走、跳、投掷、攀登的玩具，2岁的幼儿应选择能发展动作、注意、想象、思维等能力的玩具。重视与幼儿的语言交流，鼓励小儿多讲话，可通过玩具、看图片、讲故事等方式促进语言发展，并借助儿童动画片、图书等扩大词汇量。

3. 品德教育　幼儿应培养与他人分享，互助友爱，尊敬长辈，礼貌用语等良好习惯。

4. 心理健康　幼儿期心理发育最为迅速，在心理发展过程中的特征是表现出明显的自主性。成人要因势利导，培养小儿健康的自主性。

（四）预防疾病和意外

继续加强预防接种和防病工作，每3～6个月为幼儿作健康检查1次，预防龋齿，筛查听、视力异常，进行生长发育监测。指导家长预防异物吸入、烫伤、跌伤、中毒等意外发生。

五、学龄前期保健

（一）合理营养

学龄前儿童饮食接近成人，食品制作要多样化，并做到粗、细、荤、素搭配，保证各种营养素均衡供给。

（二）日常护理

鼓励小儿自行进食、洗脸、刷牙、穿衣、如厕等，但其动作缓慢、不协调，需给予指导和协助，不能包办；保证睡眠时间，每天11～12小时，因学龄前期儿童想象力极其丰富，可导致儿童怕黑、做噩梦等，常需要成人的陪伴。

（三）早期教育

1. 品德教育　培养小儿关心集体、遵守纪律、团结协作、热爱劳动等良好品质。通过手工制作、绘画、弹奏乐器、唱歌和跳舞、郊游等活动培养小儿多方面的情趣及思维能力。

2. 心理健康　此期小儿的心理特征是具有进取精神及丰富的想象力。他们用感官和精力去探知周围事物，因而产生一种自我意识，有时他们会违背父母的意愿行事，他们乐于自己创造游戏活动。成人可通过游戏来提高小儿的思维活动，鼓励小儿多提问，发挥其想象力，培养小儿对各种事物的积极情感。

（四）预防疾病和意外

对学龄前儿童应加强安全教育，以预防外伤、溺水、中毒、交通事故等意外发生。预防龋齿、缺铁性贫血、寄生虫等常见疾病，预防接种可在此期进行加强。应每年进行1～2次健康检查和体格测量，筛查与矫治近视等，监测生长发育。

六、学龄期保健

（一）合理营养

学龄期膳食要求营养充分而均衡，要重视早餐和课间加餐，学龄儿童的饮食习惯和方式受同伴和家人的影响较大，应加强营养卫生宣教。

（二）日常活动与锻炼

学龄儿童应每天进行户外活动和体格锻炼。系统地进行体操、赛跑、球类运动、游泳等运动,运动量要循序渐进。

（三）预防疾病和意外

继续按时预防接种,宣传预防常见传染病的知识。学校和家庭还应注意培养儿童正确的坐、立、行走和读书、写字的姿势,以预防近视、脊柱异常弯曲畸形等的发生。预防意外伤害如车祸、溺水,以及在活动时发生擦伤、割伤、挫伤、扭伤或骨折等。

（四）培养良好习惯

注意培养良好的学习和睡眠习惯,不吸烟、不饮酒、不随地吐痰等。要充分利用各种机会和宣传工具,有计划、有目的地帮助儿童抵制社会上各种不良风气的影响。

（五）心理健康

此期儿童心理特征是形成勤奋的个性及克服自卑感。成人应给予他们更多的鼓励,通过学习、劳动及集体生活,产生团结、友爱、互助等积极情绪。

七、青春期保健

（一）加强营养

青春期为生长发育的第二个高峰期,体格生长迅速,脑力劳动和体力运动消耗大,必须增加热量、蛋白质、维生素及矿物质等营养素的摄入。

（二）健康教育

养成健康的生活方式和良好的卫生习惯,青少年需要充足的睡眠和休息,应养成早睡、早起的良好习惯;避免吸烟、酗酒、吸毒及滥用药物等;积极开展性健康知识和伦理道德教育,指导少女月经期避免受凉、剧烈运动及重体力劳动,注意会阴部清洁卫生。建立正确的异性交往关系,增强青年人的自尊心、自信心和意志力。

（三）预防疾病和意外

每年健康体检 1 次,积极防止急性传染病、沙眼、龋齿等。预防意外伤害,如创伤、车祸、溺水及打架斗殴等发生。

（四）心理健康

青少年的心理健康特征是确立自我认同感,避免产生角色混淆。家长、老师和社会要及时给予关心爱护和正确指导,应多给予正面教育和鼓励。

第 2 节　小儿计划免疫

案例3-1

一出生 3 个月的孩子,母亲抱其前来儿保门诊进行预防接种。

问题:请给予正确的疫苗接种,并进行预防接种的咨询与指导。

一、基 本 概 念

计划免疫是根据小儿的免疫特点和传染病疫情监测情况制定的免疫程序。通过有计划、有目的地将生物制品接种到小儿体内,以确保小儿获得可靠的免疫,达到预防、控制和消灭相应传染病的目的。

（一）免疫方式

1. 主动免疫 指给易感者接种特异性抗原,刺激机体产生特异性抗体,从而获得免疫力,预防相应的传染病。但主动免疫制剂在接种后产生的抗体一般持续1～5年后逐渐减少,故还要适时加强免疫,以巩固免疫效果。

2. 被动免疫 未接受主动免疫的易感者在接触传染病后,被给予相应的抗体,而立即获得免疫力,称之为被动免疫。由于抗体留在体内的时间短暂(一般约3周),故主要用于紧急预防和治疗。

（二）常用免疫制剂

考点:死疫苗及活疫苗的制剂

1. 主动免疫制剂(表3-1)

（1）死疫苗:霍乱、伤寒、百日咳、乙脑和甲型肝炎疫苗等。

（2）活疫苗:卡介苗、脊髓灰质炎疫苗、麻疹疫苗、风疹和腮腺炎疫苗等。

（3）类毒素:如破伤风和白喉类毒素等。

2. 被动免疫制剂 丙种球蛋白、特异性免疫血清、胎盘球蛋白等。

表3-1 死疫苗与活疫苗的区别

	制品性质	接种要求	免疫效果	品种举例
死疫苗(灭活活苗)	较稳定、安全,在冷暗处保存	接种量大,反应较大,需多次重复注射	免疫力较低,维持时间较短	霍乱,伤寒,百日咳,乙脑疫苗,甲型肝炎疫苗
活疫苗(减毒活苗)	有效期短,需冷藏保存	接种量小,次数少	免疫力持久,效果较好	卡介苗,脊髓灰质炎疫苗,麻疹疫苗,风疹疫苗,腮腺炎疫苗

二、计划免疫程序

考点:我国基础免疫的"五苗"内容

免疫程序是指接种疫苗的先后顺序及要求。我国卫生部规定,小儿在1岁内必须完成卡介苗、脊髓灰质炎疫苗、百白破混合剂、麻疹疫苗和乙肝疫苗等五苗的基础免疫。儿童计划免疫程序见表3-2。

表3-2 儿童计划免疫程序表

接种疫苗	卡介苗	乙肝疫苗	脊髓灰质炎减毒活疫苗糖丸	百白破混合制剂	麻疹减毒活疫苗
预防疾病	结核病	乙型肝炎	脊髓灰质炎	百日咳、白喉、破伤风	麻疹
接种方法	皮内注射	肌内注射	口服	肌内或皮下注射	皮下注射
接种部位	左上臂三角肌上缘	上臂三角肌		上臂三角肌或外侧	上臂外侧
初种次数	1	3	3	3	1
每次剂量	0.1ml	5μg	每次1丸三型混合糖丸疫苗	0.2～0.5ml	0.2ml
初种年龄	生后2～3天到2个月内	第1次出生后24小时内第2次1个月第3次6个月	第1次2个月第2次3个月第3次4个月	第1次3个月第2次4个月第3次5个月	8个月以上

续表

接种疫苗	卡介苗	乙肝疫苗	脊髓灰质炎减毒活疫苗糖丸	百白破混合制剂	麻疹减毒活疫苗
复种年龄	7 岁 12 岁	一般 3～5 年加强	4 岁	1.5～2 岁,7 岁	7 岁
注意点	2 个月以上婴儿接种前应作结核菌素试验,阴性才能接种	周岁复查,免疫成功者,3～5 年加强;免疫失败者,重复基础免疫	冷开水送服或含服,服后 1 小时内禁饮热开水	掌握间隔期,避免无效注射	接种前 1 个月及接种后 2 周避免用丙种球蛋白

考点:各种疫苗接种的时间、次数、接种方法及预防的疾病

链接

顺口溜速记

出生乙肝卡介苗,二月脊灰炎正好,三四五月百白破,八月麻疹岁乙脑。

案例3-1续

门诊护士给该小孩右臂三角肌处接种百白破混合制剂后,第 2 天家长发现接种部位出现硬结,且小孩出现低热,最高体温为 37.8℃,无其他症状。

问题:再次来儿保门诊,你该如何处理?

三、预防接种的准备及注意事项

(一)接种前准备

1. 环境准备　接种场所应光线明亮、空气流畅,冬季室内应温暖,接种用品及急救用品摆放有序。

2. 心理准备　做好解释、宣传工作,消除紧张、恐惧心理,以取得小儿及其家长的配合。

3. 严格掌握禁忌证

(1)一般禁忌证:急性传染病,包括有急性传染病接触史而未过检疫期者;严重慢性病如风湿热、心脏病等;正在接受免疫抑制剂治疗期间,如放射治疗、糖皮质激素等;活动性肺结核,化脓性皮肤病,过敏者如荨麻疹、哮喘等;有癫痫、惊厥史小儿。

考点:预防接种的一般禁忌证

(2)特殊禁忌证:在接受免疫抑制剂治疗(如放射治疗、糖皮质激素、抗代谢药物和细胞毒性药物)期间、发热、腹泻和急性传染病期忌服脊髓灰质炎疫苗。近 1 个月内注射过丙种球蛋白,不能接种活疫苗。

(二)接种时护理

1. 严格查对

(1)仔细核对儿童姓名和年龄;严格按照规定的剂量接种;按使用说明完成全程序免疫和加强免疫;按各种制品要求的间隔时间接种,一般接种活疫苗后需隔 4 周、接种死疫苗后需隔 2 周,再接种其他疫苗。

考点:接种活疫苗及接种死疫苗后再接种其他疫苗间隔时间

(2)检查制品标签,包括名称、批号、有效日期及生产单位,并作好登记;检查安瓿有无裂痕,药液有无发霉、异物、凝块、变色或冻结等;按规定方法稀释、溶解、摇匀后使用。

2. 严格无菌操作　用 0.5%碘伏消毒皮肤,待干后注射;接种活疫苗、菌苗时,只用 75%乙醇消毒,因活疫苗、菌苗易被碘杀死,影响接种效果。抽吸后安瓿内如有剩余药液,需用无菌干纱布覆盖安瓿口,在空气中放置不能超过 2 个小时;接种后剩余药液应废弃,活菌苗应烧毁。

考点:接种活疫苗时使用的皮肤消毒液

(三)接种后护理

做好记录及预防,未接种者须注明原因,必要时进行补种;宣教接种后的注意事项及护理措施。

四、预防接种后的反应及处理

患儿接种后的反应和护理措施见表3-3。

表3-3　预防接种后的反应及处理

接种后反应	护理措施
1. 一般反应	
(1) 局部反应 时间：接种后24小时左右 症状：局部可出现红、肿、热、痛，有时伴有淋巴结肿大。红肿直径：在2.5cm以下为弱反应，2.5～5.0cm为中等反应，5.0cm以上为强反应。局部反应持续2～3日不等 接种活疫苗后局部反应出现晚、持续时间长。个别小儿接种麻疹疫苗后5～7日出现皮疹等反应	可用干净毛巾热敷，如红肿继续扩大，应到医院诊治
(2) 全身反应 时间：接种后5～6小时 症状：发热，持续1～2日，但接种活疫苗需经过一定潜伏期才出现发热，体温在37.5℃左右为弱反应，37.6～38.5℃为中等反应，38.6℃以上为强反应。此外，还伴有恶心、呕吐、腹痛、腹泻、全身不适等反应	给予休息，多饮水。如高热持续不退，应到医院诊治
2. 异常反应	
(1) 过敏性休克 时间：接种后数分钟或0.5～2小时 症状：面色苍白，口唇发绀，烦躁不安，呼吸困难，脉细速，四肢厥冷，恶心呕吐，惊厥，大小便失禁及昏迷，甚至死亡	让患儿平卧，头稍低，注意保暖，吸氧，并立即皮下注射1：1000肾上腺素0.5～1ml，必要时可重复注射，待病情稍稳后尽快转至医院抢救
(2) 晕针 时间：接种时或接种几分钟内 诱因：空腹、疲劳、室内闷热、紧张或恐惧 症状：头晕，心悸，面色苍白，出冷汗，手足冰凉，心跳加快等症状，重者知觉丧失，呼吸减慢	让患儿平卧，头稍低，保持安静，饮少量热开水或糖水，短时间内即可恢复正常；数分钟后不恢复正常者，可针刺人中穴，也可皮下注射1：1000肾上腺素
(3) 过敏性皮疹 时间：接种后几小时至几天 症状：荨麻疹样表现最为多见	服用抗组胺药物后可痊愈
(4) 全身感染：有严重原发性免疫系统或继发性免疫防御功能遭受破坏(如放射病)者，接种活菌(疫)苗后可扩散为全身感染	积极抗感染或对症处理

考点： 预防接种后的异常反应及护理措施

小结

1. 各年龄期的小儿保健工作中均应注意合理营养；做好护理工作，如保证充足睡眠、多做户外活动、衣着适当、注意口腔卫生等；根据不同的年龄发育特点，做好品德教育及预防感染、意外等工作；做好心理保健。新生儿期重点做好访视护理。青春期应注意建立健康的生活方式，进行科学的性教育和法制教育。

2. 预防接种是预防、控制和消灭相应传染病的关键措施。预防接种时要严格查对及无菌操作，进行相应的健康教育。注意预防接种的禁忌证，接种后一般反应和异常反应。

自测题

A₁ 型题

1. 属于被动免疫的措施是(　　)
   A. 注射卡介苗
   B. 注射麻疹减毒活疫苗
   C. 口服脊髓灰质炎疫苗
   D. 注射免疫球蛋白
   E. 注射破伤风类毒素

2. 3 岁小儿常向家长执意表达自己的需要,其心理发展特征是(　　)
   A. 能克服自卑感　　B. 集体意识很强
   C. 个性已经形成　　D. 有明显的自主性
   E. 具有独立解决问题的能力

3. 护理婴儿常用的心理沟通方式是(　　)
   A. 因势利导　B. 做游戏　C. 搂抱与抚摸
   D. 适时鼓励　E. 社交

A₂ 型题

4. 1～3 岁小儿及其家属来儿保门诊接受健康咨询,护士做保健指导时应强调(　　)
   A. 训练定时排便
   B. 预防溢乳窒息
   C. 保证每日睡眠 15 小时
   D. 室温保持在 22～24℃
   E. 鼓励小儿拿杯子喝水

5. 某健康婴儿,男,月龄 8 个月,其家属带该小儿来儿保门诊予以接种麻疹疫苗,接种方法为(　　)
   A. 皮内注射　B. 口服　C. 皮下注射
   D. 肌内注射　E. 静脉注射

6. 某健康婴儿,男,1 个月,接种乙肝疫苗后,第二天全身出现红色皮疹,散在分布,高出皮面,压之退色。伴烦躁不安,哭闹较多。出现以上情况,考虑为(　　)
   A. 猩红热　　B. 过敏性皮疹　C. 麻疹
   D. 过敏性休克　E. 为正常现象

7. 8 岁小儿,晨空腹注射乙脑疫苗,5 分钟后出现头晕、心慌、面色苍白、出冷汗、心跳加快,应考虑(　　)
   A. 出现过敏反应　B. 全身反应　C. 局部反应
   D. 局部强反应　E. 晕针

A₃ 型题

2 个月婴儿,足月顺产,母乳喂养,夜间喜哭、易惊,从未进行预防接种。

8. 目前进行下述预防接种正确的是(　　)
   A. 卡介苗和脊髓灰质炎疫苗
   B. 卡介苗和麻疹减毒活疫苗
   C. 卡介苗和百白破混合疫苗
   D. 脊髓灰质炎疫苗和百白破混合疫苗
   E. 卡介苗、百白破混合疫苗和脊髓灰质炎疫苗

9. 脊髓灰质炎糖丸疫苗正确的服用方法为(　　)
   A. 热水送服　　B. 母乳送服　C. 冷饮送服
   D. 凉开水送服　E. 可与食物一起服用

10. 下个月该接种的疫苗是(　　)
    A. 卡介苗和脊髓灰质炎疫苗
    B. 卡介苗和麻疹减毒活疫苗
    C. 卡介苗和百白破混合疫苗
    D. 脊髓灰质炎疫苗和百白破混合疫苗
    E. 卡介苗、百白破混合疫苗和脊髓灰质炎疫苗

A₄ 型题

某健康新生儿,给予家庭护理。

11. 居室的温度和湿度应保持(　　)
    A. 16～18℃,25%～35%
    B. 18～20℃,35%～45%
    C. 20～22℃,45%～55%
    D. 22～24℃,55%～65%
    E. 24～26℃,65%～75%

12. 护士应对该小儿作家庭访视的次数是(　　)
    A. 1 次/2 个月　B. 1～2 次/月
    C. 2～3 次/月　D. 4 次/月
    E. 5 次/月

13. 防止意外事故的重点应避免
    A. 相互打闹　　B. 喂乳后窒息
    C. 倒开水烫伤　D. 跨床栏跌落
    E. 玩电源插座

14. 应使家属了解小儿已接种的疫苗是(　　)
    A. 卡介苗　　　B. 脊髓灰质炎减毒活疫苗
    C. 百白破混合疫苗　D. 麻疹减毒活疫苗
    E. 乙型脑炎疫苗

(张云霞)

第4章

住院患儿的护理

来住院的患儿都喜欢哭闹,嚷着"我要回家!",作为一名护士的你,是否知道患儿住院后的感受? 如何让患儿康复? 你准备好了吗?

第1节　儿科医疗机构组织特点

我国儿科医疗机构分为3类:儿童医院、妇幼保健院和综合性医院中的儿科。其中以儿童医院设施最全面。儿科医疗机构包括:小儿门诊、小儿急诊和儿科病房。

(一)儿科门诊的设置

1. 预诊室　主要目的是检出传染病和协助患儿家长选择就诊科别,减少交叉感染的机会和就诊时间以争取抢救机会。预诊室应设在医院内距大门最近处,或者儿科门诊的入口处,并设两个出口,一个通向门诊候诊室,另一个通向隔离诊室。预诊室内设检查床、压舌板、手电筒及洗手设备等。

预诊采取"一问、二看、三检查、四分诊"的评估方式,在较短的时间内迅速做出判断,避免患儿停留过久而发生交叉感染,当遇有急需抢救的危重患儿时,预诊护士要立即将其护送到抢救地点。预诊护士应该由责任心强,经验丰富,办事迅速、准确、判断能力强的高年资护士担任。

2. 挂号室　患儿经过预诊后,可挂号就诊。

3. 体温测量处　发热患儿在就诊前测试体温,对体温超过38.5℃的患儿可先给予物理降温或提前就诊。体温测量处设有候诊椅。

4. 候诊室　应宽敞、明亮、空气流通,设有候诊椅,条件允许时应提供1~2张包裹患儿及更换尿布的专用床。

5. 诊察室　数量不定,必须留有机动诊室,准备接收传染病患儿或疑似传染病患儿。诊察室房间不易过大,内设1~2两套诊查桌椅、检查床、检查用具及洗手设备。

考点:小儿门诊的设置及预诊的目的

6. 化验室　尽量设在诊察室附近,便于患儿辅助检查。

护考链接

1. 对危重患儿的就诊程序应是

A. 先抢救　B. 先挂号　C. 先预诊　D. 先量体温　E. 先化验血常规

2. 儿科门诊设置预诊室,预诊的主要目的是

A. 测量体温,为就诊作准备　　　　　　　B. 及时检出传染病患者,避免和减少交叉感染

C. 遇危重患儿,可及时护送急诊室抢救　　D. 对需要住院者,可由值班人员及时护送入院

E. 给患儿及家属进行咨询服务

7. 治疗室　各种医疗器械、设备、抢救药品均应处于性能良好的备用状态,为一般或危重患儿医治提供物资保障。

（二）儿科急诊的设置

急诊部的各室应必备抢救器械、用具及药物等,及时准确地为患儿进行诊治。重视急诊的五要素：人、医疗技术、药品、仪器设备和时间,其中人是最主要的因素。

1. 抢救室　内设病床2～3张,配有人工呼吸机、心电监护仪、气管插管用具、供氧设施、吸引装置、雾化吸入器、洗胃用具及必要治疗用具,以及各种穿刺包、切开包、导尿包等。另外设有救护车,车上备有急救药品、氧疗用具、注射用具、手电筒、压舌板、记录本及笔等,以满足抢救危重患儿的需要(图4-1)。

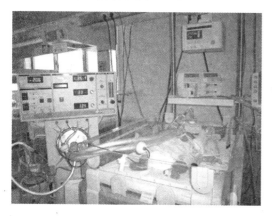

图4-1　儿科抢救室

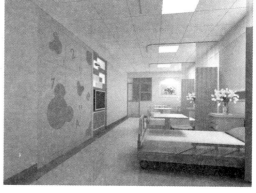

图4-2　儿科病室

2. 观察室　除设备与病房相似外,应设有抢救设备,如供氧和吸氧装置等,有条件的可备监护仪、远红外线辐射床及婴儿暖箱等。

3. 治疗室　设有治疗桌、药品柜、护理用物,各种治疗、穿刺用物等。

4. 小手术室　除一般手术室的基本设备外,应准备清创缝合小手术、大面积烧伤的初步处理、骨折固定、紧急胸或腹部手术等器械用具及抢救药品。

（三）儿科病房的设置

儿科病房应根据患儿的年龄、病种和身心特点合理安排,一般以30～40张床最适宜。

1. 病室　大病室设病床4～6张,小病室设1～2张。每张床占地面积至少2m²,床间距、床与窗台相距各为1m,窗外应设护栏。卧具、窗帘、墙壁、患儿的病服等应选用明快的颜色,并配有活泼的图案,以适应患儿的心理需要,减少恐惧感(图4-2)。室内湿度应保持在55%～65%。早产儿室温24～26℃,足月儿室温22～24℃,婴幼儿室温20～22℃,年长儿室温18～20℃。

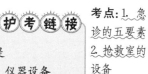

护考链接

1. 抢救质量最主要的要素是
A. 医疗技术　B. 药品　C. 仪器设备
D. 人　　　E. 时间
2. 以下哪项不属儿科抢救室须配置的设备
A. 心电监护仪　B. 人工呼吸机
C. 供氧设备　　D. 玩具柜　E. 喉镜

考点:1.急诊的五要素 2.抢救室的设备

为了消除患儿们对医院及医护人员的恐惧感,医院儿科病房可用卡通图案提高医院的亲和力,如将各种卡通人物、动物、花草等图案的装饰画张贴在病房墙壁上,使病区变成一个温馨活泼的儿童乐园。在病区走廊,还可设置宝宝绘画作品展示栏,让热爱画画的患儿们在住院期间也能一展所长,对患儿病情的恢复也具有一定的作用。

2. 重症监护室 收治病情危重、需要观察及抢救的患儿,室内各种抢救设备齐全,待病情稳定后转入普通病室。

3. 护士站及医护人员办公室 应设在病区中央,靠近重症监护室,便于观察病情,抢救患儿。

4. 治疗室 分内、外两间,内间可进行换药、各种穿刺、取标本等,有利于无菌操作,控制交叉感染的发生;外间用于各种注射及输液的准备工作。治疗室内备有各种治疗所需的设备、器械、药品和冰箱等。

5. 配膳(乳)室 内设配膳(乳)桌、消毒锅、配膳及配乳用具、冰箱和分发膳食的小车,由配餐员按照医嘱将膳食分发到患儿床前。

6. 游戏室 供住院患儿游戏、活动使用。设于病区一端,室内应宽敞、明亮,地面采用木地板或塑料防滑材料,以防小儿跌伤;室内摆有适合不同年龄使用的桌椅、玩具、书籍等,也可备有电视。

7. 厕所与浴室 各种设备应适合各种年龄患儿使用,并注意安全。各个房间都不要加锁以防发生意外。

第2节 住院护理常规

(一)入院护理常规

1. 迎接新患儿入院 接到入院通知后,根据病情安排合适的床位。如需暖箱应调节好温度与湿度,危重患儿安置在危重病房便于抢救。填写入院病历有关项目及卡片。护送患儿入病房,护士以微笑、热情的态度,和蔼可亲的语言接待患儿及家属。

2. 入院护理评估 按照护理程序收集患儿健康资料,如进行护理体检、测量生命体征及体重,采集健康史,综合分析,提出健康问题,确定护理诊断,制订护理措施。

3. 清洁护理 若病情允许,应在24小时内完成患儿的卫生清洁护理,如洗头、沐浴或擦浴、更换衣服、剪指(趾)甲。

4. 环境介绍 向入院患儿及家属介绍病房环境,如厕所、浴室、护士站、治疗室及有关人员;介绍探视制度;介绍床单位的设备及使用方法,如呼叫系统的使用等。指导常规标本的留取方法、时间及注意事项等。

5. 重症患儿入院护理 接到通知后准备好床单位,备好急救用物,通知医生作好抢救准备。患儿进入病室后,积极配合医生抢救并做好各项护理记录。

(二)住院护理常规

1. 清洁卫生护理 病室应做到清洁整齐,定时通风,每日3次,每次30分钟。根据患儿的年龄保持室内适宜的温、湿度。做好患儿个人卫生护理,保持皮肤、黏膜清洁,防止口腔炎、尿布皮炎发生。定期沐浴或擦浴,每周修剪指(趾)甲1次,每月理发1次。床单位物品定期更换,污染时随时更换。

2. 病室的消毒护理 一般病室每周紫外线消毒1次,新生儿病室、危重病室每日1次,治疗室每日2次。按时用消毒液清洁台面、床栏及地面。

3. 饮食护理 根据医嘱正确发放饮食,观察进食情况,保证每日入量。

4. 休息护理 根据病情及恢复情况,安排适当活动,除病情危重外,一般不限制患儿活动。各项护理操作,尽量集中进行,保证患儿充分的休息与睡眠。

5. 用药的护理 正确按照医嘱给药,严格执行查对制度。对静脉给药的患儿加强巡视,注意用药反应,根据病情控制输液速度,达到安全用药的治疗目的。

6. 基础护理 按时测量体温、脉搏、呼吸、血压。新入院患儿每4小时测体温1次,连续测3天,如体温正常,改为每日测体温2次。每周测体重1次,早产儿及3个月以下患儿每周测体重2次,危重患儿除外。

7. 心理护理 关注患儿的心理变化,对幼儿期患儿应多用一些鼓励、赞扬的语言;对学龄期患儿,要注意与患儿老师联系,适当补习功课,解除因住院影响学习而产生的焦虑。对患儿进行心理护理,使患儿主动、愉快配合治疗与护理。

考点:患儿住院护理常规

(三)出院护理常规

1. 办理出院手续 执行出院医嘱,填写出院通知单、结账及指导家长办理出院手续。

2. 健康指导 根据不同疾病指导患儿及家长在家中的护理方法,如用药方法、饮食调整及休息、病情观察、复诊的日期、出院后自己可实施的护理技术等。

3. 征求意见 向患儿及家长征求其对医疗护理工作的意见,以便今后更好地服务,不断提高医疗护理质量。

4. 记录及整理有关文件 填写出院护理评估表、有关的登记和卡片。病历按出院顺序整理,注销各种卡片,如诊断卡、床头卡、服药卡等。

5. 床单位消毒 清理床单位,进行终末消毒。

第3节 住院小儿皮肤及心理护理

案例4-1

患儿,男,2岁,与母亲上街玩耍时,被车撞伤,右下肢骨折。住院时母亲一再表示都是因为自己没有看好小孩,住院后患儿一直哭闹"我要回家!",拒绝任何食物、玩具及护理人员的护理。

问题:1. 患儿及家属的反应属于哪种心理反应?

　　　2. 你应该怎样办?

(一)皮肤护理

1. 小儿皮肤特点 小儿皮肤的角质层尚未发育成熟,真皮层较薄,控制酸碱能力差,易被外物渗透、摩擦而受损;调节体温及抵抗干燥环境能力较差,容易产生热痱和发热;小儿的免疫系统尚未发育完善,抵抗力较弱,较容易出现皮肤过敏,如:红斑、红疹、丘疹、水泡,甚至脱皮。

2. 小儿皮肤护理 住院患儿每天检查全身皮肤,及时发现有无皮疹、出血、皮肤损伤或其他异常表现,经常更换体位,减少局部皮肤受压,改善血液循环。注意保持皮肤清洁,尤其是头颈、腋窝、会阴等皮肤皱褶处。沐浴后用婴儿爽身粉,大便后用温水清洗臀部并吸干,以防局部糜烂、臀红发生。经常到户外接受阳光有利于小儿的健康成长,但应注意面部的防护。

链接

宝宝的洗浴用品

　　宝宝沐浴可使用婴儿香皂之类纯净温和的产品,彻底清洁宝宝肌肤的同时,给宝宝肌肤留下天然保护膜,保持肌肤滋润幼滑,同时有效抵御细菌。

　　避免使用普通洗发精或二合一洗发精,应选用专为宝宝设计的洗发精,如专业婴儿洗发精或洗发沐浴露,它品质纯正温和,100%不含皂质,绝不会刺激宝宝的眼睛,能有效地清除头垢,又能保护宝宝皮肤和头发上的天然保护层,使头发保持健康滋润。

（二）心理护理

1. 住院婴儿心理反应及护理

（1）心理反应:6个月以内患儿,如生理需要获得满足,入院后较少哭闹就能够安静。但因住院婴儿与母亲建立的信任感被中断,感觉及运动的发育将受到一定影响。6个月以后婴儿开始认生,对母亲或抚育者的依恋性越来越强,表现出分离性焦虑,患儿住院后反应强烈,哭闹不止,寻找母亲,拒绝陌生人等,如住院时间长可表现出不活泼、抑郁、退缩、对周围事物不感兴趣等。

（2）护理要点:护士要了解患儿住院前的习惯,可把患儿喜欢的玩具或物品放在床旁,让患儿对护士有一个熟悉和适应的过程并产生好感。尽量做到有固定的护士对患儿连续护理,在治疗和护理的同时,多抚摸、拥抱、亲近患儿,以满足患儿的情感需求,并对护士建立和发展信任感。提供适当的颜色、声音等感知觉的刺激,协助进行全身或局部动作训练,维持患儿正常发育。

2. 住院幼儿的心理反应及护理

（1）心理反应:幼儿住院后心理变化较婴儿更强烈,住院后对父母不能陪伴,会认为是对自己的惩罚,担心遭到父母抛弃而产生分离性焦虑;对医院环境、生活不熟悉,担心自身安全受到威胁;受言语发育程度的影响,在表达需要、与他人交往方面出现困难,感到苦恼;对住院限制其活动产生不满,拒绝接触医护人员。具体表现为3个阶段:①反抗:表现为哭闹,采用打、踢、跑、咬等攻击性行为。寻找父母,拒绝他人的劝阻和照顾,直至精疲力竭。②失望:患儿反抗无效后,停止哭泣,表现为抑郁、悲伤、不爱说话,对周围事物不感兴趣。部分小儿出现退化现象,是小儿逃避压力常用的一种行为方式。③否认:住院时间长的患儿可进入此阶段,即把对父母的思念压抑下来,克制自己的情绪,能接受护士对自己的照顾、治疗和护理,以满不在乎的态度对待父母的来院探望和离去。他们变得以自我为中心,将重要的情感依附于物质上,一旦达到否认阶段,将对小儿产生极不利的、难以扭转的甚至永久性的影响。

护考链接

退化现象

　　即小儿倒退出现过去发展阶段的行为,如:吸吮奶瓶、咬指甲、尿床、拒绝用杯子或碗而用奶瓶、纠缠父母等,以得到安慰。

（2）护理要点:以患儿能够理解的语言,运用沟通技巧,讲解医院的环境、安排生活、认真倾听患儿述说,了解患儿表达需求的特殊方式,使其获得情感上的满足,缓解焦虑情绪。对患儿入院后出现的反抗、哭闹等行为给予理解,允许其发泄不满。如发现患儿有

退化现象时,切不可当众指责,应给予抚摸、拥抱,以温和的态度帮助患儿疏导其内心的郁闷,激发其情绪的释放,帮助其恢复健康。

案例4-1分析

　　患儿产生分离性焦虑,表现为反抗情绪。护士应给予理解,允许其发泄不满,运用沟通技巧,安排好

患儿生活、治疗、护理,使其获得情感上的满足。

3. 住院学龄前期小儿的心理反应及护理

(1) 心理反应:学龄前期小儿住院后仍会出现分离性焦虑,因智能进一步发展,表现较温和,如悄悄哭泣、难以入睡等,或把情感和注意力更多地转移到游戏、看书、绘画等活动中,来调节自己的行为。此阶段患儿有恐惧心理,惧怕疾病及治疗破坏了身体的完整性。

(2) 护理要点:护士应关心、爱护、尊重患儿,用患儿容易理解的语言介绍病房的环境、医护人员和其他病友,解释住院的原因和各种操作的必要性,让患儿明白住院不会对自己的身体造成伤害,更不是对其的惩罚。酌情组织适当的游戏,通过参与快乐的活动,克服恐惧心理;鼓励患儿参加力所能及的活动及自我护理,尽量使患儿表达情感、发泄恐惧和焦虑情绪,树立自信心。

4. 住院学龄期小儿的心理反应及护理

(1) 心理反应:患儿住院后因与同学、伙伴分离而感到孤独,担心学习成绩落后而产生焦虑;对疾病缺乏了解而忧虑自己会残疾或死亡,因害羞而不配合体格检查;有些患儿会因自己住院给家庭造成沉重的经济负担而感到负疚。尽管他们心理活动很多,但表现比较隐匿,常努力做出若无其事的样子来掩盖内心的恐慌。

(2) 护理要点:向患儿介绍有关病情、治疗和住院的目的,讲解健康知识,解除患儿的顾虑,取得患儿的信任;协助患儿与同学保持联系,允许他们来院探望,如病情允许可帮助患儿补习功课;进行体格检查及各项操作时,要做好解释工作,采取必要的措施维护患儿的自尊。

5. 住院临终患儿的心理反应与护理

(1) 心理反应:婴幼儿尚不理解死亡的含义。学龄前小儿对死亡的概念仍不清楚,常与睡眠相混淆。学龄小儿开始认识死亡,但 10 岁前的小儿并不理解死亡的真正含义,只知道死亡是非常可怕的事,并不能将死亡与自己联系起来,因此,10 岁以下的小儿最难以忍受的是病痛的折磨和与亲人的分离,而不是死亡的威胁。10 岁以后的儿童逐渐懂得死亡是生命的终结,因此,惧怕死亡及死亡前的痛苦。

(2) 护理要点:护士应采取措施尽量减少临终患儿的痛苦,如稳、准、轻、快的操作;尽量满足患儿需要,允许家长守候在身边,鼓励父母搂抱、抚摸患儿;认真回答患儿提出的死亡问题,但避免给予预期死亡的时间;随时观察患儿情绪变化,提供必要的支持和鼓励。患儿死后,要理解、同情家长的痛苦,在劝解、安慰家长的同时,尽量满足他们的要求,允许他们在患儿身边停留一些时间,并提供家长发泄痛苦的场所。

6. 住院患儿家庭的心理反应及护理

(1) 心理反应:家长对患儿住院的心理反应首先是内疚感,认为是由于自己的过错而使小儿患病,尤其是因护理不当或对疾病不够重视使病情加重;慢性病及危重患儿家长,常因不了解疾病相关知识及不知如何照顾患儿产生焦虑、恐惧心理;因昂贵的医疗费、家庭正常生活和工作秩序被打乱而苦恼和抱怨;有遗传性疾病患儿的家长会产生极大罪恶感。

(2) 护理要点:介绍患儿所患疾病的相关知识、病情的进展、治疗方案等;用沟通技巧,对检查、治疗、护理、预后等做好解释工作,使其有充分的心理准备,更好地配合,确保治疗和护理顺利进行;对疑难、危重疾病的患儿,可向家长介绍目前医疗技术的发展进程,介绍治愈个案,树立信心;对经济困难的家庭,帮助家长利用社会力量的援助;对患有遗传性疾病的患儿家长,要介绍疾病的发生及预防要点,减轻其罪恶感。

第4节　小儿用药护理

小儿时期由于肝脏解毒、肾排泄功能均不成熟，对药物的毒、副作用较敏感，所以小儿用药在药物选择、剂量、给药途径及间隔时间等方面均须慎重、准确，做到合理用药。

（一）药物的选择

1. **抗生素**　针对不同细菌、不同部位的感染，正确选择药物的种类、剂量和疗程，不可滥用，并充分考虑它们的毒副作用，如氯霉素可引起"灰婴综合征"及抑制骨髓造血功能，链霉素、庆大霉素能损害听神经等。长时间应用抗生素，容易造成菌群失调，引起真菌和耐药菌感染等。

2. **退热药**　小儿疾病中，多有发热表现，一旦发热，首先采取物理降温及多饮水，药物通常使用对乙酰氨基酚退热，但不可过早、过多地应用。

3. **镇静止痉药**　患儿在高热、烦躁不安、惊厥时选用镇静止痉药。临床常用苯巴比妥、地西泮、水合氯醛等。因婴幼儿对镇静药物耐受量较大，故应用巴比妥类药物时用量较成人相对大。婴幼儿对阿片类药物（如吗啡）较敏感，易造成呼吸中枢抑制，故婴幼儿禁用阿片类药物。

考点：婴幼儿镇静止痉禁用药物

> **护考链接**
> 婴儿神经系统和呼吸中枢发育不成熟，选择镇静止痉药时不宜选择
> A. 吗啡　　B. 苯巴比妥　C. 氯丙嗪
> D. 地西泮　E. 异丙嗪

4. **止咳平喘药**　婴幼儿呼吸道感染时分泌物较多，咳嗽反射较弱，容易出现呼吸困难，一般不用镇咳药，可应用祛痰药或雾化吸入法稀释分泌物，配合体位引流排痰。哮喘患儿使用氨茶碱平喘，可引起精神兴奋，导致小儿惊厥，应慎用并在使用时注意观察。

5. **止泻药和泻药**　小儿腹泻时应先调整饮食，补充液体，一般不使用止泻药，同时加用活菌制剂，如乳酸杆菌、双歧杆菌，以调节肠道微生态环境。如使用止泻药，可引起肠道蠕动减慢，增加肠道内毒素的吸收，加重全身中毒症状。小儿较少应用泻药，便秘患儿可增加蔬菜饮食或应用开塞露进行通便。

6. **肾上腺皮质激素**　临床应用广泛，具有抗炎、抗毒、抗过敏等作用。长期应用会抑制骨骼生长，降低机体免疫力。要严格掌握使用指征、剂量、疗程。水痘患儿禁止使用，以免使病情加重。

> **护考链接**
> 水痘患儿禁止使用的药物是
> A. 青霉素　　B. 氨茶碱
> C. 止泻药　　D. 肾上腺糖皮质激素
> E. 退热药

考点：水痘患儿禁止使用的药物

（二）药物的剂量计算

1. **按体重计算**　是目前临床上最常用、最基本的计算方法，其计算公式为：

每日（次）剂量＝患儿体重（kg）×每日（次）每公斤体重所需药量

患儿体重应以实际测量值为准，若计算结果超出成人剂量，以成人量为上限。

考点：按体重计算药物剂量的方法

> **护考链接**
> 1. 患儿，3岁，体重16kg，因支气管肺炎需要用青霉素治疗，剂量5万/（kg·d），分两次肌内注射，其每次用药量是
> A. 30万U　B. 40万U　C. 50万U　D. 60万U　E. 80万U
> 2. 患儿，1岁，体重10kg。因惊厥需要用地西泮2mg（1ml含10mg地西泮），应抽药液是
> A. 0.2ml　B. 0.6ml　C. 0.8ml　D. 1ml　E. 1.2ml

2. 按体表面积计算　按体表面积计算药物剂量较其他方法更为准确,但计算过程相对复杂。

　　<30kg 小儿体表面积＝体重(kg)×0.035+0.1

　　>30kg 小儿体表面积＝[体重(kg)-30]×0.02+1.05

　　每日(每次)剂量＝患儿(kg)×每日(次)每平方体表面积所需药量

3. 按年龄计算　用于剂量、幅度不需十分精确的药物,如止咳糖浆、营养类药物。

4. 按成人剂量折算　用于未提供小儿剂量的药物,所得剂量偏小,一般不常用。

　　　　　　小儿剂量＝成人剂量×小儿体重(kg)/50

(三)给药方法

1. 口服法　是临床普遍使用的给药方法,优点是服用方便,对患儿的身心不良影响较小,只要条件允许,尽量使用口服给药。婴儿服药时可先将药片研碎用水调均,喂药时抬高婴儿头部或抱起婴儿,用滴管或去掉针头的注射器喂服,以免呛咳。若用药匙喂药,应从患儿的口角处顺口颊方向将药液慢慢倒入,咽下后再将药匙拿开,若小儿一时不吞咽,则用拇指和食指轻捏小儿双颊,使之吞咽。

2. 注射法　用于急、重症患儿或不宜口服的患儿。采用肌内注射、静脉推注和静脉滴注法。特点是起效快,对小儿刺激大,容易造成恐惧,操作前对患儿作适当的解释,注射中多给予鼓励。肌内注射一般选择臀大肌外上方,对哭闹挣扎的婴儿,可采取进针快、注射快、拔针快的"三快"技术,以缩短时间,防止发生意外。合作患儿则用"两快一慢",即进针和拔针快,注药慢。静脉推注多在抢救时使用,推注过程中速度要慢,避免药液外渗。静脉滴注不仅用于静脉给药,而且还用于补充液体、热量及各种营养等,须根据年龄、病情调控滴速,注意保持输液通畅。

3. 外用药　剂型较多,如水剂、粉剂、膏剂等,以软膏最常用。应用时可根据用药部位的不同,对患儿进行适当约束,以免因患儿抓、摸使药物误入眼、口而发生意外。

4. 其他　雾化吸入较常用,但需要有人在旁照顾。灌肠给药应用较少,可用缓释栓剂。含剂、漱剂主要用于年长儿。

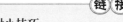

链接

注射小技巧

注射时应留1/4针头在皮肤外,以便万一因患儿挣扎折断时,尚可捏住针头周围组织,请他人用血管钳夹住拔出。

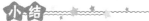

小结

1. 儿科门诊预诊处的主要作用是发现传染病和区分病情轻重。儿科急诊抢救室设有病床,配有人工呼吸机、心电监护仪、气管插管用具等。儿科病房分病室、重症监护室等7部分。

2. 住院护理常规包括入院护理、住院护理、出院护理。

3. 住院患儿皮肤护理的重点是保持皮肤清洁干燥。住院患儿护理中主要是住院婴儿护理要点和住院幼儿的心理反应。

4. 小儿用药重点是药物的选择、剂量计算及给药的方法。

自测题

A₁ 型题

1. 下列哪项不属于儿科抢救室须配置的设置(　　)

　　A. 心电监护仪　B. 人工呼吸机　C. 供氧设备

　　D. 玩具柜　　　E. 喉镜

2. 儿科门诊设置预诊室,预诊的目的是(　　)

　　A. 测量体温,为就诊作准备

B. 及时检出传染病患儿,避免和减少交叉感染

C. 遇危重患儿,可及时护送急诊室抢救

D. 对需住院者,可由值班人员及时护送入院

E. 给患儿及家属进行咨询服务

3. 儿科病房不包括(　　)

    A. 病室　　　　B. 观察室　　　C. 医护办公室

    D. 游戏室　　　E. 盥洗室

4. 哪项不是住院的护理内容(　　)

    A. 清洁卫生　　B. 饮食护理　　C. 基础护理

    D. 环境介绍　　E. 给药护理

5. 护理婴儿常用的心理沟通方式是(　　)

    A. 因势利导　　B. 做游戏　　　C. 搂抱与抚摸

    D. 适时鼓励　　E. 社交

6. 幼儿入院后对一切感到陌生,再加上一些治疗操作,可能出现的退化行为是(　　)

    A. 拒食　　　　B. 闷不作声　　C. 依赖性

    D. 哭闹　　　　E. 吮指

7. 小儿皮肤护理正确的是(　　)

    A. 会阴皱褶处要经常清洗

    B. 避免使用塑料布包裹

    C. 选用柔软、清洁的尿布

    D. 更换尿布动作轻柔

E. 以上都正确

8. 婴儿禁用的镇静止惊药是(　　)

    A. 吗啡　　　　B. 水合氯醛　　C. 氯丙嗪

    D. 地西泮　　　E. 异丙嗪

A_2 型题

9. 患儿,女,2个月。因患肺炎住院。住院当日护士在进行家属管理时,应除外(　　)

    A. 介绍病区的探视制度

    B. 耐心解释患儿病情

    C. 解释疾病的预防知识

    D. 允许将各种玩具带入病室

    E. 积极与家属保持联系

10. 患儿,女,8个月。因发热、咳嗽而服用依托红霉素加棕色合剂,在给患儿口服给药时,不妥的一项是(　　)

    A. 喂药前洗净双手,戴口罩

    B. 认真作好"三查七对"

    C. 药片研成粉加少许糖浆

    D. 与乳汁或食物混合喂入

    E. 喂完药观察患儿服药后反应

(向　琼)

第5章

儿科常用护理技术

你知道怎样测量宝宝的体重和身长吗？你会为新生儿洗澡、换尿布吗？当宝宝出现"红屁股"时，又该怎样处理呢？当宝宝生病需要输液时，可以选择哪个输液部位呢？哪些小儿需要进行蓝光照射？为什么有些新生儿要放在保暖箱呢？本章将为你解答这些问题。

第1节 一般护理法

（一）一般测量法

1. 体重测量法

（1）目的：评价小儿的体格发育和营养状况；观察水肿消退及增长情况；为临床输液量、给药量、给奶量计算提供依据。

（2）评估：小儿年龄（月龄）、性别；小儿发育情况、喂养方式，有无感染性疾病或先天性疾病。

（3）计划。

1）操作者准备：仪表端庄，着装整洁，态度和蔼，言谈礼貌、恰当，洗手，戴口罩。

2）用物准备：①磅秤：盘式杠杆秤：载重 10～15kg，婴儿使用；坐式杠杆秤：载重 20～30kg，幼儿使用；站式杠杆秤或站式磅秤：载重 50kg，3～7 岁小儿使用，载重 100kg，7 岁以上小儿使用。②清洁布、尿布、衣服或毛毯、记录本等。

3）环境准备：室内整洁，温、湿度适宜，空气清新，光线充足。

（4）实施：见表 5-1。

表 5-1　小儿体重测量法的实施

操作步骤	注意事项
1. 核对小儿姓名、性别。向家长说明测量体重的意义、操作过程及如何配合，使小儿及其家长能够配合	称重前需校正磅秤 每次测量体重应在同一磅秤、同一时间进行，以晨起、空腹、排尿后或进食后 2 小时为佳
2. 婴儿体重测量法	注意保暖
（1）把清洁布铺在婴儿磅秤的秤盘上，将指针调到零点	放置位置正确，注意安全，防止跌落
（2）脱去婴儿衣服及尿布，将婴儿轻放于秤盘上，观察重量，准确读数至 10g（图 5-1）	天气寒冷、体温偏低及危重婴儿，先称出婴儿的衣服、尿布、毛毯的重量，然后给婴儿穿衣，包好毛毯再测量，所测体重减去衣物重量即得婴儿体重
（3）为婴儿穿衣、换上干净尿布、拉平衣服、包好盖被	
（4）洗手，记录测量结果	
3. 幼儿及以上小儿体重测量法	称量时小儿不可接触其他物体或摇动
（1）1～3 岁坐位测量（图 5-2），坐稳后观察重量，准确读数至 50g	不合作者或病重不能坐稳者，由护士或家长抱着小儿一起称重，称后减去患儿衣服、毯重量及成人体重即得小儿体重

操作步骤	注意事项
(2) 3 岁以上站立于称量板中央,两手自然下垂,站稳后观察重量,准确读数至 100g	注意保护患儿安全,测量者可先用脚尖固定秤盘,待患儿站稳后,松开脚尖测量体重。 所测数值与前次差异较大时,应重新测量、核对,若婴儿体重变化较多应及时报告医生
(3) 洗手,记录测量结果	

考点: 体重测量法的实施

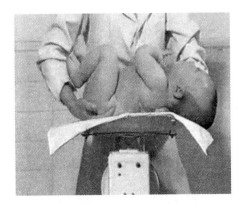 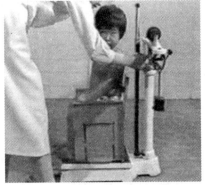

图 5-1　婴儿磅秤测量　　　图 5-2　小儿坐式杠杆秤测量

2. 身长(高)测量法

(1) 目的:评价小儿的骨骼发育;协助疾病的诊断。

(2) 评估:小儿年龄(月龄)、性别、一般状况;小儿种族、遗传、喂养方式,有无感染性疾病或先天性疾病。

(3) 计划。

1) 操作者准备:同体重测量法。

2) 用物准备:①测量器具:身长测量板:3 岁以下小儿做仰卧位测量时使用;立位测量器或有身高测量杆的磅秤:3 岁以上小儿立位测量时使用。②清洁布、记录本。

3) 环境准备:同体重测量法。

(4) 实施:见表 5-2。

表 5-2　小儿身长(高)测量法的实施

操作步骤	注意事项
1. 核对小儿姓名、性别,向家长说明测量身长的意义、操作过程及如何配合,使小儿及其家长能够配合	
2. 婴幼儿身长测量法(图 5-3)	
(1) 将清洁布铺在测量板上	
(2) 脱去小儿帽子和鞋袜,仰卧于测量板上注意安全,防止跌落	
(3) 助手将小儿头扶正,头顶轻贴测量板的顶板,头部位置要直,双腿并齐	

操作步骤	注意事项
（4）测量者站在小儿右边,左手按住小儿双膝使其双腿伸直,右手轻轻推动滑板贴于双足底,推板与小儿平行成90°角时,测出身长,读出身长的厘米数	婴幼儿好动,故推动滑板时动作应轻快、稳重
（5）洗手,记录测量结果	
3.3 岁以上小儿身高测量法(图 5-4)	
（1）脱去小儿鞋帽,站在立位测量器或有身高测量杆的磅秤上,面向前,取立正姿势,头部保持正直位置,双眼平视正前方,将推板轻轻拉至头顶,推板与测量杆成90°角,读出身高厘米数	两臂自然下垂,足跟靠拢,足尖分开呈60°夹角,臀部、两肩胛、枕骨粗隆均同时紧贴测量杆
（2）洗手,记录测量结果	

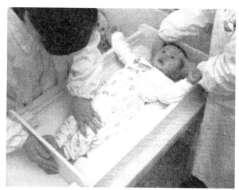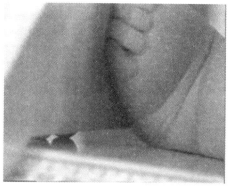

图 5-3　身长测量法

（二）儿童床使用法

1. 目的　保持病室清洁、整齐、美观,准备舒适、整洁的床位。

2. 评估　床单位设施是否完好,床上用物是否洁净、齐全;小儿的年龄、一般状况,是否进食或治疗。

3. 计划

（1）操作者准备:着装整洁,言谈恰当,洗手,戴口罩。

（2）用物准备:儿童床四周要有栏杆,栏杆的高度为45～50cm,杆与杆之间的距离为 7cm,两侧床栏杆都能上下拉动,便于护理操作。床单位用品包括床垫、床褥、大单、毛毯或棉被、被套、枕芯、枕套、橡胶单、中单、床旁桌、床旁椅、床刷及刷套,将用物按使用的顺序放置。

（3）环境准备:室内整洁,温、湿度适宜,空气新鲜。

4. 实施　见表5-3。

考点:身长测量法的实施

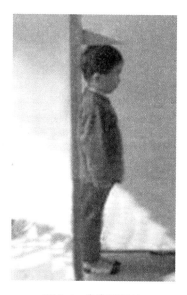

图 5-4　身高测量法

表 5-3　儿童床使用法的实施

操作步骤	注意事项
1. 核对床号、姓名	
2. 铺床：铺床时需要放下两侧床挡，铺完后拉起床挡，其他操作步骤同护理学基础的铺床法(图5-5和图5-6)	铺婴儿床时，被筒应小而紧，以达到保暖作用
3. 更换小儿床单(图5-7)	动作轻巧、迅速，注意安全，避免小儿着凉，小儿进食或治疗时应暂时更单
(1) 将用物放于床旁椅子上，搬椅至床尾，放下近侧床挡，松开脏橡胶单，根据小儿情况更换尿布并协助排尿后，洗净双手	床挡与床垫间不可宽于8cm，避免小儿陷入其中
(2) 将能坐起的小儿抱至床尾与对侧床挡的三角区内，暂用中单稍加约束于床挡；将不能坐起的小儿用大毛巾将其暂时全身约束，横放于床尾处	
(3) 除去脏被套，放于床下横杆处，将棉被放于床旁椅上	
(4) 将大单从床头向床尾卷拆至小儿身旁，扫净床褥，铺好床头清洁的大单、橡胶单及中单	
(5) 抱小儿到铺好的清洁大单上，撤掉脏大单，铺好床尾部的大单。转至对侧，同法铺好大单、橡胶单及中单	
(6) 套好被套，将其盖在小儿身上，换好枕套放于床头，拉起床挡。床旁桌及床旁椅移回原处	
(7) 整理用物，洗手	

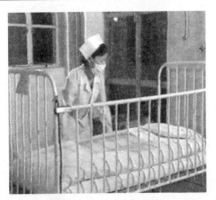

图 5-5　铺儿童备用床

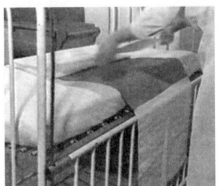

图 5-6　铺儿童备用床

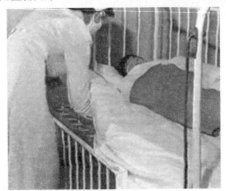

图 5-7　更换幼儿应用床床单

案例5-1

患儿,女,8个月,因腹泻、呕吐3天入院,诊断婴儿腹泻病,查体发现肛周皮肤潮红,伴有皮疹破溃,脱皮。

问题:1. 该患儿臀红进行分度。

2. 给患儿进行尿布皮炎(臀红)护理。

3. 指导家长如何预防尿布皮炎。

(三)尿布皮炎护理法(臀红护理法)

尿布皮炎是婴儿臀部皮肤长期受尿液、粪便以及漂洗不净的湿尿布刺激、摩擦或局部湿热(如用塑料膜、橡胶布等),引起皮肤潮红、破溃甚至糜烂及表皮剥脱,因此,又称为臀红。尿布皮炎多发生于外生殖器、会阴和臀部。病损可轻可重,容易继发感染。

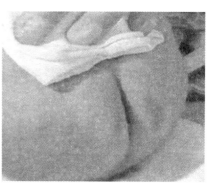

图 5-8　重Ⅰ度臀红

尿布皮炎分度:

轻度:局部表皮潮红。

重度:又分为3度,

Ⅰ度:局部皮肤潮红,伴有皮疹(图5-8)。

Ⅱ度:除以上表现外,并有皮肤溃疡、脱皮(图5-9)。

Ⅲ度:局部大片糜烂或表皮剥落,有时可继发细菌或真菌感染。

考点:臀红的分度

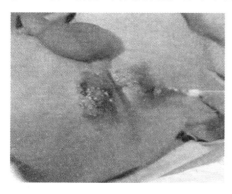

图 5-9　重Ⅱ度臀红

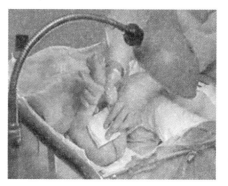

图 5-10　鹅颈灯照射臀部

护考链接

患儿,男,1岁,因发热、腹泻3天入院。诊断为小儿腹泻,查体发现肛周皮肤潮红,伴皮疹,有少许脱皮。

1. 该患儿臀红程度为

A. 轻度　B. 重Ⅱ度　C. 重Ⅰ度　D. 重Ⅲ度　E. 中度

2. 该患儿局部清洗后涂药宜选用

A. 红霉素软膏　B. 鞣酸软膏　C. 鱼肝油软膏　D. 硝酸咪康唑霜　E. 硫酸锌软膏

1. **目的**　保持臀部皮肤的清洁、干燥、舒适,使原有的尿布皮疹逐渐痊愈;减轻患儿疼痛,促进受损皮肤康复。

2. **评估**　患儿的年龄、尿布皮炎的程度,并找出相关因素;家长对尿布皮炎知识的了解程度。

3. 计划

（1）操作者准备：仪表端庄，态度和蔼，洗手，戴口罩。

（2）用物准备：清洁尿布、尿布桶、脸盆内盛温开水、小毛巾、棉签、弯盘、药物（0.02％高锰酸钾溶液、茶油、3％～5％鞣酸软膏、氧化锌软膏、鱼肝油软膏、康复新溶液、硝酸咪康唑霜、百多邦软膏等）、红外线灯或鹅颈灯。

（3）环境准备：室内整洁，温、湿度适宜，空气新鲜，光线充足。

4. 实施　见表5-4。

表5-4　尿布皮炎护理法的实施

操作步骤	注意事项
1. 备齐用物，携用物至床旁，核对患儿床号、姓名、性别。向家长说明尿布皮炎护理意义、操作过程及如何配合，取得家长的配合，放下床档	重度尿布皮炎者所用尿布应煮沸、消毒液浸泡或阳光下曝晒，以杀灭细菌 注意安全
2. 轻轻掀开患儿下半身盖被，解开污湿尿布，轻提患儿双足，将尿布洁净端由上向下擦净会阴及臀部，大便时将污湿尿布对折于臀下	注意保暖
3. 用温水清洗会阴及臀部，并用小毛巾吸干水分，取出污湿尿布，卷折于尿布桶内	清洗顺序由上向下，会阴→左侧腹股沟→右侧腹股沟→肛门周围 臀部清洗时禁用肥皂水，避免用小毛巾直接擦洗，可用手蘸水冲洗，然后用干毛巾轻轻吸干
4. 用清洁尿布垫在臀下，使臀部暴露于空气或阳光下每日2～3次，每次10～20分钟	暴露时注意保暖，避免受凉
5. 若重度尿布皮炎者也可用红外线灯或鹅颈灯照射臀部，灯泡25～40周（图5-10），灯泡距臀部患处30～40cm，每日2次，每次10～15分钟	照射时应有护士守护患儿，避免烫伤 若为男孩，应用尿布遮盖会阴部
6. 将蘸有油类或药膏的棉签贴在皮肤上轻轻滚动，均匀涂药，用后的棉签放入弯盘内	根据臀部皮肤受损程度选择油类或药膏：轻度臀红，涂茶油或鞣酸软膏；重Ⅰ、Ⅱ度尿布皮炎，涂鱼肝油软膏；重Ⅲ度尿布皮炎，涂鱼肝油软膏或康复新溶液，每日3～4次。继发感染时，可用0.02％高锰酸钾溶液冲洗吸干，然后再涂软膏；如为真菌感染，予以硝酸咪康唑霜（达克宁霜）；如为细菌感染，予以百多邦软膏等，每日2次，用至局部感染得到控制 涂抹油类或药膏时，不可在皮肤上反复涂擦，以免加剧疼痛及导致脱皮
7. 为患儿包好尿布，拉平衣服，盖好盖被，提上床档	
8. 整理用物，洗手，记录	

链接

尿布皮炎的预防

为了避免尿布皮炎的发生，可采取一些预防措施：①保持臀部皮肤清洁干燥，及时更换污湿的尿布。②小儿每次大便后，需要温水洗净臀部、会阴和外生殖器，然后涂3％鞣酸软膏或消毒的植物油如茶油，以保护皮肤。③应选用质地柔软、吸水性强的棉织品作尿布。④切忌用塑料布或油布直接包裹小儿的臀部，更换尿布时，尿布不宜包裹过紧。⑤洗涤尿布时应漂净肥皂沫。

（四）约束法

1. 目的　限制患儿活动,便于诊疗及护理操作;保护意识不清或躁动不安的患儿以免发生意外。

2. 评估　患儿的病情、意识状况、配合程度。

3. 计划

（1）操作准备:着装整洁,言谈礼貌,洗手,戴口罩。

（2）用物准备:①全身约束:大毛巾或床单。②手或足约束:手足约束带或棉垫、绷带、小夹板,布制并指手套。③沙袋约束:2.5kg 重沙袋(用便于消毒的橡胶布缝制)、布套。

（3）环境准备:室内安静、整洁,温、湿度适宜,光线充足。

4. 实施　见表 5-5。

案例 5-1 续

案例 5-1 中,该患儿入院第 2 天,发现臀部皮肤化脓,已继发细菌感染。

问题:现如何护理?

表 5-5　约束法的实施

操作步骤	注意事项
1. 携用物至床旁,核对患儿床号、姓名。向家长说明约束法的意义、操作过程及如何配合,取得家长的合作	
2. 全身约束法(图 5-11)	注意观察生命体征,尤其是呼吸情况,保证通畅无阻
（1）折叠大毛巾或床单,使长度能盖住患儿由肩至脚跟部	
（2）将患儿放于大毛巾中间,将大毛巾一边紧裹患儿一侧上肢、躯干和双下肢,经胸、腹部至对侧腋窝处,再将大毛巾整齐地压于患儿身下	包裹松紧适宜,避免过紧损伤患儿皮肤,影响血运,而过松则失去约束意义
（3）将大毛巾另一边紧裹患儿另侧手臂,经胸压于背下,如患儿活动剧烈,可用布带围绕双臂打活结系好	保持患儿姿势舒适,定时给予短时的姿势改变,以减少疲劳
3. 手或足约束法	约束期间,随时观察局部皮肤颜色、温度,掌握血液循环情况。每 2 小时解开 1 次,并协助患儿翻身;如发现肢体苍白、麻木、冰冷时,可立即放松约束带
（1）约束带法:本法常采用丁字带。将患儿手或足置于甲端中间,再将乙、丙两端绕手腕或踝部对折后系好,将丁端系于床缘上	结扎时松紧度适宜,以手或足不易脱出又不影响血液循环为宜
（2）双套结约束法:先用棉垫包裹手腕或踝部,再用宽绷带打成双套结,套在棉垫外稍稍拉紧,将约束带系于床缘上(图 5-12)	结扎时松紧度适宜,以手或足不易脱出又不影响血液循环为宜
（3）夹板法:常用于四肢静脉输液时固定肢体。将一块衬有棉垫的小夹板,放置在输液部位的肢体下方,用绷带或胶布将患儿肢体固定	夹板长度应超过关节处
（4）手套法:并拢五指,戴上并指手套,在腕部系好带子	腕部带子松紧要适宜,以免影响血液循环

操作步骤	注意事项
4. 沙袋约束法:根据需约束部位的不同而决定沙带的放置位置	
(1) 固定头部,防止转动,两个砂带呈"人"字放在头部两侧	
(2) 防止患儿踢被,可将两个砂带分别放在患儿两肩膀的棉垫处	
(3) 需侧卧时,将沙带放于患儿背后,可避免其翻身	
5. 为患儿盖好盖被,整理床单位	
6. 整理用物,洗手,记录	

考点:约束法的注意事项

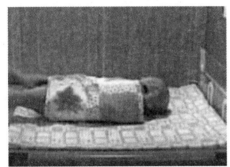

图 5-11　全身约束法

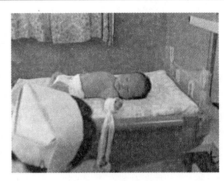

图 5-12　双套结约束法

(五)更换尿布法

1. 目的　保持小儿皮肤清洁、干燥、舒适,预防尿布皮炎的发生。
2. 评估　小儿的年(月)龄、身长、体重、会阴及臀部皮肤情况、尿布的质量及是否清洁等。
3. 计划
(1) 操作者准备:着装整洁,态度和蔼,洗手,戴口罩。
(2) 用物准备:清洁尿布(以白色、柔软、透气性好、易吸水的棉布为宜)或一次性尿布,尿布带、尿布桶,脸盆内盛温开水,软毛巾,消毒植物油(茶油)、鞣酸软膏、氧化辛软膏、棉签。
4. 实施　见表5-6。

表 5-6　更换尿布法的实施

操作步骤	注意事项
1. 携用物至床旁,核对小儿床号、姓名、性别。向家长说明更换尿布的意义、操作过程及如何配合,取得家长的合作	
2. 放下一侧床档,将尿布折成合适的长条形,放在床边备用	选用柔软、透气好的棉类尿布,颜色为白色,以便于观察大小便
3. 轻轻掀开盖被下端,暴露小儿下半身,解开被污湿的尿布	
4. 一手握住小儿两脚并轻轻提起,露出臀部,另一手将污湿尿布洁净的上端由前向后擦净会阴及臀部。若有大便,将污湿尿布对折垫于臀下(图5-13)	动作要轻快,尽量少暴露小儿身体,注意保暖 注意观察小儿情况,如面色、呼吸等,并观察粘在污湿尿布上大小便情况,如出现异常情况立即停止更换,并及时报告医生

操作步骤	注意事项
5.用温开水洗净小儿的会阴及臀部,用软毛巾轻轻吸干,取下污湿尿布,将污湿部分卷折在里面,放入尿布桶内(图5-14)	清洗顺序由上向下,会阴→左侧腹股沟→右侧腹股沟→肛门周围。尤其应注意腹股沟及阴囊下部,如出现臀红时,动作要轻柔,禁用肥皂清洗
6.一手握住小儿两脚并轻轻提起,抬高腰骶部,另一手将清洁尿布的一端垫于小儿腰骶下,用消毒植物油(茶油),以防尿布皮炎,放下双足,由两腿间拉出尿布另一端折叠并覆盖腹部,系好尿布带(图5-15)	较大婴儿或尿量较多者,可在尿布上再垫一块长方形尿布,女婴将加厚部分垫在臀下,男婴则将加厚部分放在会阴部的上方更换尿布时应注意尿布不宜覆盖脐部,尤其是脐带未脱落小儿,以免尿液污染脐部。尿布的长短和系带松紧应适宜,过短过紧,易擦伤外生殖器;过松,大小便易溢出
7.拉平衣服,躺卧舒适,整理床单位,提上床档	
8.整理用物,洗手,记录	

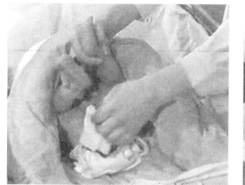

图5-13　更换尿布法(擦净)

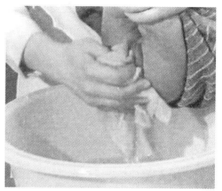

图5-14　更换尿布法(清洗)

（六）婴儿盆浴法

1.目的　使婴儿舒适、皮肤清洁,预防皮肤感染;促进血液循环,协助婴儿皮肤的排泄和散热,活动肌肉和肢体;观察全身情况,尤其是皮肤情况(有无皮疹、出血点、破损等)。

2.评估　婴儿的皮肤及一般情况,家长对沐浴的理解和认识;婴儿的月龄、合作程度及哺乳时间。

3.计划

(1)操作者准备:仪表端庄,态度和蔼,言谈礼貌,洗手,戴口罩。

(2)用物准备:①棉布类:婴儿尿布及衣服,大毛巾、毛巾被或包布、系带、面巾1块,浴巾2块。②护理盘:内备梳子、指甲刀、棉签、液状石蜡、70%乙醇、鱼肝油、滑石粉、婴儿沐浴液。③浴盆:内备温热水(2/3满),洗澡时水温冬季为38～39℃,夏季为37～38℃,备水时温度稍高2～3℃,此外,可在一水壶内放50～60℃热水备

考点:更换尿布法的实施

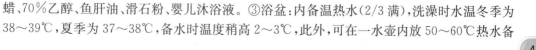

图5-15　更换尿布法(系尿布带)

用。④其他：必要时备大单、被套、枕套、婴儿秤等。

(3) 环境准备：室内安静，整洁，温、湿度适宜。

4. 实施　见表5-7。

表5-7　婴儿盆浴法的实施

操作步骤	注意事项
1. 携用物至床旁，核对小儿床号、姓名、性别。向家长说明盆浴的意义、操作过程	婴儿盆浴于喂乳前或喂乳后1小时进行，以免呕吐和溢乳
2. 将用物按顺序摆好，浴盆放于床旁椅上	
3. 折盖被于三折至床尾，脱去衣服，保留尿布，用大毛巾包裹婴儿全身	此时可根据需要测量体重并记录 减少暴露，动作轻快，注意保暖
4. 用单层面巾由内眦向外眦擦拭眼睛，更换面巾部位擦另一眼，然后擦耳，最后擦面部，用棉签清洁鼻孔	禁用婴儿沐浴液擦洗面部，沐浴时，注意水温保持恒定
5. 抱起婴儿，以左手托住婴儿的枕部、腋下夹住躯干，左手拇指和中指分别向前折婴儿耳郭以堵住外耳道口(图5-16)。将婴儿沐浴液涂于右手上，洗头、颈、耳后，然后用清水冲洗后用面巾吸干	防止水流入耳内 对头顶部的皮脂结痂不可用力清洗，可涂消毒的植物油或液状石蜡浸润，待次日轻轻梳去结痂后再予洗净
6. 于盆底部铺垫一块浴巾。移开大毛巾及尿布，以左手握住婴儿左臂靠近肩处使其颈枕于护士手腕处，再以右前臂托住婴儿双腿，用右手握住婴儿左腿靠近腹股沟处使其臀部位于护士手掌上，轻放婴儿于水中(图5-17)	以免婴儿在盆内滑倒
7. 松开右手，用另一浴巾淋湿婴儿全身，抹婴儿沐浴液按顺序洗颈下、胸、腹、腋下、臂、手、腿、脚，随洗随以清水冲洗；右手从婴儿前方握住左肩及腋窝处，使婴儿头颈部趴在护士右前臂，左手抹婴儿沐浴液清洗后颈及背部；最后抹婴儿沐浴液清洗会阴、臀部(图5-18)	在清洗过程中，护士左手始终将婴儿握牢。只有在洗背部时左右手交接婴儿，使其靠在护士手臂上洗净皮肤褶处，注意观察婴儿面色、呼吸等，如发现异常情况应停止沐浴，并及时报告医生
8. 洗毕，迅速将婴儿抱出，用大毛巾包裹全身将水分吸干。对全身各部位从上到下按顺序检查，臀部涂鞣酸软膏或植物油	将女婴阴唇分开，自上而下涂消毒液状石蜡1次。将男婴包皮向后推，用消毒液状石蜡棉签轻轻将污物擦净，再将包皮推回
9. 为婴儿更换衣服、尿布，整理床单位	
10. 整理用物，洗手，记录	

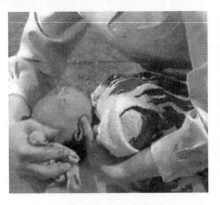

图5-16　洗婴儿头部

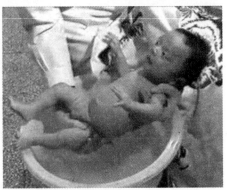

图5-17　婴儿入盆

为婴儿沐浴时不正确的方法是

　　A. 水温调至 37～39℃

　　B. 头顶部的皮脂结痂可用液状石蜡浸润,次日轻轻梳去

　　C. 头面部用香皂洗净,香皂沫勿进入耳、眼内

　　D. 注意观察全身情况

　　E. 注意洗净皮肤皱褶处

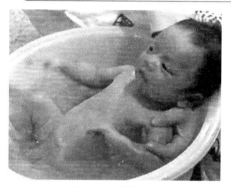

考点:婴儿盆浴法的实施

图 5-18　婴儿洗身

婴儿抚触

　　婴儿抚触是通过抚触者双手对婴儿皮肤各部位进行有次序、有手法技巧的抚摸,让大量温和的良好刺激通过皮肤的感受器传到中枢神经系统,产生生理效应。通过对婴儿的抚触,促进血液循环、提高免疫力;促进生长发育,有利于身心健康发展;改善消化功能,增进睡眠,平复焦虑情绪,减少哭泣;促进母婴感情交流,让婴儿感受到爱和关怀,培养独立自信的性格。婴儿抚触一般在每天沐浴后进行,抚触者要用爱、情、心抚触婴儿的全身皮肤,要做到手法温柔流畅,让婴儿感觉到舒适愉快。皮肤有感染及患严重疾病的婴儿不适于抚触。

第 2 节　协助检查诊断的操作

(一)颈外静脉穿刺术

　　1. 目的　采集血标本,为诊断及治疗疾病提供依据。

　　2. 评估　患儿的年龄,病情,意识状况以及采血的目的,穿刺部位皮肤和血管情况;患儿的心理状况,合作程度。

　　3. 计划

　　(1) 操作者和助手准备:着装整洁,言谈恰当,洗手,戴口罩。

　　(2) 用物准备:基础注射盘内盛穿刺垫、治疗巾、真空采血针,根据检验项目备真空采血试管,无菌持物镊及其容器(内盛消毒液),复合碘或 2% 碘酊及 70% 乙醇,无菌干棉球,棉签、胶布、无菌手套。做血培养时备酒精灯和火柴。

　　(3) 环境准备:室内整洁,温、度适宜,光线充足。

　　4. 实施　见表 5-8。

案例 5-2

　　患儿,男,1 岁 8 个月,因发热、腹泻 3 天入院。诊断为小儿腹泻。医嘱予以抽血查血电解质,血常规。护士需要为患儿采集血标本。如果你是该患儿的责任护士。

问题:可选择哪些部位采血?

表 5-8　颈外静脉穿刺术的实施

操作步骤	注意事项
1. 备齐用物,放于治疗台上。核对小儿的床号、姓名、检验项目,将化验单编号贴于真空采血试管。向家长说明颈外静脉穿刺的目的、方法,取得家长的合作	适用于 1～3 岁小儿或肥胖儿童 有严重心肺疾病、新生儿、一般情况不佳、病情危重和有出血倾向或凝血功能障碍者禁用

操作步骤	注意事项
2. 按全身约束法包裹患儿,抱至治疗台上,患儿仰卧,头偏向一侧,肩齐台沿,肩下放穿刺垫,铺治疗巾。助手站于患儿右侧台旁,用双臂按住患儿身躯,双手扶面颊与枕部。使头颈转向穿刺对侧90°,并后仰45°,使颈外静脉充分显露穿刺处(图5-19)	勿蒙住患儿口、鼻
3. 操作者站在患儿头端,选穿刺点于下颌角与锁骨上缘中点连线之上1/3处,常规消毒穿刺部位皮肤后,戴无菌手套,左手食指压迫颈外静脉近心端,右手持针沿血液回心方向,待患儿啼哭静脉显露最清晰时于颈外静脉外缘针头与皮肤呈30°角进针,有回血后固定针头,负压真空采血,用无菌干棉球压迫进针部位拔针,继续压迫2～3分钟(图5-20)	严格执行无菌操作,防止感染 当固定体位后立即操作,以防患儿头部下垂时间长而影响头部血液回流 穿刺时应注意观察患儿面色和呼吸,发现异常应立即停止采血并及时报告医生 如无回血,可将针头缓缓后退,边退边抽,抽到血后固定针头 压迫止血时用力适度,既要防止出现血肿,又要避免压迫气管,阻碍呼吸
4. 助手托起患儿头部,安抚患儿,检查局部无出血后,送回病室。血标本送检验科检查	
5. 整理衣服和用物,洗手,记录	

考点: 颈外静脉穿刺术的实施及注意事项

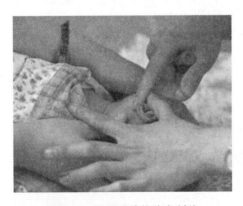 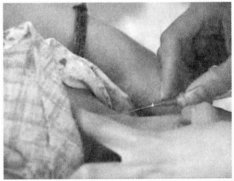

图 5-19　暴露颈外静脉穿刺处　　　图 5-20　颈外静脉穿刺

(二)股静脉穿刺术

1. 目的　采集血标本,为诊断及治疗疾病提供依据。

2. 评估　患儿的年龄、病情、意识状况以及采血的目的;患儿的腹股沟、会阴皮肤和血管情况;患儿的心理状况及合作程度。

3. 计划

(1)操作者和助手准备:同颈外静脉穿刺术。

(2)用物准备:同颈外静脉穿刺术。

(3)环境准备:同颈外静脉穿刺术。

4. 实施　见表5-9。

表 5-9　股静脉穿刺术的实施

操作步骤	注意事项
1. 备齐用物,放于治疗台上。核对小儿床号、姓名、检验项目。向家长说明股静脉穿刺的意义、操作过程	有出血倾向或凝血功能障碍者,禁用此法
2. 清洗患儿会阴及腹股沟区皮肤,更换尿布	以免排尿时污染穿刺点
3. 患儿仰卧,垫高穿刺侧臀部。助手站在头端约束患儿,使患儿大腿呈青蛙状,即外展、外旋,膝关节屈曲呈直角,充分暴露股静脉穿刺处(图 5-21)	助手固定肢体时勿用力过猛,以防损伤组织
4. 操作者站在患儿足端,常规消毒穿刺部位皮肤及操作者左手食指	严格执行无菌操作,防止感染 穿刺处皮肤不得有糜烂或感染
5. 穿刺	
(1) 垂直穿刺法:操作者左手食指在腹股沟中 1/3 与内 1/3 交界处触到股动脉搏动点,再次消毒穿刺点及示指,右手持针沿股动脉搏动点内侧 0.3~0.5cm 处垂直刺入,感觉无阻力见回血后固定,随即真空采血,抽取所需血量后拔针	若穿刺失败,不宜在同侧多次穿刺,以免形成血肿;若回血呈鲜红色,表明误刺入股动脉,应立即拔出针头,用无菌纱布紧压 5~10 分钟,直到无出血为止
(2) 斜刺法:在腹股沟下 1~3cm 处,针头与皮肤呈 45°角向股动脉搏动点内侧 0.3~0.5cm 处呈向心方向刺入(图 5-22),见回血固定,随即负压真空采血	针头勿向上穿刺太深,以防伤及腹腔内脏器
6. 拔针后立即用无菌干棉球加压止血 3~5 分钟。将血标本送检验科检查	保持穿刺点清洁干燥,无菌棉球覆盖 24 小时,防止大小便污染
7. 安抚患儿,整理衣服和用物	
8. 洗手,记录	

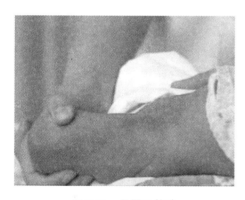

图 5-21　暴露股静脉

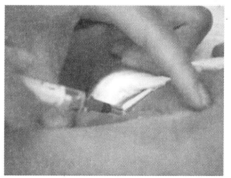

图 5-22　股静脉穿刺

考点:股静脉穿刺术的实施及注意事项

第 3 节　协助治疗的操作

案例5-3

患儿,男,1 岁,因发热 3 天入院。诊断为急性扁桃体炎。医生开医嘱为:0.9%氯化钠注射液(50ml),头孢曲松钠注射剂 0.8g,静脉滴注,滴速为 9 滴/分。

问题:如果你是责任护士,如何为该患儿进行头皮静脉输液?

（一）小儿头皮静脉输液

小儿头皮静脉极为丰富，分支甚多，互相沟通交错成网，且静脉浅表易见，不易滑动、便于固定，方便小儿肢体活动，不影响诊疗和护理工作。因此，婴幼儿输液多采用头皮静脉，常选用额上静脉、颞浅静脉和耳后静脉等（图5-23和图5-24）。

考点： 头皮静脉输液常选用的头皮静脉

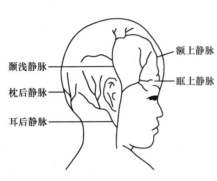

图 5-23　小儿常用头皮静脉部位图

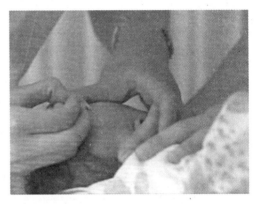

图 5-24　小儿头皮静脉穿刺

1. 目的　补充水分及电解质，维持酸碱平衡；补充营养，供给热能，促进组织修复；输入药物，治疗疾病；补充血容量，维持血压，改善微循环。

2. 评估　患儿的年龄、病情、意识状况、心肺肝肾功能及合作程度；患儿的头皮完整性和清洁度，头皮静脉解剖位置和充盈程度。

3. 计划

（1）操作者和助手准备：仪表端庄，态度和蔼，洗手，戴口罩。

（2）用物准备：①基础注射盘：内盛输液器、头皮针（一般选用4～5.5号）、按医嘱备液体和药物，复合碘、棉签、弯盘、输液贴，无菌巾内放已吸入0.9%氯化钠溶液或10%葡萄糖10ml的注射器、无菌棉球。②其他物品：污物杯、剃刀、毛刷、肥皂、穿刺垫、油布、治疗巾、输液架、网套，必要时备约束用品。

（3）环境准备：室内整洁、温、湿度适宜，光线充足。

4. 实施　见表5-10。

表5-10　小儿头皮静脉输液的实施

操作步骤	注意事项
1. 携用物至床旁，核对小儿床号、姓名。向家长说明小儿头皮静脉输液的目的和操作过程，以取得合作	按医生开的医嘱配好药液，注意药物配伍禁忌
2. 将患儿置于治疗台上，取仰卧或侧卧位，头垫穿刺垫及治疗巾，助手固定其肢体和头部	
3. 操作者站于患儿头端，必要时剃去局部头发，仔细选择静脉（图5-23），复合碘环形消毒皮肤两遍，取出输液贴贴于治疗巾上，再次查对	严格执行查对制度和无菌技术操作原则选择静脉时，应尽量避开骨隆突处和静脉瓣处，尽量由操作者选择有把握的静脉

续表

操作步骤	注意事项
4. 用已抽取 0.9% 氯化钠溶液的注射器接上头皮针,排尽空气。操作者以左手拇指、示指分别固定静脉两端皮肤,右手持针,在距静脉最清晰点向后移 0.3cm 处将针头近似平行刺入头皮,沿静脉向心方向穿刺。当针头刺入静脉时阻力减小,有落空感同时有回血,再进针少许。血管细小或充盈不全常无回血,可用注射器轻轻抽吸,也可推入极少量液体,如局部无隆起,推之畅通无阻,即证实穿刺成功,缓慢推注液体(图 5-24)	穿刺中注意患儿面色和呼吸等,切不可只顾操作而忽视了病情观察,如出现异常情况立即停止穿刺,并及时报告医生 如回血较快且为鲜红色血,或推注少量液体时皮肤变白则提示已穿刺头皮动脉,立即拔针,用无菌棉球压迫穿刺点 5~10 分钟,至穿刺点无出血为止
5. 固定方法同成人周围静脉输液法。取下注射器,接上输液器,调节好输液速度,查对、打钩、挂卡,签名及日期、时间。整理用物,洗手	根据医生开的医嘱调节输液滴速,必要时约束患儿双上肢 加强输液巡视,如液体滴速、局部肿胀、针头脱出、瓶内溶液及输液反应等。超过 24 小时输液者,应更换输液装置;若超过 48 小时输液应更换输液部位及输液管
6. 输液完毕,轻轻取下胶布,关闭调节器,拔出针头,用无菌棉球压迫片刻后以胶布固定	
7. 协助患儿取舒适卧位,整理用物,洗手,记录	

链接　考点:头皮静脉输液的实施及注意事项

小儿头皮静脉和动脉的鉴别要点

项目	头皮静脉	头皮动脉
外观	浅蓝色,啼哭时充血明显,树枝状、细小	浅红色,啼哭时充血不明显,弯曲状、较粗
搏动	无	有
管壁	薄,易被压瘪	厚,不易被压瘪
活动度	不易滑动	易滑动
血流方向	向心	离心
推注时状态	阻力小	阻力大,局部皮肤呈树枝状苍白,患儿可出现痛苦状或尖叫

(二)光照疗法

光照疗法可使血中的非结合胆红素氧化分解为水溶性异构体,随胆汁、尿液排出体外,适用于高胆红素血症、新生儿溶血、胆红素代谢先天障碍等,可减轻黄疸的程度。

1. 目的　治疗新生儿黄疸,降低血清胆红素值;避免高胆红素血症引起胆红素脑病(核黄疸)。

2. 评估　患儿的胎龄(早产儿、足月儿)、病情、皮肤情况、黄疸的程度及范围、胆红素检查结果;光疗箱等设备是否清洁、安全,性能是否良好。

3. 计划

(1)操作者准备:着装整洁,言谈礼貌,洗手,戴口罩。

案例5-4

患儿,男,日龄 4 天,为足月儿,因皮肤黄染 2 天入院。诊断为新生儿高胆红素血症。现医生开出医嘱为:蓝光治疗(双面蓝光箱)。
问题:你作为该患儿的责任护士,如何为患儿进行蓝光治疗的护理?

考点:蓝光治疗的适应证

（2）用物准备：①光疗箱：一般采用波长 427～470nm，强度：20W 或 40W 的蓝色荧光灯，光箱有单面和双面光疗箱两种，双面光优于单面光，灯管与患儿皮肤的距离为 33～50cm（图 5-25）。②护眼罩：用墨纸或胶片剪成眼镜状，内垫纱布。③其他用物：长条尿布、尿布带、体温计、液状石蜡、干湿温度计、工作人员使用的墨镜等。

（3）环境准备：室内安静、整洁，温、湿度适宜。

考点： 光疗时，灯管与患儿皮肤的距离

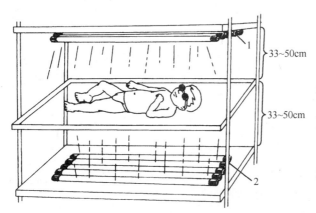

图 5-25　蓝光治疗灯管与患儿皮肤的距离

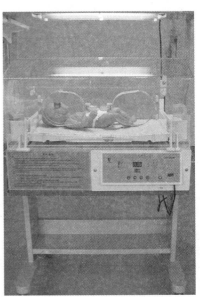

图 5-26　新生儿蓝光箱

4. 实施　见表 5-11。

表 5-11　光疗法的实施

操作步骤	注意事项
1. 携用物至床旁，核对患儿，向家长解释蓝光疗法的目的、操作过程，取得合作	
2. 清洁光疗箱，特别注意清除灯管及反射板的灰尘，箱内湿化器加水至 2/3 满	保持灯管及反射板清洁，灯管随使用时间光能量输出渐减弱，为保证治疗效果，灯管使用 1000 个小时必须更换
3. 接通电源，检查线路及灯管亮度，预热使箱温升至 28～32℃，相对湿度为 50%～65%	
4. 入箱前为患儿清洁皮肤，剪短指甲，防止抓破皮肤；测量体温，必要时称体重	禁忌在皮肤上涂粉和油类
5. 将患儿全身裸露，用尿布遮盖会阴部，男婴注意保护阴囊，佩带护眼罩	
6. 抱入已预热好的光疗箱中，记录开始照射的时间	
（1）应使患儿皮肤均匀受光，并尽量使身体广泛照射，禁止在箱上放置杂物，以免遮挡光线	勤巡逻，及时清除患儿的呕吐物、汗水、二便，保持玻璃的透明度，使用单面光疗箱每两小时更换 1 次体位，如仰卧、侧卧、俯卧交替更换。若俯卧照射时要有专人巡视，以免患儿口鼻受压而影响呼吸

操作步骤	注意事项
（2）检测体温和箱温，光疗时每小时测量体温 1 次或根据病情，体温随时测量，使体温保持在 36～37℃ 为宜，根据体温调节箱温	光疗最好在空调病室中进行，冬天要特别注意保暖，夏天要防止过热。若体温上升超过 38.5℃ 时，或者低于 35℃，要暂停光疗，经处理体温恢复正常后再继续治疗
（3）保证水分和营养供给，应按医嘱静脉输液，按需喂奶	因光疗时患儿失水比正常小儿高 2～3 倍，故应在两次喂奶期间喂水，观察出入量
（4）严密观察病情，光疗前后及期间要检测血清胆红素浓度变化，以判断疗效。若有异常，应及时报告医生，以便查找原因，及时进行处理。光照时可以出现轻度腹泻、排深绿色稀便泡沫多、尿液深黄色、一过性皮疹等不良反应，但可随病情好转而消失，一般不需处理	观察患儿精神反应及生命体征，注意黄疸的部位、程度及其变化；大小便颜色和性状；皮肤有无潮红、干燥、皮疹；有无呼吸困难、烦躁、嗜睡、拒乳、惊厥等核黄疸表现，如有异常及时报告医生 当血清结合胆红素高于 68.4μmol/L 时，光疗后可出现皮肤青铜色，即青铜症，此时应停止光疗，当停止光疗后，青铜症可自行消失
（5）为患儿进行检查、治疗，护理时可戴墨镜，并严格进行交接班	以免刺激护士的视网膜
7. 出箱前，先将包裹衣服预热，再为患儿穿好，切断电源，除去护眼罩，抱回病床，盖好盖被	一般光照 12～24 小时才能使血清胆红素下降，光疗总时间按医嘱执行；血清胆红素＜171μmol/L（10mg/dl）时可停止光疗；清洁、检查全身皮肤
8. 整理用物，洗手，记录	倒尽湿化器水箱内的水，做好光疗箱的清洗、消毒工作，有机玻璃制品禁用乙醇溶液擦洗 光疗箱应置放在干净、温湿度变化较小、无阳光直射的场所 记录光疗停止时间和患儿呼吸、脉搏、体温及黄疸消退情况 光疗后注意补充维生素 B$_2$ 及监测血钙浓度，适当补充钙

护考链接

考点：光照疗法的实施

患儿，日龄 3 天，生后 24 小时内出现黄疸，进行性加重，在蓝光疗法中，下列哪项措施是错误的
A. 灯管与患儿皮肤的距离为 33～50cm
B. 严密观察病情，注意副作用
C. 箱内温湿度相对恒定使体温稳定于 36～37℃
D. 进行过程中暂时限制液体供给
E. 将患儿脱光衣服，系好尿布，戴好护眼罩置入箱中

案例5-4续

案例 5-4 中，患儿蓝光治疗第 2 天，出现解黄绿色烂便，共 6 次，查体发现前胸皮肤出现红斑，及散在分布的红色小丘疹。
问题： 作为值班护士，出现以上情况，你如何护理？

（三）保暖箱的使用

案例5-5

患儿，男，体重 1560g，因早产生后 30 分钟入院。诊断为早产低出生体重儿。现医生开出医嘱：置新生儿保暖箱。你作为值班护士，设置箱温为多少度，入箱前如何准备，入箱后如何观察病情变化，如何予以保暖箱护理。

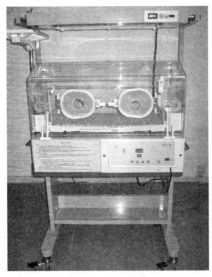

图 5-27 保暖箱

1. 目的　使患儿体温保持稳定,提高未成熟儿的成活率。适用于出生体重低于2000g及异常新生儿如新生儿硬肿症、体温不升等。

2. 评估　新生儿的胎龄、日龄、生命体征及一般情况,有无并发症;保暖箱是否清洁,温、湿度是否适宜,性能是否完好。

3. 计划

(1) 操作者准备:仪表端庄,态度和蔼,洗手,戴口罩。

(2) 用物准备:保暖箱(铺好箱内婴儿床)、干湿度计、体温计、电源、蒸馏水、婴儿秤等(图5-27)。

(3) 环境准备:室内整洁,调节室温至24~26℃,以减少辐射热的损失,湿度适宜。

4. 实施　见表5-12。

表 5-12　保暖箱使用的实施

操作步骤	注意事项
1. 携用物至床旁,核对患儿,向家长解释保暖箱使用的目的、操作过程,取得配合	
2. 清洁、消毒保暖箱。将无菌蒸馏水加入保暖箱水槽中至水位指示线,并加蒸馏水于湿化器水槽中	保持保暖箱的清洁: (1) 使用期间每日用消毒液擦拭保暖箱内、外,然后用清水再擦拭外部,再用紫外线照射;定期进细菌培养,若培养出致病菌应将保暖箱移出病室彻底消毒,防止交叉感染 (2) 湿化器水箱用水每日更换1次,以免细菌滋生;机箱下面的空气净化垫每月清洗1次,若已破损则应更换 (3) 患儿出箱后,暖箱应进行终末清洁消毒处理
3. 接通电源,箱内的空气进入循环状态,通过安全自动调节器,不断地调整及控制温度和湿度,使暖箱自动进入各种功能性的测试结果	保暖箱不宜放置在阳光直射、有对风及取暖设备附近,以免影响箱内温度的控制
4. 调试温度及湿度:根据患儿体重及出生日龄调节温度(表5-13)。调整湿度控制旋钮,使箱内湿度维持在55%~65%。接上氧气导管	氧气浓度按医嘱执行,每8小时测定箱内氧气浓度,用氧过程中随时监测患儿的经皮血氧饱和度,早产儿保持在90%~95%即可。硬肿症患儿预热26℃,以后每小时提高1℃,直至所需温度
5. 更换尿布后抱新生儿入箱,放置测温器,设定所需的皮肤温度(范围34.0~37.9℃)	新生儿侧卧或仰卧,测温器贴于腹部肝区;若俯卧位应贴于背部,保持干燥
6. 一切护理操作应尽量在箱内进行,如喂奶、换尿布、清洁皮肤、观察病情、检查等操作可从边门或袖孔伸入进行,尽量少打开箱门,以免箱内温度波动。若确实需暂出保暖箱行治疗或检查,也应注意在保暖措施下进行,避免患儿受凉	患儿在保暖箱中,注意观察病情变化,如面色、呼吸、有无呼吸暂停、黄疸等情况,如出现异常,及时报告医生 每周更换暖箱1次,以便清洁消毒

续表

操作步骤	注意事项
7. 婴儿刚放进温箱时,随时测体温并做好记录,直至正常后每4小时测1次。注意保持体温在36～37℃,并维持相对湿度,若体温有上升或下降时,应再调整保暖箱的温度设定	观察指示灯:空气温度指示、皮肤温度指示、加热灯观察警示灯:电源无效警示、空气循环指示、设定的温度警示、高温警示等,如保暖箱发出报警信号,应及时查找原因,妥善处理
8. 停止使用暖箱,关闭电源。清洁皮肤,更换清洁衣服,兜好尿布,用棉被包裹出保暖箱	患儿出保暖箱条件:①患儿体重达2000g或以上,体温正常。②在不加热的保暖箱内,室温维持在24～26℃时,患儿能保持正常体温。③患儿在保暖箱内生活了1个月以上,体重虽不到2000g,但一般情况良好
9. 整理用物,洗手,记录	

考点:保暖箱使用的实施及注意事项

患儿,出生体重1000g,生后6天,反应差,哭声低,小腿及大腿出现硬肿,测体温33℃,将该患儿放置暖箱内,下列护理措施哪项正确

A. 温箱温度为32℃,湿度55%～65%　　B. 需要治疗时移出暖箱外进行

C. 预热26℃,以后每小时提高1℃　　D. 氧气浓度越高越有利于患儿

E. 使用期间每周清洁消毒1次

案例5-5续

案例5-5中,患儿入暖箱后,第3天出现发热,体温为37.8℃。

问题:你是值班护士,应如何护理?

表5-13 不同出生体重早产儿保暖箱温度湿度参数

出生体重（kg）	保暖箱温度（℃）				相对湿度
	35	34	33	32	
1.0	初生10日内	10日以后	3周后	5周后	
1.5	—	初生10内	10日后	4周后	55%～65%
2.0	—	初生2日内	2日后	3周后	
>2.5	—	—	初生2日内	2日后	

小结

　　一般护理法的操作有体重测量法及身长测量法、儿童床使用法、约束法、更换尿布法、尿布皮炎护理法、婴儿盆浴法等,应熟悉其目的、掌握实施步骤及注意事项;协助检查诊断的操作有颈外静脉穿刺术和股静脉穿刺术,应了解其目的,掌握操作要领及注意事项。协助治疗的操作有小儿头皮静脉输液法,光照疗法及保暖箱的使用法,是儿科常用的操作技术,应熟悉其目的,熟练掌握操作步骤及注意事项。

自测题

A₁型题

1. 股静脉穿刺注意事项不包括( )
   A. 严格执行无菌操作规程,防止感染
   B. 有出血倾向者,不宜用此法
   C. 穿刺失败不宜在同侧进行多次穿刺
   D. 如穿刺回血为鲜红色,则系动脉血,应立即拔出针头,按压5～10分钟
   E. 有凝血功能障碍者,宜用此法

2. 下列关于小儿约束法的说法,错误的是( )
   A. 结扎或包裹紧会影响患儿血运
   B. 结扎或包裹过紧会损伤患儿皮肤
   C. 结扎或包裹宜宽松,使患儿舒适
   D. 需观察约束部位的皮肤温度、色泽
   E. 保证患儿舒适姿势,并定时更换体位

3. 使用暖箱的适应证中何项错误( )
   A. 出生体重低于2kg
   B. 早产儿
   C. 体温低于正常的新生儿
   D. 冬季出生的新生儿
   E. 新生儿硬肿症

4. 为了准确测量婴幼儿的体重,下列哪项不妥( )
   A. 喂乳前测量　　B. 必须在安静时测量
   C. 便后测量　　　D. 脱去婴儿衣服测量
   E. 尿布铺在称盘上指针调到零点

A₂型题

5. 某患儿,男,4个月,因患肺炎而住院,住院期间,护士为该患儿盆浴,为防水进入耳朵的方法是( )
   A. 左手托住小儿头颈部
   B. 用左手拇指及中指将双耳郭压住耳孔
   C. 水温维持在20～25℃
   D. 洗澡时戴防水耳塞
   E. 洗澡前用棉球塞耳孔

6. 某患儿,男,3个月,因患婴儿肺炎而住院,住院期间,家长需要护士为患儿更换尿布,护士在为患儿更换尿布,下列操作中不妥的是( )
   A. 暴露下半身,解开污湿的尿布
   B. 尿布洁净的上端由后向前擦净会阴部
   C. 尿布宜选择质地柔软的棉织品
   D. 尿布大小应适宜
   E. 更换时动作应轻、快

7. 某患儿,女,6个月,因患"婴儿腹泻并轻度脱水"入院,医生开出医嘱,予以头皮静脉输液,护士常选用下列哪条头皮静脉( )
   A. 额上静脉　　B. 枕后静脉
   C. 眶上静脉　　D. 颞浅静脉、耳后静脉
   E. 以上都正确

8. 某患儿,因早产生后15分钟入院。胎龄33周,出生体重为1.6kg。诊断为早产低出生体重儿。予以置保暖箱,设置保暖箱的温度及湿度分别是( )
   A. 32℃,55%～65%　　B. 34℃,50%～60%
   C. 34℃,55%～65%　　D. 30℃,40%～65%
   E. 35℃,50%～65%

A₃型题
(9、10题共用题干)

　　患儿,男,1岁,因发热、腹泻3天入院。诊断为小儿腹泻,查体发现肛周皮肤潮红,伴皮疹,有少许脱皮。

9. 臀红程度为( )
   A. 轻度　　B. 重Ⅱ度　　C. 重Ⅰ度
   D. 重Ⅲ度　　E. 中度

10. 此患儿的护理措施中哪项不妥( )
   A. 每次大便后用温水洗净臀部
   B. 洗后用小毛巾吸干水分
   C. 可用鹅颈灯照射臀部
   D. 鹅颈灯照射时间为30分钟
   E. 鹅颈灯照射后可涂鱼肝油软膏

A₄型题
(11、12题共用题干)

　　患儿,日龄4天,足月儿,因皮肤黄染2天入院,诊断为新生儿高胆红素血症,遵医嘱予蓝光治疗。

11. 患儿准备入光疗箱时,以下哪项做法是错误的( )
   A. 患儿入箱前须进行皮肤清洁
   B. 可在皮肤上涂油膏保护皮肤
   C. 剪短指甲,防止抓破皮肤
   D. 脱去患儿的衣裤,全身裸露
   E. 佩带遮光眼罩,尿布遮挡会阴部

12. 患儿入院第2天,在蓝光治疗过程中,出现轻度腹泻,排便3～4次/日,为深绿色稀便,泡沫多。护士应采取的措施是( )
   A. 立即报告医生给药止泻
   B. 多喝水,以补充液体丢失
   C. 立即停止光疗
   D. 加强腹部保暖
   E. 告诉家属此为正常反应

(张云霞)

第6章

小儿营养与喂养

小儿生长发育较快,每位家长都希望自己的孩子快快长大,在不了解小儿营养特点的情况下,许多家长采用"填鸭式"的喂养,结果适得其反。因此,了解小儿的营养特点,给予合理膳食,对培养一个健康、聪明的宝宝非常重要!

第1节　能量与营养素的需要

营养素作为人类食物的组成部分在促进生长发育和保护机体的健康上起着重要作用,小儿生长发育迅速,新陈代谢旺盛,需要的能量与营养素相对较多,因此,供给的营养要满足小儿的需要,还要适应其消化能力。

(一)能量的需要

人体所需的能量来自食物中糖类、脂肪和蛋白质。能量的单位是千焦(kJ)或千卡(kcal)。1g 糖产能 16.8kJ(4kcal),1g 蛋白质产能 16.8kJ(4kcal),1g 脂肪产能 37.8kJ(9kcal)。一般情况下,婴儿每日所需总能量中,约 50%～60% 来自糖类、35%～50% 来自脂肪、10%～15% 来自蛋白质。正常小儿能量需要包括5个方面:

1. 基础代谢　指在清醒安静的状态下,维持人体生命活动所需要的最低能量。包括维持体温、肌肉张力、呼吸、循环、肠蠕动及腺体活动等。小儿基础代谢所需能量较成人高。婴幼儿时期基础代谢需要的能量占总能量的 50%～60%,以后随年龄增长而逐渐减少,12 岁时需要量接近成人。

2. 生长发育　是小儿特有的能量需要,它与小儿的生长速度成正比。婴儿期体格发育速度最快,此项需要量相对较多,约占总能量的 25%～30%。以后逐渐减低,至青春期又逐渐增高。

3. 食物的特殊动力作用　指食物在胃肠道内消化、吸收及利用过程中所消耗的能量。摄入不同食物消耗的能量各不相同。婴儿食物中蛋白质含量较高,此项能量约占总热量的 7%～8%,而年长儿为混合食物,此项则占 5%左右。 **考点:小儿特有的能量需要及所占比例**

4. 活动消耗　小儿活动所需能量与其活动量的大小及持续时间有关。喜爱活动的小儿此项能量的消耗比同龄安静小儿多 3～4 倍。

5. 排泄损失　指正常情况下,未被完全消化吸收的食物排出体外损失的能量,此项不超过总能量的 10%。

上述 5 项能量的总和就是小儿总的能量需要。一般婴儿每日所需总能量约 460kJ/kg(110kcal),以后每增长 3 岁,减去 42 kJ/kg(10kcal),至 15 岁时平均为 250 kJ/kg(60kcal)。 **考点:婴儿每日所需的总能量**

(二)营养素的需要

1. 蛋白质　是构成人体细胞、组织的基本成分,具有保证生长发育、修复组织、供给能量、维持体液渗透压等多项功能。小儿生长迅速,蛋白质需要量高于成人。人乳喂养的婴儿

55

每日需蛋白质 2g/kg。牛乳中蛋白质的利用低于人乳,故牛乳喂养者每日需蛋白质 3.5g/kg。婴幼儿保证优质蛋白的供给非常重要,其主要来源于乳类、蛋类、瘦肉、鱼虾、豆类等。

考点:不同喂养方法的婴儿每日所需蛋白质有何不同

2. **脂类** 是脂肪、胆固醇和磷脂的总称。机体细胞膜、神经组织、激素的构成均离不开它。脂肪还具有以下作用:提供热能,保暖隔热,支持保护内脏、关节、各种组织,促进脂溶性维生素吸收。婴儿每日需脂肪 4 g/kg,动物和植物脂肪均为人体之必需,主要来源于乳类、肥肉、蛋类、植物油,应搭配提供。

3. **碳水化合物** 为供能的主要物质,它广泛存在于米、面、薯类、豆类、各种杂粮中,经生化反应最终均分解为糖,因此亦称为糖类。除供能外,它与蛋白质、脂肪结合成糖蛋白、糖脂,组成抗体、酶、激素、细胞膜、神经组织、核糖核酸等具有重要功能的物质。

4. **维生素** 对维持人体生长发育和生理功能起重要作用。主要功能是调节人体的新陈代谢,但不供给能量。维生素分两类:一类为脂溶性维生素,包括维生素 A、维生素 D、维生素 E、维生素 K,它们可在体内储存,不需每日提供,但过量会引起中毒;另一类为水溶性维生素,包括维生素 B 族和维生素 C 族两大类,它们不在体内储存,需每日从食物提供,代谢快,不易中毒(表 6-1)。

表 6-1　维生素的需要量和来源

种类	每日需要量	来源
维生素 A	2000～4500IU	肝、鱼肝油、牛奶、蛋黄、黄色水果及蔬菜
维生素 B_1	0.5～1.5mg	谷类、麦麸、糠皮、豆类、花生、酵母
维生素 B_2	1～2mg	肝、蛋黄、酵母、牛奶、各种叶菜
维生素 B_6	1～2mg	各种食物;肠内细菌合成
维生素 B_{12}	1μg	肝、肾、肉、蛋、鱼
维生素 C	30～50mg	新鲜蔬菜、水果
维生素 D	400～800IU	晒太阳、鱼肝油、肝、蛋黄
维生素 K	1～2mg	肝、蛋、豆类、绿叶菜、肠内细菌合成
叶酸	0.1～0.2mg	酵母、肝及绿叶蔬菜

5. **矿物质** 不供给能量,但参与机体的组成,调节其生理功能。包括常量元素和微量元素,如体内的钙、磷、钾、钠、氯、镁称为常量元素,常被人们提到的有铁、锌、铜、硒、碘等称为微量元素。每种元素均有其重要的、独特的、不可替代的作用,各元素间又有密切相关的联系。矿物质的生理功能:①构成骨骼的主要成分;②维持神经、肌肉正常生理功能;③组成酶的成分;④维持渗透压,保持酸碱平衡。矿物质缺乏与疾病相关,比如缺钙与佝偻病;缺铁与贫血;缺锌与生长发育落后;缺碘与生长迟缓、智力落后等等,均应引起足够的重视(表 6-2)。

表 6-2　常见矿物质的作用和来源

种类	每日需要量	来源
钙	约 1g	豆类、乳类、蛋黄、骨头、绿色蔬菜、米糠、麦麸、花生等
铁	5～15mg	动物肝脏、血、心、肾、木耳、瘦肉、蛋、绿色蔬菜、芝麻、豆类等
锌	5～15mg	乳类、蛋类、豆类、鱼、肉、麦胚等
镁	200～300mg	谷类、豆类、坚果、肉类、乳类
磷	约 1.5g	粗粮、黄豆、蚕豆、花生、土豆、硬果类、肉、蛋、鱼、虾、奶类、肝脏等
碘	40～100μg	海带、紫菜、海鱼等

6. **水** 是维持生命必需的物质,机体的物质代谢,生理活动均离不开水的参与。年龄越小相对需水量越大,婴儿每日需水约 150ml/kg,以后每增长 3 岁每天减少约 25ml/kg。水供给不足或丢失过多会导致脱水,供给过多会导致水中毒。水主要来源于食物和饮用水。

7. **膳食纤维** 是不被小肠酶消化的非淀粉多糖。包括纤维素、木质素、果胶、树胶、海藻胶等。可促进肠道蠕动,吸收水分软化粪便,防止便秘;还可降低血浆胆固醇水平;对肠道菌群的建立也起有利的作用。一般从谷类、新鲜蔬菜、水果中摄取获得。

考点:婴儿每日的需水量

第2节 婴儿喂养

婴儿喂养的方法包括母乳喂养、人工喂养和混合喂养 3 种,其中以母乳喂养最为理想。

一、母乳喂养

母乳是婴儿最理想的食品,对婴儿的健康发育有着不可替代的作用。一般健康母亲的乳汁分泌量可满足 4~6 个月内婴儿的营养需要。

> **链接**
>
> **提倡母乳喂养**
>
> ❖1989 年世界卫生组织和世界儿童基金会发布《保护、促进和支持母乳喂养的联合声明》。
> ❖每年 8 月 1~7 日为世界母乳喂养周。
> ❖1990 年 5 月 10 日卫生部决定,将每年的 5 月 20 日定为全国母乳喂养宣传日。
> 促进母乳喂养的重要措施——爱婴医院的建立。
> ❖1992 年 3 月世界第一所爱婴医院——菲律宾法培拉医院诞生。
> ❖1992 年 12 月我国有 21 所医院首批被批准为爱婴医院。

(一)母乳的成分

产后不同泌乳期乳汁成分的差异很大。

1. **初乳** 在产后 5 天内分泌的乳汁,量较少,质略黏稠而色微黄,其中含有大量免疫球蛋白如 SIgA 和生长因子。初乳中的维生素 A、牛磺酸和矿物质能促进新生儿的生长发育,提高抗感染的能力。

2. **过渡乳** 产后 6~10 天分泌的乳汁,乳汁的总量很多,免疫球蛋白和蛋白含量下降,而脂肪和糖含量增加。此时,母亲会感到乳房很饱满、硬实和沉重。

3. **成熟乳** 产后 11 天~9 个月分泌的乳汁,质较稳定,量随小儿的生长而增加。成熟乳的外观很稀,比牛奶更稀,其与牛乳营养成分的比较见表 6-3。

表 6-3 牛乳与母乳的成分比较

	蛋白(g)	脂肪(g)	糖(g)	钙(mg)	铁(mg)	磷(mg)	水(g)
母乳(100ml)	1.2	3.8	7.5	33	0.15	15	88
牛乳(100ml)	3.5	3.7	4.8	125	0.1	95	88

4. **晚乳** 产后 10 个月以后分泌的乳汁，各种营养成分和量均有所下降。

（二）母乳喂养的优点

1. **满足营养需求** 母乳的营养成分较完善。可满足婴儿营养需求：①三大供能营养素蛋白质、脂肪、糖类的比例适宜为 1：3：6，吸收利用率高；②母乳中的蛋白主要是乳清蛋白，易消化吸收；③母乳所含的糖类中 90% 以上为乙型乳糖，利于乳酸杆菌和双歧杆菌的生长，增加 B 族维生素的产生，还可抑制大肠埃希菌生长，减少腹泻的发生；④母乳中含不饱和脂肪酸、颗粒小易吸收，易消化；⑤母乳中维生素含量多，如维生素 A 和水溶性维生素，但维生素 D 含量较低；⑥母乳中矿物质含量少，但吸收率较高。钙、磷的比例适宜（2：1），易于吸收，锌、铁的吸收率也明显高于牛乳。

2. **增强免疫力** 母乳含有多种抗感染物质。新生儿能从母乳中获得 SIgA，可保护呼吸道和消化道黏膜，因此，婴儿在 6 个月内很少患麻疹、小儿麻痹、腮腺炎等传染病。含有较多的乳铁蛋白、双歧杆菌和巨噬细胞，可以抑制大肠埃希菌及白色念珠菌的生长。在患病的婴儿中，母乳喂养儿只占 1/7，这与母乳中含有多种类型的抗体，能帮助婴儿抵抗多种疾病有关。

3. **喂养简便** 母乳的温度适宜、经济、方便，宜于婴儿食用而且清洁、新鲜，随时可食用，被污染的机会少。

考点：母乳喂养的优点

4. **增加母婴情感交流** 母亲用自己的乳汁喂哺婴儿，可使小儿获得更多的母爱，使婴儿获得最大的安全感，有利于婴儿心理和智能的发育。

5. **有益母亲健康** 产后哺乳，有利于产妇的子宫收缩、复原，使子宫早日恢复正常，母亲哺乳期月经可推迟，还可起到一定的避孕作用，哺乳母亲也较少发生乳腺癌和卵巢癌等疾病。

考点：婴儿开乳的时间

（三）母乳喂养的护理

1. **开乳时间** 胎儿娩出脐带处理后即让婴儿与母亲紧密接触并进行母乳喂养，最迟不超过 30 分钟。通过吸吮乳头的刺激，促进母亲泌乳素的分泌，使之提早分泌乳汁。

2. **哺乳次数** 新生儿宜按需哺乳，待婴儿与母亲协调后逐渐固定喂哺模式，一般 2 个月以内每 2～3 小时喂 1 次，逐渐延长到每 3～4 小时喂 1 次，昼夜共 7～8 次；3 个月后夜间可停 1 次，每天共 6～7 次。4～5 个月可随辅食添加逐渐减少至每日 4～5 次。

3. **喂哺方法** 喂乳前先给婴儿更换尿布，母亲洗手后用温开水清洗乳头、乳晕。哺乳时母亲应取坐位，让婴儿的头、肩枕于哺乳侧的肘弯，用另一手的食指、中指轻夹乳晕两旁，使婴儿含住乳头及大部分乳晕而不致堵鼻，并能自由地用鼻呼吸（图 6-1）。每次哺乳时间约 15～20 分钟，应根据婴儿吸吮能力和体质强弱适当调整，以吃饱为度。哺乳结束后，应将婴儿竖起靠在母亲肩上，用手掌轻拍背部，以帮助咽下的空气排出，然后将婴儿置于右侧卧位，以防溢乳造成的窒息。每次哺乳时听到婴儿的咽乳声，哺喂后婴儿安静入睡，每天有 1 次量多或多次少量的软便，体重按

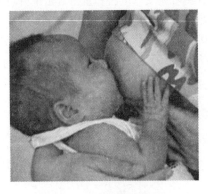

图 6-1　母乳喂养的方法

链接

成熟乳喂哺过程中的奇妙变化

成熟乳在每次喂哺过程中会改变，以便完全适合于婴儿的需要。喂奶开始时流出的乳汁称为前奶。前奶脂肪含量较低，乳糖、蔗糖、蛋白质、维生素、矿物质和水的含量较高。随着喂奶的进行，乳汁变化为后奶，其中富含脂肪。从喂奶的开始到结束，脂肪含量不断升高。

正常速度增长,表示奶量充足。

4. 注意事项　①哺乳时应防止乳房阻塞婴儿鼻部,导致窒息。②每次哺乳应做到两侧乳房轮流排空,应先吸空一侧,然后再吸另一侧,下次则先吸上次未排空的一侧;若仅吃一侧就已经饱了,就将另一侧的奶挤出,预防胀奶,使母亲感到疼痛不适及乳腺炎的发生。③哺乳期母亲应始终保持愉快的心情、有规律的生活和足够的睡眠,同时要注意身体健康,加强营养,有利于乳汁的分泌。④在妊娠晚期就应经常用湿毛巾擦洗乳头,使乳头能耐受吸吮,防止皲裂。若婴儿含着乳头睡着了或是母亲由于某些原因不得不中断吸吮时,可将母亲的一个干净手指轻轻按压婴儿嘴角,使乳头从嘴中脱出,切不可用力把乳头硬拉出来,以免伤害乳头。

5. 哺乳禁忌　乳母患活动性肺结核、感染 HIV 及重症心、肾疾病等不宜哺乳。若患急性传染病、乳腺炎时暂停哺乳,但应用吸乳器将乳汁吸出,以免乳量减少。

6. 计划断乳　随着小儿年龄增长,母乳的量和质已不能完全满足小儿需要,而小儿的消化吸收功能也逐渐成熟,牙齿长出,可适应半固体和固体食物,因此,一般可自 4～5 个月起逐渐添加辅食,同时逐步减少哺乳次数,使母子双方在生理、心理上都有一个适应过程,为断乳作准备。健康小儿于 10～12 个月时可完全断乳,若遇夏季炎热或婴儿体弱而母亲乳汁旺盛,也可推迟断乳时间,但最迟不超过 1 岁半。

考点: 小儿断乳的原则及完全断乳的时间

二、人工喂养

4～6 个月以内的婴儿因母乳缺乏或其他原因不能用母乳喂养,完全采用牛乳、羊乳、乳粉或代乳品喂养的方法称为人工喂养。

(一)常用乳品及代乳品

1. 鲜牛乳

(1)成分:牛乳中酪蛋白含量较高,在胃内形成的乳凝块较大,不易消化;脂肪酸主要是饱和脂肪酸,脂肪球较大,容易引起消化不良;乳糖主要以甲型乳糖为主,利于大肠埃希菌生长;矿物质多,增加了肾的负担;缺乏免疫物质,易患感染性疾病。

(2)配制:其一是稀释,在牛乳中加水或米汤,降低酪蛋白浓度;其二是加糖,加糖即每100ml 牛乳加糖 5～8g,提高牛乳中糖类含量,提高供给热量;其三是煮沸,用文火煮 3～4 分钟,改变酪蛋白性质,凝块变小,容易消化,另外煮沸还能起到消毒作用。

2. 牛乳制品

(1)婴儿配方乳粉:鲜牛乳经加工制成干粉,营养成分更接近人乳,在不能进行母乳喂养时,为优先选择的乳品。

(2)全脂乳粉:是鲜牛乳浓缩、干燥、喷雾制成。其中酪蛋白凝块较小,较牛乳容易消化。配制方法有两种:按重量算,乳粉与水为 1∶8;按容量算,乳粉与水为 1∶4。配制后的乳液与全牛乳营养成分相当。

考点: 配方乳粉配制的比例

(3)酸乳:在鲜牛乳中加入乳酸杆菌经发酵后制成或在鲜牛乳中加入乳酸(如枸橼酸、鲜果汁)制成,酸乳凝块细小易于消化。

(4)其他:蒸发乳、脱脂乳、炼乳、蛋白乳等乳制品用于体弱儿、腹泻和营养不良等患儿的特殊需求。

3. 羊乳　羊乳与牛乳营养价值相似,但酪蛋白含量较低,较牛乳容易消化。羊乳缺少叶酸和维生素 B_{12},容易发生营养性巨幼细胞性贫血,所以单纯用羊乳喂养的孩子,每天必须服用叶酸 10mg。

4. **代乳品**　有豆浆、豆粉、糕干粉、米糊、面糊等。

（二）人工喂养的护理

1. **乳方选择**　出生后 1～2 周内的新生儿可用 2：1 乳（牛乳 2 份，加水 1 份），以后渐增至 3：1 或 4：1 乳，至 1～2 个月即可喂全乳。

2. **乳量估算**　①配方乳粉的摄入量：一般市售婴儿配方乳粉 100g 约供能 500kcal[①]，婴儿每日所需总能量 110 kcal/(kg·d)，故需婴儿配方乳粉 20 g/(kg·d) 可满足需要。②全牛乳摄入量：按婴儿每日所需的总能量和总液量来计算乳量。婴儿每日所需总能量 110 kcal/kg，需水量为 150 ml/kg。100ml 含糖 8% 的牛乳可供能 100kcal/kg。计算乳量方法如下：

考点： 婴儿奶量的估算

例如：4 个月婴儿，体重 6kg

每日所需总液量：150ml/kg×6kg＝900ml

每日所需 8% 糖牛乳量：110ml/kg×6kg＝660ml

每日除牛乳以外需水量：900 ml－660 ml＝240ml

每日所需糖量：660ml×8%＝52.8g

将全日牛乳分次喂哺。两次喂奶之间可喂水。

3. **哺喂次数**　如果是人工喂养，由于牛乳不如人乳易消化，一般可考虑每日安排 6～7 次喂哺，每次喂乳间隔约为 3～4 小时。在喂奶间隔中，还应给小儿喂 1 次水。人工喂养的小儿在 2 个月以后应加菜汁，一般在喂乳的间隔中每天加 1 次，以补充牛乳中维生素的不足。小儿在 4 个月以后，基本与吃母乳的孩子一样加辅食，喂乳次数也同样地可减少至每日 4 次，减下的喂乳次数用辅食补充。

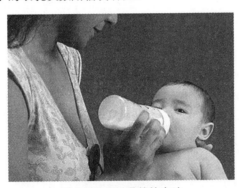

图 6-2　人工喂养的方法

4. **哺喂方法**　哺乳前应先给婴儿换尿布、洗手。用乳瓶喂哺时，要选择开孔合适的胶皮乳头，喂奶前需先试温，试温方法只需倒几滴乳于手腕内侧即可，切勿由成人直接吸乳头尝试，以免受成人口腔内细菌的污染。婴儿最好斜坐在母亲的怀里，母亲扶好奶瓶，慢慢喂哺（图 6-2）。从开始至结束，都要保持奶液充满奶头和瓶颈，以免将空气吸进。每次喂哺时间约持续 15～20 分钟，喂奶后需将婴儿抱起，轻拍背部，使空气排出，避免溢乳。

5. **注意事项**

(1) 乳液配制的量和浓度要适宜，以免引起营养不良或消化功能紊乱。

(2) 母亲最好亲自喂哺，这样可使母亲与婴儿经常接触与沟通，有利于婴儿的心理发育。

(3) 婴儿所用的奶瓶、乳头、汤勺、锅子等用具，必须每次清洗干净，煮沸消毒，并放在固定盛器内，最好是带盖的容器中，以保持清洁。

三、混合喂养

混合喂养指母乳与牛乳、羊乳或其他代乳品混合使用的喂养方法。混合喂养的方法有两种：补授法与代授法。

①1kcal≈4.2kJ。

1. 补授法　用其他乳品或代乳品补充母乳不足的方法。每日母乳喂养的次数照常,每次喂完母乳后加喂一定量代乳品,直到婴儿吃饱。这种喂养方法可因经常吸吮刺激乳头而维持母乳的分泌,因而较代授法为优。

2. 代授法　母亲因各种原因临时不能给小儿喂奶,用其他乳品或代乳品代替喂哺小儿的方法。使用代授法时,每日母乳哺喂次数最好不少于 3 次,维持夜间喂乳,否则母乳会很快减少。

四、过渡食品的添加

无论母乳喂养、人工喂养或混合喂养的婴儿,都应按时逐渐添加过渡食品,以保证小儿生长发育的需要。

(一)添加过渡食品的目的

1. 补充乳类营养素的不足　随着月龄增加,母乳或其他代乳品已经慢慢无法适应婴儿的生长需求,尤其是铁质、蛋白质、维生素等,必须通过添加辅食来补充。

2. 训练吞咽和咀嚼能力　通过食物形态的改变(液态—半固态—固态),让婴儿练习吞咽和咀嚼,以便于日后进食。

3. 为断乳作准备　婴儿生长发育迅速,消化吸收功能逐渐成熟,乳牙萌出,具有咀嚼能力,小儿应慢慢从流质食物过渡到半流质和固体食物,逐渐从奶瓶转换成用杯子、汤匙、筷子来进食,为断乳作准备。

(二)添加辅助食品的原则

添加辅助食品的原则:由少到多、由稀到稠、由细到粗、由一种到多种、循序渐进。应在婴儿健康,消化功能正常时添加,婴儿患病期间应减少添加辅食。

(三)添加辅食的顺序

出生 2 周:鱼肝油或维生素 A、维生素 D 制剂。

1～3 个月:流质食物如菜汤、水果汁。

4～6 个月:泥状食物如米汤、米糊、稀粥、蛋黄、鱼泥、菜泥、水果泥。

7～9 个月:末状食物如烂面、碎菜、蛋、鱼、肉末、豆腐、饼干等。

10～12 个月:软碎食物如稠粥、软饭、面条、碎菜、碎肉、带馅食品等。

小结

本章重点是小儿能量和营养的需要、母乳喂养和人工喂养的特点、辅食添加的方法。应熟练掌握:

1. 生长发育是小儿特有的能量需要。婴儿每日所需总能量约 460kJ/kg(110kcal),每日需水约 150ml/kg。

2. 生后 30 分钟内开乳。哺乳结束后,将婴儿竖起靠在肩上,轻拍背部,然后将婴儿置于右侧卧位,以防溢乳造成的窒息。健康小儿最佳断乳时间为 10～12 个月。

3. 全脂乳粉的配制:乳粉与水按重量之比为 1:8;按容量之比为 1:4。

4. 羊乳缺少叶酸和维生素 B_{12},单纯羊乳喂养的小儿易发生营养性巨幼细胞性贫血。

5. 辅食添加的原则:由少到多、由稀到稠、由细到粗、由一种到多种、循序渐进。

考点: 添加辅食的原则、不同月龄小儿的辅食添加

自测题

A₁型题

1. 能量需要中,为小儿特有的是(　　)
    A. 基础代谢　　B. 食物的热力作用
    C. 生长发育　　D. 活动消耗
    E. 排泄损失

2. 一般小儿开始添加鱼肝油的时间(　　)
    A. 2~3周　　B. 3~4周
    C. 1~3个月　　D. 3~4个月
    E. 4~5个月

3. 6个月以内小儿最理想的食品是(　　)
    A. 母乳　　B. 牛乳　　C. 羊乳
    D. 全脂乳粉　　E. 米糊

4. 健康小儿最佳断乳时间一般为(　　)
    A. 8~10个月　　B. 10~12个月
    C. 12~16个月　　D. 16~21个月
    E. 22~24个月

5. 婴儿每日水的需要量为(　　)
    A. 120ml/kg　　B. 130ml/kg
    C. 140ml/kg　　D. 150ml/kg
    E. 160ml/kg

6. 有关牛乳的特点,错误的是(　　)
    A. 主要是乳清蛋白
    B. 脂肪球大,难以消化
    C. 含矿物质较多
    D. 甲型乳糖多
    E. 易受污染,应煮沸饮用

7. 以下哪种不是脂溶性维生素
    A. 维生素D　　B. 维生素A　　C. 维生素E
    D. 维生素K　　E. 维生素C

8. 辅食添加的原则,哪项是错误的(　　)

A. 由少到多　　B. 由稀到稠
C. 由粗到细　　D. 由一种到多种
E. 循序渐进

A₂型题

9. 现有全脂乳粉200g,需配成全乳,加温开水的量应是(　　)
    A. 800ml　　B. 1200ml　　C. 1600ml
    D. 21000ml　　E. 2400ml

10. 女婴,6个月,体重7kg,人工喂养,其每日需牛乳量应是(　　)
    A. 440ml　　B. 550ml　　C. 660ml
    D. 770ml　　E. 880ml

11. 4个月婴儿,人工喂养,家长来咨询喂养方法,应指导添加的辅食为(　　)
    A. 蛋黄　　B. 饼干　　C. 肉末
    D. 面条　　E. 软饭

A₃型题

(12、13题共用题干)

　　某新生儿,出生体重3.2kg,身长51cm,面色红润,哭声响亮,一般情况良好,现采用母乳喂养。

12. 该新生儿的开乳时间是(　　)
    A. 生后30分钟内喂母乳
    B. 生后6小时喂母乳
    C. 生后12小时喂母乳
    D. 生后18小时喂母乳
    E. 生后24小时喂母乳

13. 哺乳后婴儿最好采取的体位是(　　)
    A. 平卧位　　B. 坐位　　C. 右侧卧位
    D. 左侧卧位　　E. 立位

(袁　芬)

第7章

营养、内分泌疾病患儿的护理

各种营养素的供给不足都会引起疾病,你见过身材弱小经常感冒、腹泻的小儿吗?你听过鸡胸、"O"形腿、佝偻病"手镯"、"足镯"吗?你想知道这些病的原因和预防吗?通过本章的学习,相信你一定会弄明白的。

第1节　营养不良患儿的护理

案例7-1

2岁小儿,体重8kg,生后牛乳喂养,近半年来因迁延性腹泻改用米糊喂养。查体:面色苍白,皮肤弹性差,四肢、面部皮下脂肪减少,腹部皮下脂肪0.3cm,肌肉松弛,精神食欲差。临床诊断:营养不良。

问题:判断患儿营养不良的程度并说说该患儿营养不良的主要原因是什么。

(一)概述

1. 概念　营养不良是由于各种原因所致能量和(或)蛋白质缺乏的一种慢性营养缺乏症。临床以体重下降、皮下脂肪减少和皮下水肿为特征,常伴有各系统器官不同程度的功能紊乱。本病多见于3岁以下的婴幼儿。

2. 病因

(1) 长期摄入不足:喂养不当是小儿营养不良的最主要原因。如婴儿因母乳不足或人工喂养调配过稀、又未及时添加辅食,或骤然断乳造成消化功能紊乱,长期以粥、米粉等淀粉类食物为主,缺乏蛋白质和脂肪;年长儿营养不良多由于不良的饮食习惯如长期挑食、偏食、厌食等引起。

(2) 消化吸收障碍:消化系统解剖或功能的异常,如先天性消化道畸形、慢性腹泻、过敏性肠炎、肠吸收不良综合征等,均可影响食物的消化和吸收。

(3) 需要量增加:急、慢性传染病后的恢复期,早产、双胎以及生长发育过快等均可因需要量增多而造成营养相对不足。

(4) 消耗量过大:糖尿病、大量蛋白尿、长期发热、烧伤、甲状腺功能亢进、恶性肿瘤等均可使蛋白质消耗或丢失增多。

(二)护理评估

1. 健康史　评估患儿的喂养史、饮食习惯和生长发育情况,注意有无喂养不当、母乳不足史;有无消化系统解剖或功能异常以及急、慢性疾病史。是否为双胎、早产。

2. 身体状况

(1) 体重改变:最早表现为体重不增,继之体重下降。

考点:婴儿营养不良最常见的病因

63

（2）皮下脂肪减少：腹部皮下脂肪层厚度是判断营养不良程度的重要指标之一。皮下脂肪减少首先累及腹部，其次为躯干、臀部、四肢，最后为面颊。严重者皮下脂肪完全消失，患儿皮包骨头（图7-1），出现"舟状腹"（图7-2），额部出现皱褶，两颊下陷，颧骨凸出，貌似老人状。

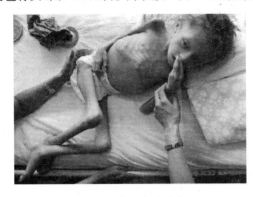

图7-1 皮下脂肪减少

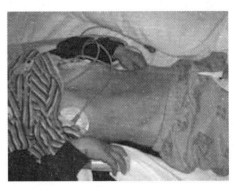

图7-2 舟状腹

（3）其他状况：皮肤苍白、干燥无弹性，肌肉松弛，精神委靡、反应差，各系统器官功能低下，消化吸收功能低下而出现食欲低下、腹泻；循环功能低下而出现体温降低、心率减慢、血压下降。

考点：营养不良最早的表现和皮下脂肪消减的顺序

护考链接

营养不良患儿皮下脂肪消减的顺序是

A. 臀部→躯干→腹部→面颊

B. 腹部→躯干→臀部→四肢→面颊

C. 躯干→臀部→四肢→腹部→面颊

D. 面颊→腹部→躯干→四肢

E. 四肢→躯干→腹部→面颊

分析：考点是营养不良患儿皮下脂肪消减先后的顺序。

3. 并发症

（1）营养性贫血：是营养不良患儿最常见的并发症，主要与铁、叶酸、维生素 B_{12}、蛋白质等造血原料缺乏有关。

（2）营养不良性水肿：与蛋白质缺乏所致血中低蛋白血症有关。

（3）感染：因免疫功能低下，易患感染性疾病，如呼吸道感染、中耳炎、尿路感染等。

（4）多种维生素和微量元素缺乏：如维生素 A 缺乏，约有 3/4 患儿伴有锌缺乏。

（5）自发性低血糖：患儿可突然出现面色苍白、神志不清、呼吸暂停、脉搏缓慢、体温不升，若不及时治疗可致死亡。

根据临床表现不同，营养不良可分为3度（表7-1）。

表7-1 营养不良的分度

分类	I度（轻）	II度（中）	III度（重）
体重低于正常均值	15%～25%	25%～40%	大于40%
腹壁皮下脂肪厚度	0.4～0.8 cm	小于0.4cm	消失
身(高)长	正常	低于正常	明显低于正常
消瘦	不明显	明显	皮包骨样
皮肤	正常或稍苍白	苍白、干燥、弹性差	明显苍白、多皱纹、无弹性
肌张力及肌肉情况	基本正常	张力降低、肌肉松弛	张力明显降低、肌肉萎缩
精神状况	正常	烦躁不安	委靡、呆滞,烦躁与抑郁交替

考点：营养不良患儿不同程度的临床表现

腹壁皮下脂肪厚度测量

在腹部脐旁乳头线上,以拇指和食指相距 3cm 处与皮肤表面垂直成 90°角,将皮脂层捏起,然后量其上缘厚度。

4. 辅助检查　最突出的表现是血清蛋白浓度降低,但不够灵敏;胰岛素样生长因子Ⅰ(IGF-Ⅰ),因其反应灵敏,且受其他因素影响较小,故 IGF-Ⅰ水平下降被认为是早期诊断营养不良的可靠指标。

5. 治疗要点与反应　主要采取综合治疗措施。包括去除病因,治疗原发病;调整饮食,补充营养;控制继发感染、促进消化和改善代谢功能、治疗并发症。

护考链接

患儿,女,8 个月龄。先天性幽门梗阻,出生以来喂养困难,现体重 6.4kg,判断其营养不良程度为

A. 无营养不良　　B. 轻度营养不良
C. 中度营养不良　　D. 重度营养不良
E. 极重度营养不良

分析:考点是 7～12 个月龄小儿体重公式和营养不良的体重分度范围。

（三）护理问题

1. 营养失调　低于机体需要量,与能量、蛋白质摄入不足和(或)需要消耗过多有关。

2. 有感染的危险　与机体抵抗力低下有关。

3. 潜在并发症　低血糖、营养性贫血和多种维生素缺乏。

（四）护理措施

1. 饮食护理　调整饮食遵循由少到多、由稀到稠、循序渐进逐步补充的原则,同时根据患儿病情轻重和消化功能来调整饮食的量及种类。

(1) 能量供给:①轻度营养不良患儿,在原有膳食基础上,逐渐增加蛋白质和热能。开始每日 250～330kJ/kg(60～80kcal/kg),以后逐渐递增至 585kJ/kg,待体重接近正常后再恢复到正常需要量。②中、重度营养不良小儿,对食物耐受性差,能量供给从每日 165～230kJ/kg(45～55kcal/kg)开始,逐步少量增加,如消化吸收能力较好,可逐渐增加到 500～727 kJ/kg,待体重接近正常后,恢复至正常需要量。

(2) 食物调整:选择易消化吸收又富含高热能、高蛋白质与高维生素食物。婴儿以乳类为最好,重度营养不良患儿可短期采用稀释牛奶、酸奶、脱脂奶或高蛋白配方奶。较大婴儿还可添加米面制品、蛋类、鱼、肝、瘦肉、豆制品等食物。

(3) 喂养方式:对于食欲很差、吞咽困难、吸吮力弱者可用鼻胃管喂养,病情严重或完全不能进食者,遵医嘱给予静脉高营养液。待吸吮和吞咽功能增强后改用滴管或奶瓶喂哺。

2. 促进消化、改善食欲　遵医嘱给予各种消化酶和 B 族维生素口服,以助消化;给予蛋白同化类固醇制剂如苯丙酸诺龙肌内注射,以促进蛋白质的合成和增进食欲。胰岛素注射可降低血糖,增加饥饿感,提高食欲。给予锌制剂,可提高味觉敏感度、增加食欲。

考点:不同程度营养不良每日供给的热量

3. 预防感染

(1) 预防呼吸道感染:保持居室空气新鲜,阳光充足,温湿度适宜,定时紫外线消毒,避免去人群密集的公共场所。

(2) 预防消化道感染:注意饮食卫生,食具要经常消毒,养成饭前便后洗手的良好卫生习惯,做好口腔护理。

(3) 预防皮肤感染:经常洗澡,保持皮肤清洁,勤换衣服,勤晒被褥,重症患儿要勤翻身,

床铺平整松软,骨突出部位垫海绵或气圈,防止皮肤受损。

4. 观察病情,防止并发症 重度营养不良患儿在夜间或清晨时容易发生低血糖而出现面色苍白、出冷汗、脉搏缓慢、神志不清、呼吸暂停等。一旦发现立即报告医生,并准备好25％～50％葡萄糖溶液,积极配合医生抢救。对维生素 A 缺乏引起夜盲症、角膜炎者,局部可用生理盐水湿润角膜及涂抗生素眼膏,同时口服或注射维生素 A 制剂。

(五)健康指导

向患儿及家长解释营养不良的原因,介绍科学喂养知识,鼓励母乳喂养,预防乳腺疾病,加强哺乳指导;纠正小儿的不良饮食习惯;合理安排生活作息时间,坚持户外活动,保证充足睡眠;预防感染,做好消毒隔离,按时进行预防接种;先天畸形患儿应及时手术治疗,作好生长发育监测。

案例 7-1 分析

该患儿体重低于同龄正常均值33％,皮下脂肪0.3cm,皮肤弹性差,属于Ⅱ度营养不良。喂养不当、慢性腹泻是其病因。

第2节　小儿肥胖症患儿的护理

(一)概述

1. 概念 肥胖症是由于长期能量摄入超过人体的消耗,使体内脂肪过度积聚,体重超过一定范围的一种营养障碍性疾病。体重超过同性别、同身高正常小儿体重均值的20％即称肥胖,最常见于婴儿期、5～6岁及青春期。肥胖不仅影响小儿的健康,还将成为成年期高血压、糖尿病、冠心病、胆石症、痛风等疾病的诱因,因此,对本病的防治应引起社会及家庭的重视。

2. 病因

(1)单纯性肥胖:占肥胖症的95％～97％,不伴有明显的神经、内分泌和遗传代谢性疾病,其主要病因是能量摄入过多、活动量过少及遗传因素,肥胖双亲的后代发生肥胖者高达70％～80％,另外进食过快、精神创伤和心理因素等导致小儿过食也会引起肥胖。

(2)继发性肥胖:约有3％～5％的肥胖症小儿继发于各种内分泌代谢病和遗传综合征,他们不仅体脂分布特殊,且常伴有肢体或智能异常。

(二)护理评估

1. 健康史 评估患儿有无喜食甜食、油炸食物等高能量饮食的习惯,有无家族肥胖史及患儿平素活动情况。

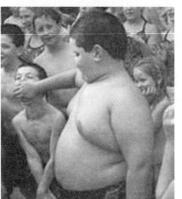

图7-3　肥胖儿

2. 身心状况

(1)躯体表现:患儿食欲旺盛且喜食甜食和高脂肪食物,不爱活动,运动时笨拙,明显肥胖儿童常有疲劳感,用力时出现气短或腿痛。严重肥胖者由于脂肪过度堆积限制了胸廓扩展和膈肌运动,使肺换气量减少,引起缺氧、气急、发绀、红细胞增多,心脏扩大或出现充血性心力衰竭甚至死亡,称肥胖-换氧不良综合征。

体检可见患儿皮下脂肪丰满而分布均匀,尤以面颊、肩部、腹部为甚(图7-3),严重肥胖者可因皮下脂肪过多,使胸腹、臀部及大腿皮肤出现白纹或紫纹。女孩胸部脂肪过多,男孩大腿内侧和会阴部脂肪过多,可造成阴茎隐匿在脂肪组织中而被误诊为阴茎发育不良。由于患儿性发育较早,故身高最终低于正常小儿。

(2)心理-社会状况:患儿体态肥胖,怕被别人讥笑而不愿与其他小儿交往,常有孤僻、胆怯、自卑、对抗等心理障碍。家长对本病缺乏认识,患儿年龄较小时不重视,随着年龄的增长而逐渐出现焦虑。

3. 辅助检查 肥胖儿大多血清三酰甘油、胆固醇、脂蛋白增高。常有高胰岛素血症,血液中生长激素水平降低。超声波检查常有脂肪肝。

4. 治疗要点与反应 采取控制饮食、增加活动、消除心理障碍的综合措施。其中,饮食疗法和运动疗法是最重要的两项措施。

(三)护理问题

1. 营养失调 高于机体需要量,与过食高能量食物和(或)活动过少有关。

2. 自我形象的紊乱 与肥胖导致自身形体变化有关。

(四)护理措施

1. 维持营养平衡

(1)调整饮食:在满足小儿生理需要的前提下,限制每日摄入的能量,使其低于机体消耗的总能量。多选择高蛋白、低脂肪、低糖类的食物,鼓励患儿多吃体积大、饱腹感明显而能量低的蔬菜、水果、粗制米面食。进餐时宜细嚼慢咽、晚餐不可过饱、不吃夜宵和零食。

(2)增加运动:鼓励患儿选择喜欢和有效的且易于坚持的运动,如晨间跑步、游泳、散步、踢球、做操等,每日坚持运动至少30分钟,以运动后轻松愉快、不感到疲劳为宜。

2. 帮助缓解心理压力 引导患儿正确认识身体形态的改变,帮助其建立信心,消除自卑心理;鼓励患儿多参加社会交往,改变其孤僻心理,帮助小儿建立健康的生活方式。

(五)健康指导

强调肥胖小儿体重减轻是一个长期过程,指导家长经常鼓励患儿使其树立信心,坚持饮食和运动治疗;告诫家长不能采用药物疗法、禁食疗法和手术疗法治疗小儿肥胖症;培养小儿良好的饮食习惯,不偏食高能量的食物。

第3节 维生素D缺乏性佝偻病患儿的护理

案例7-2

患儿,男,9个月,人工喂养,近2个月经常夜间惊醒,常摇头擦枕,枕后秃发,至今尚未出牙,面色苍白,消瘦,有明显鸡胸。

问题:1. 此患儿还需作哪些护理评估?

(一)概述

1. 概念 维生素D缺乏性佝偻病是由于小儿体内维生素D缺乏导致钙、磷代谢失常,造成以骨骼病变为特征的全身慢性营养性疾病。主要见于2岁以下的婴幼儿,北方发病率高于南方,是我国儿童保健重点防止的"四病"之一。

2. 病因

(1)日光照射不足:是主要发病因素。紫外线不能穿过普通玻璃,大气污染可吸收部分紫外线,如小儿缺乏户外活动,或居住在高层建筑群区及多烟雾、尘埃区,缺乏紫外线照射,或居住在北方寒冷地区,日照时间短,紫外线弱,均可使内源性维生素 D 生成不足。

> **链接**
>
> **维生素 D 的来源与作用**
>
> 1. 来源　①内源性维生素 D:皮肤中 7-脱氢胆固醇在日光中经紫外线照射后生成维生素 D_3(胆骨化醇),是人类维生素 D 的主要来源;②外源性维生素 D:包括维生素 D_2 和维生素 D_3,主要从食物中摄取,如蛋黄、海鱼和肝类等;胎儿可通过胎盘从母体中获得。
>
> 2. 生理功能　①促进肠道对钙磷的吸收;②增加肾小管对钙、磷的重吸收,特别是磷的重吸收,提高血磷浓度有利于骨的钙化;③促进血中的钙与磷在骨中沉着,形成新骨;④促进旧骨骨盐溶解,增加血钙、血磷浓度。

> **链接**
>
> **晒太阳能预防佝偻病**
>
> 预防小儿佝偻病,最好的"药物"是晒太阳。晒太阳应打开窗户或到院子里去。据研究,即使将婴儿全身紧裹衣服,只要暴露面部,每天晒太阳 1 小时,即可产生 400 国际单位维生素 D(即预防剂量的维生素 D)。此外,母亲怀孕期及哺乳期多晒太阳,对保障婴幼儿维生素 D 的供给和防止佝偻病也大有好处。

(2) 体内储存不足:母亲妊娠期患严重营养不良、肝肾疾病、慢性腹泻以及早产、双胎均可致婴儿体内维生素 D 储存不足。

(3) 摄入不足:乳类食品含维生素 D 少,虽然人乳中钙磷比例适宜(2∶1),有利于钙的吸收,但单纯母乳喂养未及时添加鱼肝油,也易患佝偻病。

(4) 生长速度过快:早产和多胎婴儿生后生长发育快,需要维生素 D 多,若未及时补充极易发生佝偻病。

(5) 疾病和药物影响:胃肠道或肝肾疾病,长期服用抗惊厥药物,服用糖皮质激素等均可影响维生素 D 的吸收和利用,导致体内维生素 D 不足。

考点:维生素 D 缺乏性佝偻病患儿最常见的病因

> **护考链接**
>
> 佝偻病的病因下列哪项不是
> A. 日光照射不足　B. 维生素 D 摄入不足　C. 婴儿尤其未成熟儿　D. 肝、肾功能严重受损
> E. 维生素 A 摄入不足
> **分析:**考点是佝偻病患儿的病因。

3. 发病机制　见图 7-4。

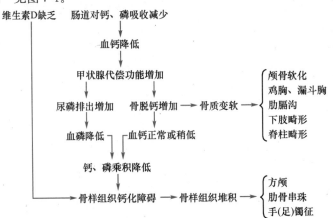

图 7-4　维生素 D 缺乏性佝偻病发病机制

（二）护理评估

1. 健康史　评估患儿户外活动、居住情况；询问小儿的喂养方式及添加含维生素 D 和钙质的辅食情况；是否双胎、早产；有无胃肠、肝、肾等疾病及应用抗惊厥等药物史。

2. 身体状况

（1）活动早期（初期）：初期以神经、精神症状为主。3 个月以内小儿多见，主要表现为易激惹、烦躁、睡眠不安、夜惊、多汗（与室温无关）等，常摇头擦枕致枕后脱发形成"枕秃"（图 7-5）。

（2）活动期（激期）。

1）神经、精神症状更明显。

2）骨骼改变。

A. 头部：①颅骨软化：见于 6 个月以内患儿，重者可出现乒乓球样感觉，即用手指轻压颞骨或枕骨中央，可感觉颅骨内陷；②方颅：见于 7～8 个月患儿，即额骨和顶骨双侧骨样组织增生呈对称性隆起，严重时呈鞍状（图 7-6）；③前囟过大或闭合延迟；出牙延迟，牙釉质缺乏，易患龋齿。

B. 胸部：胸廓畸形多见于 1 岁左右小儿。①肋骨串珠：指肋骨与肋软骨交界处骨骺端因骨样组织堆积而膨大呈钝圆形隆起，上下排列如串珠样，以第 7～10 肋最明显（图 7-7）；②郝氏沟或肋膈沟：膈肌附着部位的肋骨长期受膈肌牵拉而内陷，形成一条沿肋骨走向的横沟（图 7-8）；③鸡胸或漏斗胸：肋骨与胸骨相连处软化内陷，致胸骨柄前突，形成"鸡胸"（图 7-9）；如胸骨剑突部向内凹陷，可形成"漏斗胸"（图 7-10）。这些胸廓畸形严重时可影响呼吸功能。

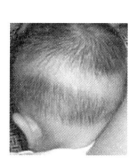
图 7-5　枕秃

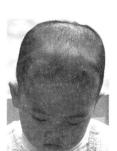
图 7-6　方颅

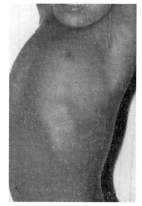
图 7-7　串珠胸

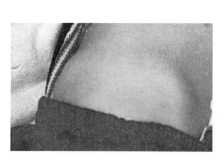
图 7-8　郝氏沟

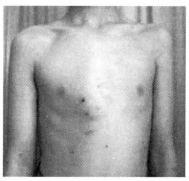
图 7-9　鸡胸

C. 四肢:骨样组织堆积在小儿手腕、足踝部,形成钝圆形环状隆起,称为佝偻病手镯征或足镯征(图 7-11),见于 6 个月以上小儿;由于骨质软化和肌肉关节松弛,小儿双下肢在开始站立与行走后因负重可出现弯曲而形成严重膝内翻("O"形腿)或膝外翻("X"形腿)(图 7-12),见于 1 岁以上患儿。

D. 其他改变:过早或持久坐位小儿有脊柱后突或侧弯畸形,骨盆形成三角骨盆或扁平骨盆(可致女婴成年后难产)。

3) 运动功能发育迟缓:患儿肌张力低下,韧带松弛,表现为头颈软弱无力,坐、立、行等运动功能落后。腹肌张力低下,呈蛙腹状(图 7-13)。

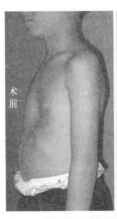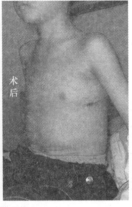

图 7-10　漏斗胸

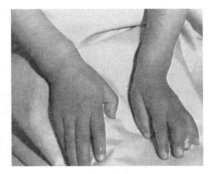

图 7-11　手镯

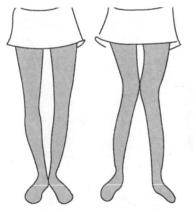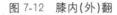

图 7-12　膝内(外)翻

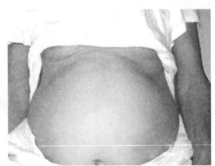

图 7-13　蛙腹

4) 神经、精神发育迟缓:主要表现为条件反射形成缓慢,患儿表情淡漠,语言发育迟缓。免疫功能低下,易发生感染。

(3) 恢复期:各项症状逐渐好转。

(4) 后遗症期:多见于两岁以上小儿,除遗留不同程度的骨骼畸形外,其余均正常。

3. 辅助检查　初期无明显骨骼改变,钙磷乘积稍低;激期患儿钙磷乘积明显降低,碱性磷酸酶增高,X 线检查见长骨钙化带消失,干骺端呈毛刷样、杯口样改变,骨骺软骨带增宽,骨密度减低,可有骨干弯曲畸形或青枝骨折;恢复期血清钙、磷逐渐恢复正常,碱性磷酸酶开始下降,骨骼 X 线逐渐恢复正常;后遗症期仅见不同程度的骨骼畸形。

案例 7-2 分析

　　患儿夜惊,枕秃,牙齿迟发,明显鸡胸,均为佝偻病典型表现。还需评估患儿户外活动情况、小儿喂养方式,是否及时添加维生素 D 和钙质,有无胃肠、肝、肾疾病。检查血液钙磷乘积,做骨骼 X 线检查,了解佝偻病的病因及程度。

> **案例 7-2 续**
>
> 　　前述患儿,查体:体温 37℃,呼吸 34 次/分,脉搏 110 次/分,体重 5.8kg,身长 65cm。神志清晰,肝在右肋缘下 1cm,质软,肌张力低。血生化:血钙 2.0mmol/L,血磷 0.9mmol/L,碱性磷酸酶增高。骨 X 线:干骺端增宽,临时钙化带消失。临床诊断为佝偻病(活动期)。
> **问题:** 2. 患儿应实施哪些护理措施?
> 　　　　3. 患儿出院后应进行哪些健康教育?

考点: 佝偻病患儿临床各期的特点

　　4. 治疗要点与反应　治疗目的在于控制病情活动,防止骨骼畸形。

　　(1) 一般疗法:治疗期间应增加日光照射时间,加强营养,及时添加含维生素 D、磷及钙丰富的食物,尽量少站立和行走,避免下肢骨骼畸形,并预防感染。

　　(2) 维生素 D 疗法:一般采用口服法,剂量为每日 2000～4000IU,连用一个月后改为预防量,每日 400IU。重症及不能口服者可一次肌内注射维生素 D 20 万～30 万 IU,3 个月后改为预防量口服。

　　(3) 钙剂治疗:维生素 D 治疗同时服用钙剂,常用的钙剂有葡萄糖酸钙、活性钙等,剂量为每日 1～3g。

　　(4) 手术治疗:严重骨骼畸形者,需外科手术矫治。

　　(三) 护理问题

　　1. 营养失调　低于机体需要量,与日光照射不足和维生素 D 摄入不足有关。

　　2. 有感染的危险　与免疫功能低下有关。

　　3. 知识缺乏　患儿家长缺乏佝偻病的预防和护理知识。

　　4. 潜在并发症　维生素 D 中毒。

　　(四) 护理措施

　　1. 户外活动　指导家长带患儿进行户外活动,每日不少于 2 小时。冬季室内活动要开窗,让紫外线能够透过。夏季可在树荫或在阴凉处活动,避免阳光直射,在不影响保暖的情况下,尽量多暴露皮肤,日照时间可逐渐延长。

　　2. 补充维生素 D

　　(1) 增加富含维生素 D、钙、磷的食物,如母乳、肝、蛋黄、蘑菇等。

　　(2) 遵医嘱给予维生素 D 制剂:常用浓缩鱼肝油滴剂口服,可将其直接滴于舌上服用,以保证药物剂量。注意事项:①剂量大时宜选用单纯维生素 D 制剂,因浓缩鱼肝油中还含维生素 A,量大时会发生维生素 A 中毒;②3个月以下伴手足搐搦症病史的患儿,在使用大剂量维生素 D 前 2～3 日先服用钙剂,以防发生低钙抽搐;③若注射用药,因维生素 D 是油剂,宜选用较粗的针头,做深部肌内注射,以保证药物充分吸收;④在服用单纯维生素 D 制剂过程中应观察有无维生素 D 中毒的表现,若有应立

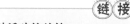

> **链 接**
>
> **婴儿户外活动的益处**
>
> 　　有研究显示,每周让母乳喂养的婴儿户外活动 2 小时,仅暴露面部和手部,可维持婴儿血中 25-(OH)D_3 浓度在正常范围。

即停药,报告医生。

3. 预防骨骼畸形和骨折　患儿衣着应柔软、宽松,避免过早、过久的坐、立、行,以免发生骨骼畸形,护理患儿避免用力过大、过猛防止骨折。

4. 预防感染　保持居室空气清新,阳光充足,温、湿度适宜,避免去人群密集的地方,以防发生交叉感染。

> **链接**
>
> ### 维生素 D 中毒影响小儿智力
>
> 　　一般正常小儿每日 2 万～5 万 IU 或 2000IU/(kg·d),连服数周或数日即可发生中毒。中毒症状多在用药后 1～3 个月出现,最早症状为厌食,随后出现体重减轻、精神不振、低热、恶心、呕吐、顽固便秘、嗜睡、表情淡漠、年长儿诉头痛,重症可出现惊厥、血压升高、心律不齐、烦渴、尿频、夜尿,甚至脱水酸中毒。治疗时应立即停用维生素 D 和用呋塞米、泼尼松或降钙素处理高钙血症。

（五）健康指导

(1) 向患儿家长讲解如何预防骨骼畸形和骨折;勤换内衣,保持皮肤干燥清洁;指导户外活动及服用维生素 D 时的注意事项。

(2) 向家长示范骨骼畸形的矫正方法,如遗胸廓畸形,可做俯卧位抬头展胸运动;下肢畸形可施行肌肉按摩:"O"形腿按摩外侧肌群,"X"形腿按摩内侧肌群,以增加肌张力。严重畸形者可指导手术矫正。

考点:佝偻病的预防措施

(3) 佝偻病的预防:①加强孕期保健,鼓励孕妇多进行户外活动,多晒太阳,补充富含维生素 D 和钙、磷的食物。②鼓励母乳喂养,及时添加辅食,足月儿出生后 2 周开始补充预防量维生素 D,每日 400IU,可连续服用至 2 岁。早产儿、低出生体重儿、双胎儿生后 2 周开始补充维生素 D,每日 800IU,3 个月后改为预防量,每日 400IU。③多带小儿进行户外活动,一般出生后 2～3 周即可抱到户外晒太阳,平均每日户外活动应在 1 小时以上。

第 4 节　维生素 D 缺乏性手足搐搦症患儿的护理

> **案例7-3**
>
> 　　10 个月患儿,因惊厥 3 次来医院就诊。昨日起突然发生惊厥,表现为两眼上翻,肢体抽搐,意识不清,每次发生约持续 1 分钟左右而自然缓解,抽搐停止后一切活动如常。检查:体温 37℃,可见方颅、枕秃,余无特殊发现。初步诊断:低钙惊厥。
>
> **问题:**1. 此患儿护理评估还需收集哪些内容?
>
> 　　　2. 怎样对家长进行健康教育?

（一）概述

1. 概念　维生素 D 缺乏性手足搐搦症又称佝偻病性低钙惊厥,是由于维生素 D 缺乏导致血钙降低所致,多见于 6 个月以内的小儿。

2. 病因　血清钙离子降低是引起惊厥、喉痉挛、手足抽搐的直接原因。

考点:手足搐搦症的主要原因。

3. 诱发血钙降低的因素　①维生素 D 缺乏致肠道对钙磷的吸收减少,血钙、血磷降低,此时甲状旁腺反应低下,骨钙不能及时游离入血,致使血钙继续降低;②春季开始接受日光照射骤然增多或接受大剂量维生素 D 治疗时骨骼加速钙化,使大量钙沉积于骨,而肠道吸收钙相对不足,导致血钙降低;③发热、感染、饥饿时,组织细胞分解释放磷,血磷增加,致使血钙下降。

（二）护理评估

1. **健康史**　患儿有无维生素D缺乏的病史,患儿近期是否接受日光照射较多或补充大量维生素D,有无发热、感染、饥饿等病史。

2. **身体状况**　主要表现为惊厥、手足抽搐、喉痉挛,伴佝偻病活动期表现。

（1）**典型发作**:血清钙<1.75mmol/L。

1）惊厥:最常见,多见于1岁以内小儿。患儿突然发生四肢抽动,两眼上翻,面肌颤动,神志不清,短者数秒,长者数分钟以上,持续久者可有发绀。发作停止后意识恢复,精神委靡而入睡,醒后活泼如常。发作次数可数日1次或1日数次甚至数十次,一般不发热。

2）手足抽搐:多见于较大的婴幼儿。发作时手足肌肉痉挛呈弓状,手腕屈曲,四指并拢伸直,拇指内收贴紧掌心,强直痉挛,俗称"助产式手";踝关节伸直,足趾同时弯曲向下,俗称"芭蕾舞足"。发作停止后活动自如(图7-14)。

3）喉痉挛:主要见于2岁以下小儿。表现为喉部肌肉、声门突发痉挛、出现呼吸困难,吸气时喉鸣,易发生窒息而致死。

（2）**隐性体征**:血清钙为1.75～1.88mmol/L,无典型症状,但可通过刺激神经肌肉引出下列体征:①面神经症:以手指尖或叩诊锤轻击患儿颧弓与口角间的面颊,引起眼睑和口角抽动者为阳性;②陶瑟征:以血压计袖带包裹上臂打气后,使血压维持在收缩压与舒张压之间,5分钟之内该手出现痉挛状为阳性;③腓反射:以叩诊锤叩击膝下外侧腓神经处,引起足向外侧收缩者为阳性。

考点:维生素D缺乏性手足搐搦症的临床表现

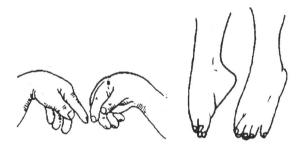

图7-14　手足搐搦

手足搐搦为此病特殊症状,往往见于较大婴幼儿和儿童。表现为:突发手足痉挛呈弓状,双手腕部弯曲,手指伸直,拇指内收掌心,足部踝关节伸直,足趾强直

3. **治疗要点与反应**

（1）急救处理:①止惊:首选地西泮,每次0.1～0.3mg/kg,静脉注射或肌内注射,或用10%水合氯醛每次40～50mg/kg灌肠。②吸氧:惊厥或喉痉挛可引起缺氧、呼吸停止,应保持呼吸道通畅后立即给予吸氧。

护考链接

以下哪项不是维生素D缺乏性手足搐搦症的临床特点

A. 惊厥　　　B. 手足搐搦　C. 喉痉挛

D. 血清钙降低　E. 骨骼畸形

分析:考点是手足搐搦症患儿的临床表现。

（2）补充钙剂:可用10%葡萄糖酸钙5～10ml加入10%～25%葡萄糖液10～20ml缓慢推注(10分钟以上)或静脉滴注,惊厥反复发作时可6小时重复1次,惊厥停止后可改口服氯化钙,每日3次,每次5～10ml,约1～2周。

（3）补充维生素D制剂:症状控制后遵医嘱补充维生素D。

（三）护理问题

1. 有窒息的危险　与惊厥、喉痉挛有关。
2. 有受伤的危险　与惊厥有关。
3. 营养失调　低于机体需要量，与维生素 D 缺乏有关。
4. 家长知识缺乏　家长缺乏相关预防和护理知识。

（四）护理措施

1. 防止窒息

（1）惊厥发作时，首先应就地抢救，防止窒息。室内宜安静，避免大声呼叫及摇晃小儿，松解衣领，取平卧位，头转向一侧以免误吸造成窒息，在缺乏医疗条件或医生到来之前可按压或针刺人中、十宣穴等制止惊厥。

（2）出现喉痉挛时，应立即用舌钳将患儿舌体拉出口外，保证呼吸道通畅，按医嘱给氧，对已出牙的小儿，应在上、下臼齿间放置牙垫，避免舌被咬伤。备好气管插管用具，必要时协助医生插管。

（3）惊厥控制后，若有缺氧征兆，可给予吸氧。

2. 用药护理　静脉使用镇静剂速度不宜过快，以免引起呼吸抑制。遵医嘱静脉注射钙剂时速度不能过快，以防血钙骤升发生心搏骤停，注射时选用较大的静脉，防止钙剂外渗，导致组织坏死，如果渗出可用 2% 普鲁卡因封闭。10% 氯化钙口服之前应用 3～5 倍的糖水稀释，以减少对胃黏膜的刺激。

3. 防止受伤　惊厥发作时避免紧抱、摇晃或抱起患儿疾跑就医，防止加重抽搐，造成机体缺氧引起脑损伤，不要对患儿肢体强加约束，勿强力撬开患儿紧咬的牙关，以免造成损伤。

考点: 手足搐搦症的急救措施

（五）健康指导

对于有低钙惊厥史的患儿要注意多晒太阳，提供富含维生素 D 的食物。向家长介绍本病的病因及预后，减轻家长心理压力，取得合作。教会家长在患儿惊厥发作时如何保持呼吸道通畅，如何防止受伤。指导家长按医嘱给患儿补充维生素 D 和钙剂。

案例 7-3 分析

该患儿诊断为低钙惊厥，应评估患儿有无维生素 D 缺乏史，有无感染、发热、饥饿史，近期有无光照骤然减少，重点检查血清钙的数值，了解病因及疾病程度。

第5节　儿童糖尿病患儿的护理

（一）概述

儿童时期的糖尿病主要是指 15 岁以前发生的糖尿病。儿童原发性糖尿病主要分为两大类：①1 型糖尿病：又称为胰岛素依赖型糖尿病（IDDM），98% 的儿童期糖尿病属此类型。②2 型糖尿病：亦称非胰岛素依赖型糖尿病（NIDDM），儿童期发病率甚少，但近年来，儿童肥胖症明显增多，于 15 岁前发病者有增加趋势。本章主要讲述儿童期 1 型糖尿病。

（二）护理评估

1. 健康史　详细询问患儿的家族史、有无反复病毒感染，尤其是柯萨奇病毒、流行性腮腺炎病毒、风疹病毒等感染史。了解患儿的生活方式、饮食习惯、食量、体力活动、体重变化等情况。

2. 身心状况

(1) 躯体表现：儿童糖尿病起病较急，多数患儿常因感染、饮食不当或情绪激惹而诱发。典型症状为多尿、多饮、多食和体重下降，即"三多一少"。但婴幼儿多饮、多尿不易察觉，很快可发生脱水和酮症酸中毒。学龄儿可因遗尿或夜尿增多而就诊。年长儿可表现为精神不振、疲乏无力、体重逐渐减轻等。由于发病隐匿，2型糖尿病往往很难早期察觉，只有作血糖筛查才能确诊；而1型糖尿病发病很急，将近1/3的患儿出现酮症酸中毒昏迷时才第一次到医院就诊。

(2) 急性并发症：最常见的为糖尿病酮症酸中毒(DKA)和低血糖，前者因胰岛素不足，重者可致死亡，后者多为胰岛素过量所致。还可并发各种感染等。

(3) 慢性并发症：①糖尿病视网膜病：是糖尿病微血管病变最常见的并发症，90%患者最终将出现此并发症，造成视力障碍，甚至失明；②糖尿病肾病：其患病率随病程而增加，30%～40%的 IDDM 患儿有明显的肾病，表现为水肿、蛋白尿及高血压等，肾衰竭也是引起儿童糖尿病死亡的原因之一；③糖尿病周围神经病变：儿童 IDDM 并不多见，18岁以下约占3%。

(4) 心理-社会状况：婴儿受刺激而敏感紧张，而父母不懂相关知识，不知所措。幼儿发生糖尿病后，感觉到疾病带来的痛苦，易发脾气，对检测血糖、注射胰岛素厌烦。学龄前患儿，害怕治疗，常躲避。学龄期患儿，有孤独、自卑、精神抑郁，有时对治疗有反感。青少年患者，感到疾病的痛苦和治疗的复杂性，有自卑感，虽有一定的独立性和生活能力，可自己注射胰岛素、调整饮食，但也可能中止治疗，自暴自弃。

3. 辅助检查

(1) 尿液检查：尿酮体阳性提示有酮症酸中毒；尿蛋白阳性提示可能有肾脏的继发损害。

(2) 血糖：血糖升高是目前诊断糖尿病的主要依据，空腹血糖正常范围为 3.9～6.0mmol/L(70～110mg/dl)。糖尿病诊断标准为空腹血糖≥7.0 mmol/L(119mg/dl)。有典型糖尿病症状并且餐后任意时刻血糖≥11.1mmol/L(200mg/dl)。

(3) 糖耐量试验：仅用于无明显临床症状、尿糖偶尔阳性而血糖正常或稍高的患儿。通常采用口服葡萄糖法进行试验。

(4) 糖化血红蛋白检测：明显高于正常。

(5) 血气分析：酮症酸中毒时，pH<7.30、HCO_3^-<15mmol/L 时即证实有代谢性酸中毒存在。

(6) 其他：胆固醇、三酰甘油及游离脂肪酸均增高，胰岛细胞抗体可呈阳性。

4. 治疗要点与反应 采用胰岛素替代、饮食控制和运动锻炼相结合的综合治疗方案。治疗目的是降低血糖，消除临床症状，预防并纠正糖尿病酮症酸中毒，防止糖尿病引起的血管损害，使患儿获得正常的生长发育。

(1) 糖尿病酮症酸中毒的治疗：酮症酸中毒是儿童糖尿病急症死亡的主要原因。①立即输液：是首要的关键措施，输液可以纠正脱水，酸中毒和电解质紊乱。酮症酸中毒时脱水量为 100ml/kg，按此计算输液量再加上继续丢失量后为 24 小时总液量。补液开始先给生理盐水 20ml/kg 快速滴注，以扩充血容量，以后根据血钠决定给予 1/2 张或 1/3 张不含糖的液体。要求在 8 小时输入总液量的一半，余量在此后的 16 小时输入，同时见尿补钾。只有 pH<7.2 时才用碱性液纠正酸中毒。②胰岛素的应用：采用小剂量胰岛素持续静脉滴入。

(2) 长期治疗措施：①饮食管理：是进行计划饮食而不是限制饮食，其目的是维持正常血糖和保持理想体重。饮食管理是糖尿病的重要基础治疗措施，应严格和长期执行。②胰岛素治疗:胰岛素是 IDDM 治疗的最主要药物。要根据血糖调整胰岛素用量。③运动治疗:通过运动增加葡萄糖的利用,有利于血糖的控制。

(三)护理问题

1. 营养失调　低于机体需要量,与胰岛素缺乏所致代谢紊乱有关。
2. 潜在并发症　酮症酸中毒、低血糖。
3. 有感染的危险　与蛋白质代谢紊乱所致抵抗力低下有关。
4. 知识缺乏　与患儿和家长缺乏糖尿病治疗的知识和技能有关。

护考链接

有关糖尿病的饮食疗法哪项是错误的
A. 向患者解释饮食疗法的重要性
B. 按规定的食谱供给饮食
C. 患者有饥饿感应及时增加饭量
D. 教会患者挑选和配制饮食
E. 应定时定量供给饮食
分析:考点是糖尿病患儿的饮食护理。

(四)护理措施

1. 饮食控制　每日所需的总热量(kcal)＝1000＋[年龄(岁)×(80～100)],对年幼儿宜稍偏高。全日热量分配为早餐 1/5,中餐和晚餐分别为 2/5。饮食中能源的分配为:蛋白质 20%、糖类 50%、脂肪 30%,脂肪宜用含不饱和脂肪酸的植物油,蛋白质宜选动物蛋白。每日进食应定时、定量,勿吃额外食品。饮食控制以能保持正常体重、减少血糖波动、维持血脂正常为原则。

2. 胰岛素的使用
(1) 胰岛素制剂和作用(表 7-2)。

表 7-2　胰岛素制剂类型及作用时间

作用类别	制剂类型	皮下注射作用时间(h)		
		开始	高峰	持续
速(短)效	普通胰岛素	0.5	2～4	6～8
中效	低精蛋白锌胰岛素(NPH)	1～3	6～12	18～26
	慢胰岛素锌混悬液			
长效	精蛋白锌胰岛素(PZI)	3～8	14～24	28～36
	特慢胰岛素锌混悬液			

(2) 用药注意事项
1) 胰岛素保存:未开封的胰岛素放于冰箱 4～8℃冷藏保存,正在使用的胰岛素在常温下(不超过 28℃)可使用 28 天,无需放入冰箱,避免过冷、过热,否则蛋白质变性而失效。如超过有效期或药液出现颗粒时不能使用。
2) 准确用药:每次注射尽量用同一型号的 1ml 注射器,以保证剂量的绝对准确。要按时注射,普通胰岛素于饭前半小时皮下注射,中效或长效胰岛素宜在早餐前 1 小时皮下注射,紧急情况下,可静脉滴注短效胰岛素。
3) 吸药顺序:长、短效胰岛素混合使用时,应先抽吸短效胰岛素,再抽吸中长效胰岛素,然后混匀,切不可逆行操作,以免影响其速效性。
4) 注射部位的选择与更换:皮下注射胰岛素,宜选择皮肤疏松部位,如上臂三角肌下缘、大腿前侧、腹部等,注射部位应交替使用以免形成局部硬结和脂肪萎缩,影响药物吸收及疗效;同一部位注射,必须与上一次注射部位相距2cm以上。

5)注意观察及处理胰岛素不良反应:①低血糖反应:是最主要的不良反应,与剂量过大和(或)饮食失调有关;应及时检测血糖,根据病情进食糖果、含糖饮料或静脉注射50%葡萄糖液20~30ml。②胰岛素过敏:表现为注射部位瘙痒、荨麻疹样皮疹。立即更换胰岛素制剂种类,使用抗组胺药、糖皮质激素及脱敏疗法等,严重过敏者需停止或暂时中断胰岛素治疗。③注射部位皮下脂肪萎缩或增生:在停止该部位注射后可缓慢自然恢复。

3. 运动锻炼　长期静卧养病对患儿是有害无利的,糖尿病患儿应每天做适当运动,有趣的体育活动便于患儿长期坚持。较适宜的运动包括骑车、蹬滑板、跑步、打羽毛球、打乒乓球、踢足球、跳皮筋、踢毽子、跳绳等,锻炼要适量,儿童自制力比较差,有时玩上瘾了就欲罢不能,以至忘记按时打针、吃饭,这不利于血糖控制。另外,糖尿患儿童在参加体育锻炼时,更应注意避免低血糖症的发生。运动时间以进餐1小时后,2~3小时以内为宜,不在空腹时运动,运动后有低血糖症状时可加餐。当然,如果患儿有感冒、发热或糖尿病酮症酸中毒时,仍应卧床休息,避免运动。

4. 糖尿病酮症酸中毒的护理　①安置患儿于重症监护病房,绝对卧床休息,注意保暖,吸氧;②迅速建立两条静脉通道,准确执行医嘱,确保液体和胰岛素的输入;③密切观察和记录患儿神志、生命体征、呼吸气味、皮肤弹性及24小时出入液量等病情变化,监测血气、电解质以及血糖、尿糖和尿酮体的变化,注意有无水、电解质及酸碱平衡紊乱。

5. 预防感染　保持良好的卫生习惯,避免皮肤的破损,坚持定期进行身体检查,特别是口腔、牙齿的检查,维持良好的血糖控制。

6. 预防并发症　按时作血糖、尿糖测定,根据测定结果调整胰岛素的注射剂量、饮食量及日运动量,定期进行全面身体检查。

7. 心理支持　针对患儿不同年龄发展阶段的特征,嘱家长要培养孩子乐观、坚强的性格,给患儿特别的关心和教育,帮助患儿保持良好的营养状态、适度的运动并建立良好的人际关系,以减轻心理压力。

(五)健康指导

儿童糖尿病,控制比较困难,在饮食、运动和药物治疗上常不能获得满意的合作。护士必须向家长详细介绍有关知识,帮助患儿逐渐学会自我护理,知道自己应该怎样参加体育运动,教会孩子解决低血糖的方法,使其能坚持有规律的生活和治疗。同时加强管理制度,定期复查,作好家庭记录,包括饮食、胰岛素注射的次数和剂量、尿糖情况等。

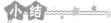

本章重点是维生素D缺乏性佝偻病和维生素D缺乏性手足搐搦症,应熟练掌握。

1. 营养不良患儿皮下脂肪减少累及部位:腹部→躯干→臀部→四肢→面颊。护理主要是去除病因,调整饮食,补充营养等。

2. 小儿肥胖症比较少见,护理主要是饮食控制和增加运动。

3. 维生素D缺乏性佝偻病患儿主要病因是日光照射不足,活动期以骨骼改变为主,护理主要是增加户外活动、补充维生素D,预防感染、骨骼畸形和骨折。

4. 维生素D缺乏性手足搐搦症表现为手足抽搐、喉痉挛,甚至全身惊厥。护理主要是防止窒息、控制惊厥、预防受伤和补充钙剂等。

5. 儿童糖尿病空腹血糖≥7.0mmol/L或餐后任意时刻血糖≥11.1mmol/L为诊断主要指标。饮食控制是首位,其次要加强运动锻炼和坚持胰岛素治疗。

自测题

A_1 型题

1. 婴儿营养不良最常见的病因是（ ）
   A. 先天不足　B. 喂养不当　C. 缺乏锻炼
   D. 疾病影响　E. 免疫缺陷

2. 营养不良患儿皮下脂肪消减首先出现的部位是
   （ ）
   A. 面部　　B. 臀部　　C. 躯干
   D. 腹部　　E. 四肢

3. 重度营养不良患儿调整饮食时,开始供给热量
   为（ ）
   A. 30～45kcal/kg　B. 45～55kcal/kg
   C. 50～70kcal/kg　D. 60～80kcal/kg
   E. 100～140kcal/kg

4. Ⅲ度营养不良患儿腹壁皮下脂肪厚度应是（ ）
   A. 0.7～0.8cm　　B. 0.5～0.6cm
   C. 0.3～0.4cm　　D. 0.1～0.2cm
   E. 基本消失

5. 下列表现中,属于中度营养不良的是（ ）
   A. 体重减轻40%以上　B. 全身皮下脂肪消失
   C. 肌张力正常　　　　D. 烦躁与抑制交替
   E. 肌肉松弛

6. 婴儿佝偻病的主要病因是（ ）
   A. 饮食中缺钙　　B. 甲状旁腺素缺乏
   C. 缺乏维生素D　D. 缺乏维生素A
   E. 食物中钙、磷比例不当

7. 维生素D缺乏性佝偻病骨样组织堆积的表现是
   （ ）
   A. 颅骨乒乓球感　B. 肋缘外翻　C. 鸡胸
   D. "O"形腿　　　E. 手镯征

8. 佝偻病活动初期的主要表现是（ ）
   A. 方颅　　　　　B. 肋骨串珠
   C. 出牙延迟　　　D. 肌张力低下
   E. 易激惹、多汗

9. 下列描述维生素D缺乏性佝偻病的骨骼改变
   中,不正确的是（ ）
   A. 颅骨软化多见于3～6个月婴儿
   B. 腕踝畸形多见于6个月以上
   C. 生后10～12个月后出现方颅
   D. 1岁左右出现肋膈沟
   E. 1岁半后前囟仍未闭合

10. 为预防佝偻病一般应服用维生素D至（ ）

A. 3个月　　B. 1岁　　C. 2岁
D. 3岁　　　E. 4岁

11. 预防佝偻病应强调（ ）
    A. 母乳喂养　　　　B. 及早添加辅食
    C. 及早口服鱼肝油　D. 及早服用钙剂
    E. 经常晒太阳

12. 婴儿维生素D缺乏性手足搐搦症发生的直接
    原因是（ ）
    A. 血清磷增高
    B. 血清钙、磷乘积小于30
    C. 血中钙离子降低
    D. 血清白蛋白降低
    E. 血清钾增高

13. 维生素D缺乏性手足搐搦症惊厥发作时,下列
    处理原则哪项是正确的（ ）
    A. 立即肌内注射维生素D_2或维生素D_3
    B. 迅速给服大剂量维生素D
    C. 快速静脉推注10%葡萄糖酸钙
    D. 缓慢静脉注射10%葡萄糖酸钙
    E. 大量维生素D和钙剂同时使用

14. 当发生手足搐搦症时,说明其血钙已低于（ ）
    A. 1.25～1.38mmol/L　B. 1.5～1.63mmol/L
    C. 1.88mmol/L　　　　D. 2.0mmol/L
    E. 2.13mmol/L

15. 关于1型糖尿病的描述下列哪项不对（ ）
    A. 多见于青少年
    B. "三多一少"症状明显
    C. 不易发生低血糖反应
    D. 治疗非胰岛素不可
    E. 细胞免疫和体液免疫在发病中起重要作用

16. 儿童糖尿病急症死亡的主要原因（ ）
    A. 急性代谢紊乱　　B. 酮症酸中毒
    C. 低血糖　　　　　D. 神经病变
    E. 脑血管疾病

A_2 型题

17. 患儿,男,7岁,食欲差,挑食,经常患上呼吸道
    感染,被诊断为营养不良Ⅰ度,判断营养不良
    程度的最重要指标是（ ）
    A. 身高　　B. 体重　　C. 肌张力
    D. 皮肤弹性　E. 腹部皮下脂肪

18. 3个月婴儿,冬季出生,人工喂养,近日来夜啼,

睡眠不安,头部多汗,查体可见枕秃,未见骨骼畸形,X线无异常,该患儿应考虑为(　　)

A. 佝偻病初期　　　B. 佝偻病活动期

C. 佝偻病恢复期　　D. 佝偻病后遗症期

E. 佝偻病激期

19. 患儿,4岁。体检发现有鸡胸及轻度"O"形腿。血钙2.5mmol/L,血磷1.6mmol/L,碱性磷酸酶140U/L,诊断可能是(　　)

A. 维生素D缺乏症初期

B. 维生素D缺乏症激期

C. 维生素D缺乏症恢复期

D. 维生素D缺乏症后遗症期

E. 软骨营养不良

20. 患儿,7个月。维生素D缺乏性佝偻病激期,长期服用维生素D制剂,每日6000U,出现畏食、恶心、倦怠、烦躁不安、低热、腹泻,该患儿可能发生(　　)

A. 并发肠道感染　　B. 维生素D中毒

C. 并发呼吸系统感染　D. 并发神经系统感染

E. 为佝偻病的神经精神症状

21. 患儿,10个月,易激惹,夜间常哭闹,多汗、睡眠不安,方颅、肋骨串珠。下列护理措施错误的是(　　)

A. 指导合理喂养

B. 操作轻柔以防骨折

C. 多抱患儿到户外晒太阳

D. 添加含维生素D的食物

E. 提倡进行站、立锻炼

22. 10个月患儿,诊断为重症佝偻病,用维生素D突击疗法已满3个月。其预防量每日应给维生素D(　　)

A. 200IU　　B. 300IU　　C. 400IU

D. 500IU　　E. 600IU

23. 患儿,男,7岁,多饮、多尿、多食,体重下降,被诊断为糖尿病,饮食成分分配应为(　　)

A. 糖70%,蛋白质10%,脂肪20%

B. 糖60%,蛋白质20%,脂肪20%

C. 糖50%,蛋白质20%,脂肪30%

D. 糖40%,蛋白质35%,脂肪25%

E. 糖30%,蛋白质30%,脂肪40%

24. 患儿,女,10岁。患1型糖尿病5年,用胰岛素

治疗。体能测试后,患儿出现了心悸、出汗、头晕、手抖,饥饿感。护士正确的判断是(　　)

A. 胰岛素过量　　B. 饮食不足　　C. 过度劳累

D. 低血糖反应　　E. 心源性晕厥

A_3/A_4型题

(25、26题共用题干)

患儿,11个月,因睡眠不安、多汗、易惊来院就诊。体检可见明显方颅、肋骨串珠,诊断为佝偻病活动期。

25. 该患儿最合适的治疗方法是(　　)

A. 大剂量维生素D

B. 大剂量钙剂

C. 先用维生素D后用钙剂

D. 先用钙剂后用维生素D

E. 在使用维生素D的同时适当补充钙剂

26. 对患儿母亲进行护理指导时,下列提法哪项不妥(　　)

A. 合理喂养,及时添加辅食

B. 多抱患儿到外面晒太阳

C. 按医嘱给服鱼肝油

D. 多让患儿进行站立等运动锻炼

E. 密切观察病情变化

(27～30题共用题干)

患儿,女,1岁,多汗、睡眠不安。查体:可见枕秃、方颅和肋缘外翻。X线检查长骨钙化带消失,干骺端呈毛刷样、杯口状改变,骨骺软骨带增宽,骨密度减低。

27. 护士判断此患儿最可能是(　　)

A. 维生素D缺乏性手足搐搦症

B. 维生素D缺乏性佝偻病初期

C. 维生素D缺乏性佝偻病激期

D. 维生素D缺乏性佝偻病恢复期

E. 维生素D缺乏性佝偻病后遗症期

28. 此病的后遗症是(　　)

A. 方颅　　B. 蛙状腹　　C. "X"形腿

D. 语言发育迟缓　　E. 肌肉韧带松弛

29. 此病的主要护理问题是(　　)

A. 营养失调　　B. 体液不足

C. 活动无耐力　　D. 气体交换受损

E. 低效性呼吸型态

30. 治疗本病时口服维生素D剂量为(　　)

A. 400IU　　B. 600IU　　C. 800IU

D. 1000IU　　E. 2000IU

(吴卓洁)

第8章

新生儿与新生儿疾病患儿的护理

新生儿时期是人一生中最重要的时期。此期婴儿由宫内转为宫外生活,需完成多方面的生理调整,以适应复杂的外界环境。国际上常以新生儿死亡率和围生期死亡率作为衡量一个国家卫生保健水平的标准之一。因此,护理人员应对新生儿进行正确的评估和护理,促进新生儿健康成长。

第1节 概 述

一、新生儿的概念

考点:新生儿、围生期的概念

链接

何谓围生期?

围生期是指产前、产时和产后的一个特定时期,此期的胎儿和新生儿称围生儿。目前我国将围生期定义为从妊娠28周(此时胎儿体重约1000g)至生后1周。

新生儿系指从脐带结扎到生后28天内(<28天)的婴儿,这一段时期,称为新生儿期。按世界卫生组织标准:出生体重≥500g(不论胎龄大小),有呼吸、心跳、脐血管搏动或明确的肌肉收缩等任何一项生命表现者,称为活产儿。

二、新生儿的分类

(一)根据胎龄分类

1. **足月儿** 指胎龄满37周至未满42周的新生儿。

2. **早产儿** 指胎龄满28周至未满37周的新生儿。

3. **过期产儿** 指胎龄满42周以上的新生儿。

(二)根据出生体重分类

1. **正常出生体重儿** 指出生体重为2500～4000g的新生儿。

2. **低出生体重儿** 指出生体重不足2500g的新生儿。其中出生体重不足1500g者又称极低出生体重儿;出生体重不足1000g者又称超低出生体重儿。低出生体重儿以早产儿多见,也可见于足月或小于胎龄儿。

3. **巨大儿** 指出生体重超过4000g的新生儿。包括正常和有疾病者。

(三)根据出生体重和胎龄关系分类

1. **适于胎龄儿** 指出生体重在同龄胎儿平均体重第10～90百分位的新生儿。

2. 小于胎龄儿　指出生体重在同龄胎儿平均体重第 10 百分位以下的新生儿。我国习惯将胎龄已足月但体重在 2500g 以下的新生儿称足月小样儿，是小于胎龄儿中最常见的一种，多由于宫内发育迟缓引起。

3. 大于胎龄儿　指出生体重在同龄胎儿平均体重第 90 百分位以上的新生儿。

（四）高危儿

高危儿指已发生或可能发生危重情况的新生儿。包括以下几种情况：①母亲有异常妊娠史的新生儿；②异常分娩的新生儿；③出生时异常的新生儿。

考点：正常出生体重儿、低出生体重儿、巨大儿、适于胎龄儿、小于胎龄儿、大于胎龄儿的概念

第 2 节　正常新生儿的特点及护理

一、正常新生儿的特点

正常新生儿是指出生时胎龄满 37～42 周、体重在 2500～4000g、身长超过 47cm、无畸形和疾病的活产婴儿。

（一）外观特点

正常足月新生儿(图 8-1)与早产儿(图 8-2)在外观上各具特点(表 8-1)。

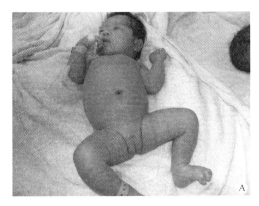
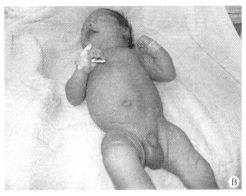

图 8-1　足月新生儿

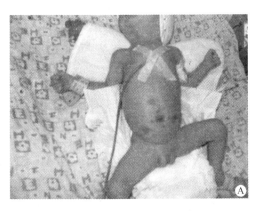
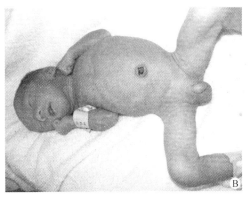

图 8-2　早产儿

表 8-1　足月儿与早产儿外观特点比较

外观	正常新生儿	早产儿
哭声	响亮	低弱
四肢肌张力	四肢屈曲	低下
皮肤	毳毛少胎脂多皮下脂肪丰满	毳毛多胎脂少皮下脂肪少
毛发	头发分条清楚易梳理	头发细而卷不易梳理
耳郭	软骨发育良好	缺乏软骨
指甲	达到指端	未达指端
乳腺	乳晕清楚结节>4mm	乳晕不清结节<4mm
跖纹	遍布足底	足底纹少
外生殖器	男婴阴囊皱褶多睾丸已降	男婴阴囊皱褶少睾丸未降
	女婴大阴唇完全遮盖小阴唇	女婴大阴唇不能遮盖小阴唇

考点：正常新生儿的概念，早产儿与正常新生儿的外观比较

护考链接

患儿，男，孕35周出生。出生体重1800g，生后1天，吸吮欠佳，睾丸未降，皮肤毳毛多。判断该儿应为

A. 足月儿　　　　B. 早产儿

C. 超低体重儿

D. 足月小样儿

E. 正常儿

考点：新生儿呼吸的频率和类型

（二）各系统特点

1. 呼吸系统　新生儿出生时的第一次吸气及啼哭使肺泡张开，开始了自主呼吸，但由于呼吸中枢发育不完善，呼吸节律常不规则，呼吸较浅，频率较快，40～45 次/分左右。由于新生儿呼吸运动主要靠横隔的升降，故以腹式呼吸为主。

2. 循环系统　新生儿心率波动范围较大，平均 120～140 次/分。血压平均为 70/50mmHg。因新生儿时期血流多分布于躯干和内脏，四肢少，故四肢易出现冷凉及发绀。

3. 消化系统　新生儿吞咽功能已经完善，胃呈水平位，贲门松弛，幽门相对较紧张，易发生溢乳。新生儿消化酶缺乏且活性差，消化能力较差。

新生儿消化道面积相对较大，管壁薄，通透性高，有利于营养物质的吸收，但感染时也使有害物质吸收入血增多，引起全身中毒症状。

新生儿生后 10～12 小时开始排出胎粪，胎粪呈墨绿色、黏稠、无味，由胎儿的肠道分泌物、胆汁和吞下的羊水所组成。生后 3～4 天转为黄色粪便。若超过 24 小时仍无胎粪排出，应检查是否有肛门闭锁。

新生儿肝葡萄糖醛酸转换酶的活力较低，这是新生儿出现生理性黄疸的主要原因。

考点：新生儿胎粪排出的时间和性状，排尿的时间

4. 泌尿系统　新生儿一般在生后 24 小时内排尿，若生后超过 48 小时仍无尿，需要寻找原因，排除先天畸形。生后数日，液体摄入量少，每日排尿仅 4～5 次，1 周以后，进水量增多，膀胱容量小，每日排尿可达 20 次。新生儿肾功能差，故易出现水、电解质及酸、碱平衡紊乱。

5. 血液系统　新生儿血容量平均为 85ml/kg。出生时血液中红细胞数和血红蛋白量较高，以后逐渐下降。血红蛋白中胎儿血红蛋白约占 70%，后渐被成人血红蛋白取代。白细胞总数较高，出生后第 3 天开始下降。

6. **神经系统**　新生儿脑相对较大，占体重的 $10\%\sim20\%$（成人仅 2%），大脑皮质兴奋性低，睡眠时间长。脊髓相对较长，其末端约在第 3、4 腰椎水平，故腰穿在第 4、5 腰椎间隙为宜。出生时新生儿已具有原始反射，如觅食反射、吸吮反射、握持反射、拥抱反射和交叉伸腿反射等。正常情况下，生后数月这些反射自然消失，若新生儿期反射消失或生后数月仍存在，常提示有神经系统疾病。由于锥体束发育不成熟，新生儿巴宾斯基征、凯尔尼格征可呈弱阳性。

考点：新生儿的原始神经反射

7. **免疫系统**　新生儿免疫功能不成熟，非特异性免疫能力差，如皮肤、黏膜薄嫩，屏障功能差；血-脑屏障不完善，易发生脑膜炎；胃酸少，杀菌能力弱；有断脐的伤口等使新生儿易感染甚至发生败血症。

特异性免疫能力不足，但可从母体获得 IgG，此被动免疫使新生儿对麻疹、白喉等传染病具有免疫力，母乳中有 SIgA 可使母乳喂养儿呼吸道和消化道有一定抵抗力。

新生儿网状内皮系统和白细胞的吞噬作用较弱，血清补体又比成人低，白细胞对真菌的杀灭能力也较低，这是新生儿易患感染的另一种原因。

8. **体温调节**　新生儿体温调节中枢发育不完善，产热不足而易散热，易受环境温度的影响而发生变化。当室温过高时，通过皮肤蒸发和出汗散热，但如体内水分不足，血液浓缩而致发热称"脱水热"；当室温过低时则可引起体温低下或寒冷损伤综合征。

由于生后环境温度较宫内低，新生儿出生后 1 小时内体温可降 2.5℃，如环境温度适中，体温逐渐回升。"适中温度"又称中性温度，是指使机体代谢、氧及能量消耗最低并能维持正常机体温度最适宜的环境温度，一般为 $22\sim24$℃。新生儿适中温度与胎龄、日龄、体重有关。

二、新生儿特殊生理状态

1. **生理性体重下降**　新生儿出生数日内，因进食少、水分丢失、胎粪排出，出现体重下降，但一般不超过 10%，10 天左右恢复到出生时体重。

2. **生理性黄疸**　由于新生儿胆红素代谢特点，使出生后 2～3 天出现黄疸，4～5 天达到高峰，7～14 天自然消退（早产儿可延迟至 3～4 周），血清胆红素＜205.2μmol/L（早产儿＜257μmol/L），一般状况良好。

3. **乳腺肿大和假月经**　男、女新生儿生后 3～5 天均可出现乳腺肿大，2～3 周内消退。部分女婴生后 5～7 天阴道流出少量血性分泌物，可持续 1 周，称假月经。上述两种现象均是受来自母体的雌激素影响所致。乳房肿胀时，切勿用力挤压，以防感染。

4. **口腔内改变**　新生儿上颚中线和齿龈切缘上常有白色小斑点，是上皮细胞堆积或黏液腺分泌物积留所致，俗称"马牙"，于生后数周至数月消失。新生儿面颊的脂肪垫，俗称"螳螂嘴"，对吸吮有利，不应挑割，以免发生感染。

考点：新生儿的几种特殊生理状态

三、正常新生儿的护理

（一）护理评估
了解新生儿父母的健康状况、家族的特殊病史；产妇的既往妊娠史、分娩史；本次妊娠及分娩过程中的母婴情况；新生儿出生后的一般状况及寒冷、饥饿、不适等表现。

（二）护理问题
1. **有窒息的危险**　与羊水吸入、溢乳、呕吐有关。
2. **有体温失调的危险**　与体温调节中枢发育不完善有关。

3. 有感染的危险 与新生儿免疫功能不成熟、皮肤黏膜屏障功能差、有脐部开放性损伤有关。

（三）护理措施

1. 保护呼吸道通畅

（1）新生儿刚娩出时，在开始呼吸前应迅速清除口、鼻腔的黏液及羊水，防止引起吸入性肺炎或窒息。

（2）生后经常检查清理鼻孔，避免物品阻挡新生儿口鼻或压迫其胸部，保持呼吸通畅。

（3）喂乳后应竖抱婴儿轻拍背部，帮助排出空气，然后应将婴儿保持右侧卧位，防止溢乳和呕吐引起窒息。

2. 维持体温稳定

（1）环境调整：新生儿居室需备有空调和空气净化装置，室温保持在 22～24℃，相对湿度 55%～65%。

（2）加强保暖：新生儿娩出后立即擦干皮肤，用温暖柔软的包被包裹，因地制宜采取保暖措施，如戴绒布帽、母体胸前怀抱和"袋鼠"怀抱、热水袋、婴儿暖箱和远红外辐射床等。定时监测新生儿的体温，每 4～6 小时测 1 次。

3. 预防感染

（1）消毒隔离：环境清洁以湿式扫除为宜，每天用紫外线进行空气消毒 1 次，每次 30 分钟。新生儿应与感染患儿分室居住。护理人员入室前更换清洁衣、帽及鞋，接触每个新生儿前、后必须严格洗手，避免交互感染，并严格遵守无菌操作。护理人员若患感染性疾病时暂不接触新生儿。

考点:新生儿脐带脱落的时间及脐部护理的方法

（2）保持脐部清洁干燥：新生儿娩出后无菌结扎脐带，每天检查有无渗血及污染，保持清洁干燥。脐带残端一般在生后 3～7 天脱落，脱落后脐窝有分泌物者先用 3% 过氧化氢消毒，再用 0.2%～0.5% 的碘伏消毒，注意保持干燥；若有肉芽组织形成可用 5%～10% 的硝酸银局部烧灼。

（3）做好皮肤黏膜护理：新生儿出生后可用消毒植物油拭去皮肤皱褶处过多的胎脂，体温稳定后每天沐浴 1 次，沐浴时室温维持在 26～28℃，水温保持在 38～40℃。勤换尿布，每次大便后用温开水清洗臀部及会阴并拭干，以防发生尿布皮炎。口腔清洁时可喂温开水清洗，不宜擦拭，所有哺喂用具用后煮沸消毒。衣服宜选棉制品，应柔软、透气、不褪色，款式应宽松、无扣及易穿脱，衣服应勤换，洗涤后在阳光下曝晒或用开水煮沸消毒。尿布应柔软，吸湿性强，清洗后也应煮沸消毒。

（4）预防接种：新生儿出生后 2～3 天接种卡介苗，出生后 1 天注射乙肝疫苗。

4. 健康指导

（1）宣传育儿知识：提倡母婴同室和母乳喂养，采用录像和示范等多种方式，教会父母新生儿的日常护理方法，如保暖、沐浴、穿衣、更换尿布、脐部护理、测量体重等，并能及时发现和处理异常情况。

（2）指导合理喂养

1）喂养：正常足月儿提倡早哺乳，生后 30 分钟内即可让母亲怀抱婴儿吸吮母乳，以促进母亲乳汁分泌，鼓励按需哺乳。不能母乳喂养者先试喂 5%～10% 葡萄糖水，无异常者可给配方乳，每 3～4 小时 1 次，乳具专用并严格消毒，奶流速度以连续滴入为宜。

2）观察：喂乳时婴儿吸吮有力、安静、无呼吸困难及躁动，喂乳后婴儿有满足感或安然入睡，无呕吐、腹胀及腹泻等，说明供给的营养能满足机体需要。每天测体重 1 次，体重应每天增加约 15～30g,体重是反映小儿营养的可靠指标,要确保测量值精确。

3)新生儿筛查:护理人员应了解对新生儿进行筛查的有关疾病,如先天性甲状腺功能减低症、苯丙酮尿症和半乳糖症等,以便对可疑者建议进行筛查。

第3节　早产儿的特点及护理

案例8-1

　　一男婴,孕 36 周出生。出生体重 2000g,生后 1 天,吸吮欠佳。睾丸未降,皮肤毳毛多。

问题:1. 判断该新生儿是否足月?

　　　2. 该患儿如何护理?

一、早产儿的特点

早产儿是指出生时胎龄未满 37 周、出生体重不足 2500g、身长不足 47cm 的活产婴儿。

（一）外观特点

见本章第 2 节表 8-1,正常新生儿与早产儿外观特点。

（二）各系统特点

1. 呼吸系统　早产儿呼吸中枢及呼吸器官发育都不成熟,肺泡数量不足,呼吸肌软弱无力,呼吸浅快而不规则,容易发生呼吸暂停(呼吸暂停指呼吸停止的时间超过 15～20 秒,伴有心跳减慢<100 次/分、发绀及肌张力减退);肺泡表面活性物质缺乏,易发生肺透明膜病;因早产儿咳嗽反射很差,呼吸道分泌物不能及时清除,更易发生窒息及吸入性肺炎。**考点:**早产儿呼吸系统的病变

2. 循环系统　早产儿心率较足月儿快,血压较足月儿低,动脉导管未闭的发生率较高。因毛细血管脆弱,缺氧时易致出血。

3. 消化系统　早产儿吸吮及吞咽能力差,容易呛乳而引起乳汁吸入性肺炎。消化酶不足,胆酸分泌量少,故对脂肪的消化吸收较差。因胎粪形成较少及肠蠕动弱,胎粪排除常延迟。

肝功能不成熟,生理性黄疸程度重,持续时间长,易引起胆红素脑病。肝糖原储存少,且肝合成蛋白质的功能差,易发生低血糖和低蛋白血症。肝内维生素 K 依赖凝血因子合成少,易发生出血症。

4. 血液系统　早产儿红细胞生成素水平低下,先天性铁贮存少,易发生贫血。维生素 K 贮存不足,致凝血因子合成少,易发生出血症。

5. 泌尿系统　早产儿肾浓缩功能更差,肾小管对醛固酮反应低下,排钠分数高,如不注意补钠,易出现低钠血症。葡萄糖阈值低,易发生糖尿。肾小管排酸能力差,普通牛乳喂养时可因蛋白含量高,使内源性氢离子增加,易引起晚期代谢性酸中毒,因此,早产儿应采用人乳或早产儿配方乳喂养。

6. 神经系统　神经系统成熟度与胎龄关系密切,胎龄越小各种反射越差。早产儿易发生缺氧,导致缺血、缺氧性脑病及颅内出血。

7. 免疫系统　早产儿皮肤娇嫩,屏障功能弱,体液及细胞免疫功能均很不完善,IgG 和补体水平较足月儿更低,极易发生各种感染。

8. 体温调节　体温调节能力更差,棕色脂肪少,产热量更低,寒冷时更易发生低体温而致寒冷损伤综合征。汗腺发育差,环境温度过高或过度保暖,体温易升高。

二、早产儿的护理

（一）护理评估

早产儿各系统功能均不完善,易出现体温改变、呼吸暂停、感染或出血等,胎龄越小,体重越低,患病率及死亡率越高,故应注意评估早产儿出生时胎龄及体重情况、生存环境和护理质量等。

（二）护理问题

1. 体温过低　与体温调节功能差有关。
2. 营养失调　低于机体需要量,与吸吮、吞咽、消化、吸收功能差有关。
3. 不能维持自主呼吸　与呼吸中枢、呼吸器官发育不完善有关。
4. 有感染的危险　与免疫功能不成熟、皮肤黏膜屏障功能差、脐部为开放性伤口有关。

（三）护理措施

考点:早产儿的保暖方法

1. 保暖　适中的环境温度能使早产儿维持理想的体温,保持室内温度在24～26℃,晨间护理时提高到27～28℃,相对湿度在55%～65%,室内应空气新鲜,备有空调、空气净化装置、婴儿暖箱、远红外辐射床等。体重低于2000g者应尽早置于暖箱内保暖,根据出生体重和日龄来调节箱温(表8-2),待体重增至2000g以上,体温稳定,吸吮良好,呼吸正常,即可出暖箱。体重超过2000g者在箱外保暖,可通过戴帽、母怀抱、热水袋等维持体温恒定。各种护理应集中进行,尽量缩短操作时间,若需抢救应在远红外辐射床保暖下进行。

表8-2　不同出生体重和日龄的早产儿暖箱温湿度参考数值

出生体重(g)	适中温度				相对湿度
	35℃	34℃	33℃	32℃	
1000	初生10天内	10天后	3周内	5周后	
1500	—	初生10天内	10天后	4周后	55%～65%
2000	—	初生2天内	2天后	3周后	
2500	—	—	初生2天内	2天后	

2. 合理喂养　尽早喂养,以防低血糖。早产儿生长发育快,所需营养多,根据吸吮、吞咽、消化、吸收功能,选择直接哺喂母乳、乳瓶、滴管、胃管喂养或静脉等不同的补充营养方式,保证营养供给。一般在生后2～4小时喂10%葡萄糖水2ml/kg,无呕吐者可在6～8小时喂母乳,无法母乳喂养者以早产儿配方乳为宜。喂乳量及间隔时间根据出生体重和耐受力而定(表8-3),以不发生胃潴留及呕吐为标准。详细记录24小时出入量,每日晨起空腹测量体重,以便适时调整喂养方案。由于早产儿缺乏维生素K依赖凝血因子,出生后应肌内注射维生素K,连用3天,预防出血症。生后2周开始补充维生素D,预防佝偻病。

表8-3　早产儿奶量与时间间隔

出生体重(g)	<1000	1000～1499	1500～1999	2000～2499
开始量(ml)	1～2	3～4	5～10	10～15
每天隔次增加量(ml)	1	2	5～10	10～15
哺乳间隔时间(h)	1	2	2～3	3

考点:早产儿吸氧的注意事项

3. 维持有效呼吸　早产儿仰卧时可在肩下放置小软枕,以保持呼吸道通畅。出现呼吸暂停时,可采取拍打足底、托背、放置水囊床垫等方法,帮助恢复有效的自主呼吸,必要时可按医嘱给予静脉滴注氨茶碱或机械正压通气(图8-3)。出现发绀、呼吸急促、呼吸暂停是给氧的指征,一般主张间断低流量给氧,吸氧浓度常为30%～40%,经皮血氧饱和度维持在85%～93%为宜,切忌氧浓度过高或长时间吸氧,避免引发视网膜病变导致失明。

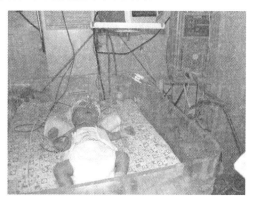

链接

早产儿高浓度吸氧的恶果

　　正常新生儿眼底血管已接近成人,未成熟儿出生后,视网膜发育尚未完善,中央存在过大的无血管区,正常情况下该血管需继续生长,并分化为毛细血管,这些血管对高浓度氧气和缺氧的刺激都极为敏感,可形成血管闭塞和收缩,当刺激消失后,此血管异常增生最终导致失明。据世界卫生组织统计,早产儿长时间高浓度吸氧,已成为高收入国家儿童致盲的首位原因。

图8-3　机械正压通气

　　4. 预防感染　因早产儿免疫功能更差,应加强口腔、皮肤及脐部的护理,脐部未脱落者可采用分段沐浴,沐浴后用碘伏消毒脐部,保持脐部清洁干燥。每日口腔护理1～2次。早产儿室内空气最好净化,工作人员要强化洗手意识,每次接触早产儿前、后要洗手或用快速消毒剂擦拭手部,严格控制参观和示教人数,室内物品定期更换、消毒,防止交叉感染。

　　5. 健康指导

　　(1) 早产儿异常情况多,病情变化快,除监测生命体征外,还应密切观察进食情况、精神反应、反射、大小便、面色等情况,定时巡视,并做好记录;特别指导家长注意保暖,加强体温监测。

　　(2) 帮助父母克服自责和沮丧的心理,尽早建立积极的心态面对早产儿。可在提供消毒隔离的措施下,鼓励父母探视和参与照顾早产儿,如拥抱、喂奶、与早产儿说话等;示范并教会父母保暖、喂养、抱持、穿衣、沐浴等日常护理方法;对住院期间给予吸氧的早产儿,分别于3、6、12个月进行视网膜检查,以防视网膜疾病的发生。

第4节　患病新生儿的护理

一、新生儿窒息的护理

案例8-2

　　患儿,男,32周,出生时Apgar评分1分钟与5分钟分别为6分、8分,体重1.8kg,在产房经窒息复苏后转入我科,观察患儿口吐白沫,口唇发绀,呻吟。

问题:请你提出患儿存在的护理问题及措施?

(一)概述

　　新生儿窒息(asphyxia of newborn)是指胎儿娩出后1分钟内,无自主呼吸或未能建立规律呼吸,而导致低氧血症和混合性酸中毒的缺氧状态。本病是新生儿伤残和死亡的重要原因之一。国内发病率约为5%～10%。

　　窒息的病因:凡能造成胎儿或新生儿缺氧的因素均可引起窒息。

（1）母亲因素：全身疾病如糖尿病、心脏病、呼吸功能不全、严重贫血；妊娠高血压综合征；孕母吸毒、吸烟或被动吸烟；孕母年龄>35岁或<16岁，多胎妊娠等。

（2）胎盘因素：前置胎盘、胎盘早剥和胎盘老化等。

（3）脐带因素：脐带受压、脱垂、绕颈、打结、过短和牵拉等。

（4）胎儿因素：①早产儿、小于胎龄儿、巨大儿等；②畸形，如后鼻孔闭锁、喉蹼、肺膨胀不全、先天性心脏病；③胎粪吸入致呼吸道阻塞等；④宫内感染所致神经系统受损等。

（5）分娩因素：①高位产钳、难产、胎头吸引不顺利、臀位；②产程中麻醉药、镇痛药及催产药使用不当等。

窒息的本质是缺氧，缺氧可导致细胞代谢、功能障碍和结构异常，甚至死亡，是细胞损伤从可逆到不可逆的演变过程。不同细胞对缺氧的易感性各异，以脑细胞最敏感，其次是心肌、肝和肾上腺细胞，而纤维、上皮及骨骼肌细胞的耐受性较高。复苏后，由于血流再灌注，导致这些器官血流增加，出现细胞内钙超载和氧自由基增加，从而引起细胞的进一步损伤。

（二）护理评估

1. 健康史　评估孕母有无全身性疾病；有无妊娠高血压，胎盘、脐带有无异常；评估胎儿情况，有无畸形、有无胎粪或羊水吸入等；了解分娩过程，是顺产还是难产，是否使用过高位产钳、胎头吸引；了解生后Apgar评分等。

2. 身体状况

（1）胎儿缺氧（宫内窒息）：早期胎动增加，胎心率≥160次/分；晚期为胎动减少甚至消失，胎心率<100次/分，羊水混有胎粪呈黄绿色或墨绿色。

（2）窒息程度判定：Apgar评分是评价出生窒息程度经典而简易的方法。内容包括：皮肤颜色、心率、对刺激的反应、肌张力和呼吸。每项0～2分，总共10分（表8-4）。8～10分为正常，4～7分为轻度窒息，0～3分为重度窒息。生后1分钟评分反映窒息严重程度，5分钟及10分钟评分有助于判断抢救效果及预后。

表 8-4　新生儿 Apgar 评分标准

体征	评分标准			生后评分	
	0	1	2	1分钟	5分钟
皮肤颜色	青紫或苍白	身体红，四肢青紫	全身红		
心率（次/分）	无	<100	>100		
弹足底或插鼻管反应	无反应	有些动作如皱眉	哭，喷嚏		
肌张力	松弛	四肢略屈曲	四肢活动		
呼吸	无	慢，不规则	正常，哭声响		

考点： 新生儿 Apgar 评分标准

（3）多器官受损表现：缺血缺氧可造成多器官损伤，窒息程度不同，发生器官损害的种类及程度各异。受损可见：①中枢神经系统：缺氧缺血性脑病和颅内出血；②呼吸系统：胎粪吸入综合征、呼吸窘迫综合征及肺出血等；③心血管系统：缺氧缺血性心肌损害，严重者引起心力衰竭、心源性休克；④泌尿系统：肾功能不全或衰竭及肾静脉血栓形成等；⑤代谢方面：低血糖、低钙及低钠血症等；⑥消化系统：应激性溃疡和坏死性小肠结肠炎等。

3. 心理社会状况　由于患儿病情较重、疾病发展和预后的不确定性（即孩子可能留下后遗症）等因素，会使家长产生悲伤、恐惧、自责、焦虑情绪。若为产时医疗处理不当引起，还会对医护人员产生抱怨、不信任及不愿合作等。

4. 辅助检查 对宫内缺氧胎儿,可通过羊膜镜了解羊水胎粪污染程度或胎头露出宫口时取头皮血进行血气分析,以估计宫内缺氧程度,从而决定娩出后的抢救措施;生后应检测动脉血气、血糖、电解质、血尿素氮和肌酐等生化指标。

5. 治疗要点与反应 以预防为主,一旦发生及时复苏,必须分秒必争,参加复苏的人员必须熟悉病史和抢救程序,准备好各种器械设备和药品,采用国际公认的 ABCDE 复苏方案。①A(airway):清理呼吸道;②B(breathing):建立呼吸;③C(circulation)恢复循环;④D(drugs):药物治疗;⑤E(evaluation):评估和环境(保温)。前 3 项最为重要,其中 A 是根本,B 是关键,其中评估贯穿于整个复苏过程中。

(三)护理问题

1. 新生儿
(1)气体交换受损:与呼吸道存在羊水、黏液或胎粪有关。
(2)有受伤的危险:与抢救操作、脑缺氧等多器官损伤有关。
(3)体温过低:与缺氧、环境温度过低有关。

2. 母亲
(1)功能障碍性悲伤:与现实的或预感的失去孩子及孩子可能留下后遗症有关。
(2)恐惧:与新生儿的生命受到威胁有关。

(四)护理措施

1. 配合医生按 ABCDE 程序进行复苏
(1)清理呼吸道(A):胎头娩出后用挤压法清除口、鼻、咽部的黏液及羊水,胎儿娩出断脐后,继续用吸管吸出口腔、咽部的黏液和羊水,因鼻腔较敏感,受刺激后易触发呼吸,故应先吸口腔,后吸鼻腔,必要时用气管插管吸取,动作宜轻柔,避免负压过大而损伤气道黏膜。

(2)建立呼吸(B):包括触觉刺激和正压通气。方法:①触觉刺激:清理呼吸道后拍打或弹足底 1～2 次或沿长轴快速摩擦腰背皮肤 1～2 次。如出现正常呼吸,心率＞100 次/分,肤色红润可继续观察。②正压通气:触觉刺激后无规律呼吸建立或心率＜100 次/分,应用面罩和复苏气囊进行正压通气,通气频率 40～60 次/分,吸呼比 1：2,压力 20～40cmH$_2$O(2.0～3.9kPa),以可见胸动和听诊呼吸音正常为宜。正压通气 30 秒后,如心率＜60 次/分,需进行下一步胸外心脏按压。

(3)恢复循环(C):即胸外心脏按压,在继续正压通气的条件下,同时进行胸外心脏按压。用双拇指或中食指按压胸骨体下 1/3 处,频率为 100 次/分(每按压 3 次,正压通气 1 次),按压深度为胸廓下陷 1～2cm。

(4)药物治疗(D):建立有效静脉通路,保证药物应用。经过胸外心脏按压 30 秒后,心率仍然＜80 次/分,应立即给予 1：10000 肾上腺素 0.1～0.3ml/kg,脐静脉推或气管内注入,无效者可酌情用 5％碳酸氢钠纠正酸中毒,用全血、白蛋白、生理盐水等扩充血容量。应用上述药物后,仍有循环不良者可加用多巴胺。母亲产前 4 小时内用过吗啡类麻醉或镇痛药的新生儿,应给予纳洛酮,静脉或气管内注入。

(5)评价(E):复苏过程中要每 30 秒中评价新生儿情况,以进一步采取抢救方法。

2. 保暖 整个复苏过程中必须注意保暖,应在 30℃～32℃的辐射台上进行抢救,胎儿娩出后应该立即揩干体表的羊水及血迹,减少散热,在适宜的温度中新生儿的新陈代谢及耗氧量最低,有利于患儿的复苏。

考点:新生儿窒息的主要护理问题及复苏方案

3. **复苏后的护理与监护** 加强护理,保证呼吸通畅,监护体温、呼吸、心率、血压、尿量、肤色、血气、血糖和电解质,以及窒息后多器官受损的情况等。

4. **母亲的护理** 提供情感支持,安慰家长,消除恐惧心理,耐心解答病情和预后,得到最佳配合。指导家长如何对患儿进行康复干预,促进患儿早日康复。

(五)健康指导

(1)重在预防:加强围生期保健,及时发现并处理高危妊娠;加强胎儿监护,避免宫内胎儿缺氧;帮助孕母正确选择复苏能力较强的医院。

(2)向患儿家长讲解本病的病因、护理方法及预后,以取得家长的配合。

(3)对可能留有后遗症者,指导家长早期进行高压氧舱的治疗及康复训练,以促进患儿康复和减少后遗症。

二、新生儿缺氧缺血性脑病的护理

案例8-3

一男婴,足月自然分娩,娩出时脐带绕颈1周,Apgar评分1分钟与5分钟分别为3分、7分。体检:小儿激惹,拥抱反射稍活跃,肌张力正常。

问题: 1. 最可能的诊断是什么?

2. 存在哪些护理问题?

3. 如何进行护理?

(一)概述

考点:新生儿缺氧缺血性脑病的概念,多见于何种小儿

新生儿缺氧缺血性脑病(hypoxic ischemic encephalopathy,HIE)是指在围生期由各种原因引起缺氧和脑血流量减少,导致的新生儿脑损伤。是新生儿窒息的重要并发症。本症不仅严重威胁着新生儿的生命,并且是新生儿期后病残儿中最常见的病因之一。重者常有脑瘫、智力低下、癫痫、耳聋、视力障碍等后遗症。早产儿发生率明显高于足月儿,但由于足月儿在活产新生儿中占绝大多数,故以足月儿多见。

1. **病因**

(1)缺氧因素:围生期窒息、反复呼吸暂停、严重的呼吸系统疾病、右向左分流型先天性心脏病等。其中围生期窒息是主要原因。

(2)缺血因素:严重的心动过缓或心脏停搏、重度心力衰竭或周围循环衰竭。

2. **发病机制**

(1)脑血流改变:窒息早期,体内血液重新分布,脑血流量明显增加。随着缺氧时间延长,心功能受损导致血压下降,使脑血流减少。足月儿的易损区在大脑矢状旁区的脑组织;早产儿的易损区位于脑室周围的白质区。如窒息为急性完全性脑损伤则可发生在脑干、丘脑、小脑等代谢最旺盛的部位。

(2)脑组织代谢改变:脑组织能量来源于葡萄糖的氧化过程,缺氧时无氧糖酵解增加、乳酸堆积导致低血糖和代谢性酸中毒,ATP产生减少,细胞膜上钠-钾泵、钙泵功能不足;Na^+、Ca^{2+}与水进入到细胞内,使细胞肿胀引起脑水肿。

(二)护理评估

1. **健康史** 了解有无围生期窒息、反复呼吸暂停、严重的呼吸系统疾病、心脏疾病等。

2. **身体状况** 多数患儿有明显宫内窘迫史或产时窒息史。常见的表现为意识改变和肌

张力变化。临床根据病情不同分为轻、中、重 3 度(表 8-5)。

表 8-5　新生儿缺氧缺血性脑病病情评估表

临床表现	分度		
	轻度	中度	重度
意识	过度兴奋	嗜睡、迟钝	昏迷
肌张力	正常	减低	松软
拥抱反射	稍活跃	减弱	消失
吸吮反射	正常	减弱	消失
惊厥	无	常有	多见,频繁
中枢性呼吸衰竭	无	无或轻	常有
瞳孔改变	无	缩小,对光放射迟钝	不对称或扩大、光反应消失
前囟张力	正常	稍饱满	饱满、紧张
病程及预后	兴奋症状 24 小时内明显,3 天内逐渐消失,预后良好	症状多在 1 周左右消失,10 天内不消失,可能有后遗症	病死率高,多在 1 周内死亡,存活者多有后遗症

3. 心理社会状况　本病治疗效果不明显,且治疗费用高,发生致残率及病死率较高,因此,患儿家长可能会产生焦虑、悲伤,甚至绝望等情绪。部分经济困难的家长还会选择放弃治疗或遗弃患儿。

4. 辅助检查

(1)影像学检查:头颅 B 超可见脑室及其周围出血,具有较高的特异性;CT 检查可提示水肿的范围、颅内出血的类型对预后的判断。

(2)脑电图:可客观反应脑损害程度、判断预后,并有助于惊厥的诊断。

(3)血清肌酸激酶同工酶:CK-BB 升高,此酶是反应脑组织受损伤程度的特异酶。

5. 治疗要点与反应　以支持疗法、控制惊厥、治疗脑水肿为主。治疗重点是三项支持疗法和三项对症处理。

(1)三项支持疗法

1)供氧,改善通气换气功能,使血气和 pH 保持在正常范围。

2)维持血压,保证各脏器的血液灌注,可用多巴胺和多巴酚丁胺各 $5\sim10\mu g/(kg\cdot min)$,连续静脉滴注。

3)维持血糖在正常高值(5.0mmol/L),以保证神经细胞代谢所需。

(2)三项对症处理

1)控制惊厥:首选苯巴比妥钠,20mg/kg,于 15～30 分钟静脉滴入;若不能控制惊厥 1 小时后可加用 10mg/kg,12～24 小时后给予维持量,每日 3～5mg/kg。肝功能不全者改用苯妥英钠,顽固性抽搐可加入地西泮或水合氯醛。

2)治疗脑水肿:首先限制液量,按 60～80ml/(kg·d)。颅内压增高者先用呋塞米 1mg/kg 静脉推注,也可用 20％甘露醇 0.5～1g/kg 静脉推注,根据病情 6～8 小时 1 次,逐渐延长时间,3～5 天停用。

3)消除脑干症状:可静注纳洛酮 0.01～0.03mg/(kg·次),6～8 小时 1 次。

(三)护理问题

1. 低效性呼吸型态　与呼吸中枢受损有关。

2. 潜在并发症　颅内高压、颅内出血、呼吸衰竭。

3. 营养失调　摄食中枢受损,进食不能或减少。

4. 废用综合征的危险　与 HIE 后遗症有关。

(四)护理措施

1. 给氧　保持呼吸道通畅,选择合适的给氧方式,可选择鼻导管吸氧或头罩吸氧,若缺氧严重可考虑气管插管及机械辅助通气。

2. 预防并发症　监测神志、肌张力、囟门张力、瞳孔、体温、呼吸、心率、血压、尿量和窒息后多器官损害的情况。遵医嘱应用好各种药物并观察治疗反应,认真填写好各种记录。

3. 加强营养　保证足够的热量供给,不能经口喂养者,可鼻饲或静脉营养。

4. 早期康复干预,尽量避免废用综合征的发生　有功能障碍者,固定肢体在功能位。早期开展动作训练和感官刺激,促进脑功能的恢复。

(五)健康指导

(1)预防重于治疗:加强孕产期宣传和保健,指导产妇定期产前检查,早期发现并处理高危妊娠;积极抢救治疗窒息新生儿,减少脑细胞损伤。

(2)向患儿家长耐心细致地解答病情,介绍疾病的发生发展、治疗和护理,减轻家长的恐惧心理。

(3)恢复期指导家长掌握康复训练的方法,坚持有效的功能训练并定期随访。

案例 8-3 分析

1. 此患儿最可能的诊断是新生儿缺血缺氧性脑病(轻度)。

2. 主要护理问题:低效性呼吸型态。

3. 护理措施以给氧为主,加强病情观察,预防并发症。

三、新生儿颅内出血的护理

案例 8-4

一早产儿,日龄 2 天,出生时有窒息,烦躁不安,溢奶,哭声高尖,肢体痉挛,36 小时后嗜睡,肌肉松弛,体温及血常规正常。

问题:1. 此患儿最可能诊断是什么?

2. 存在哪些护理问题?

3. 如何完成相应的护理?

(一)概述

新生儿颅内出血是新生儿时期最严重的脑损伤性疾病。出血量少者多可痊愈,出血量大者病死率高,幸存者常留有脑性瘫痪、运动和智能障碍、癫痫等神经系统后遗症。早产儿发病率较高,预后较差。

本病病因主要由缺氧或产伤引起。

1. 缺氧　32 周以下的早产儿,因毛细血管发育不成熟、脆弱,缺氧缺血可以直接损伤毛细血管内皮细胞,导致血管破裂、出血。缺血、缺氧时,引起低氧血症和高碳酸血症,也可导致颅内出血的发生。

2. 产伤　因头盆不称、胎儿过大、急产、难产等,用产钳、胎头吸引器助产,造成头部挤压、撕裂等产伤而致颅内出血,以足月儿多见。

3. 其他　快速输注高渗性液体、血压波动过大、机械通气不当、酸中毒等也可发生颅内出血。

（二）护理评估

1. 健康史　询问有无早产、窒息和产伤史,有无给新生儿快速输注高渗液体或机械通气不当病史等。

2. 身体状况　颅内出血的症状和体征主要与出血部位及出血量有关,一般生后1～2天起病,常见表现有:

(1) 意识改变:易激惹、过度兴奋或表情淡漠、嗜睡、昏迷等。

(2) 眼部表现:双目凝视、斜视、眼球上转困难、眼震颤、双瞳孔不等大、对光反应差等。

(3) 颅内压增高:前囟隆起、呕吐、脑性尖叫、惊厥等。

(4) 呼吸改变:呼吸增快或减慢、不规则或暂停等。

(5) 肌张力改变:早期增高,以后减弱或消失。

(6) 其他:出现黄疸和贫血等。

3. 心理社会状况　由于家长没有心理准备,且对本病的严重程度、病程进展及预后感到无知而迷茫,会表现出焦虑、悲伤、恐惧,甚至愤怒等。对孩子存活后遗留的神经系统后遗症,表现出的厌恶甚至遗弃,会带来一些社会性问题。

考点:新生儿颅内出血的主要表现

4. 辅助检查

(1) 脑脊液检查:镜下可见皱缩红细胞有助于诊断,但检查正常者不能排除本病,病情危重者不宜进行此项检查。

(2) 头颅CT和B超检查:可确定出血部位和范围,有助于判断预后。

5. 治疗要点与反应

(1) 镇静、止惊:选用苯巴比妥或地西泮等。

(2) 止血:选用维生素 K_1、酚磺乙胺、巴曲亭等。

(3) 降低颅内压:选用呋塞米(速尿),每次 0.5～1mg/kg,每日 2～3 次静脉注射。有脑疝时用小剂量甘露醇,每次 0.25～0.5g/kg,每 6～8 小时静脉注射 1 次。

(4) 应用脑代谢激活剂:出血停止后,可给胞二磷胆碱 0.1g/次,加入 5%～10% 的葡萄糖液中静脉滴注,每天 1 次,10～14 天为 1 个疗程。

(5) 治疗并发症:脑积水时应用乙酰唑胺可减少脑脊液的产生,每日 50～100mg/kg,分 3～4 次口服;根据病情需要可进行脑室穿刺引流。

考点:治疗颅内压升高常用的药物

（三）主要护理问题

1. 潜在并发症　颅内压增高。

2. 低效性呼吸形态　与呼吸中枢受抑制有关。

3. 有窒息的危险　与惊厥、昏迷有关。

4. 营养失调　低于机体需要量,与意识障碍不能进食有关。

（四）护理措施

1. 协助降低颅内压

(1) 缓解颅内高压:头肩部抬高 15°～30°,凡需头偏向一侧时,整个身体也取同向侧位,使头部始终处于正中位。按医嘱应用降颅内压药物,同时注意配伍禁忌和观察药物疗效。静脉穿刺最好选用留置针,减少反复穿刺,防止加重颅内出血。

(2)密切观察病情:15～30分钟巡视病房1次,注意生命体征、神志、瞳孔、肌张力、前囟等改变,注意有无惊厥、脑性尖叫等,定期测量头围,及时记录阳性体征并报告医生。

2.纠正缺氧

(1)保持呼吸道通畅:及时清除呼吸道分泌物,避免外在因素如奶瓶、被子遮盖等压迫患儿,引起窒息。

(2)合理用氧:根据缺氧程度选择不同的用氧方式和浓度,防止氧浓度过高或用氧时间过长引起的氧中毒,呼吸衰竭或严重的呼吸暂停时需气管插管、机械通气,维持 PaO_2 在 60～80mmHg,并做好相应护理。

3.防止窒息的发生

(1)保持安静,减少一切不必要的刺激。喂乳时不宜抱喂,尽量减少对患儿移动和刺激。一切必要的护理操作尽量集中进行,做到轻、稳、准。

(2)惊厥发作时不要搬运,应及时抢救,立即松解患儿衣扣,头偏向一侧,及时清除呼吸道分泌物,保持呼吸道通畅。病情危重昏迷时,应适当暂停喂奶,以防呕吐或溢乳而致窒息。

(3)按医嘱应用止惊药物以解除肌肉痉挛,观察用药后的反应并记录。

考点:新生儿颅内出血的主要护理措施

4.补充营养　根据病情选择不同的喂养方式,保证能量和水分供给。病重者可适当推迟喂乳时间,必要时可通过静脉补充营养,速度宜慢,因快速输液可增加脑血管内压力,加重出血。

护考链接

对新生儿颅内出血的护理,下列哪项是错的
- A. 保持安静避免各种惊扰
- B. 头肩部抬高 15°～30°,减轻脑水肿
- C. 注意保暖,必要时给氧
- D. 经常翻身,防止肺淤血
- E. 喂乳时,不要抱起患儿

(五)健康指导

(1)向家长讲解患儿病情、治疗效果及可能的预后,给予相应的心理支持和安慰,减轻紧张情绪。

(2)如有后遗症,尽早指导家长带患儿进行功能训练和智力开发,对瘫痪患儿进行皮肤护理及肢体运动功能的训练,鼓励坚持治疗和随访。

案例8-4分析

1.此患儿可能的诊断:新生儿缺血缺氧性脑病(中度),新生儿颅内出血。

2.其主要的护理问题:①并发颅内压升高;②低效性呼吸型态;③有窒息的危险;④营养失调。

3.针对护理问题给予相应的护理:降低颅内压,纠正缺氧,防止窒息,补充营养。

四、新生儿败血症的护理

(一)概述

新生儿败血症指细菌侵入血液循环并生长繁殖,产生毒素而造成的全身感染。早产儿多见。

考点:新生儿败血症的主要病原体

引起本病的主要病原体为细菌,我国以金黄色葡萄球菌多见,其次为大肠埃希菌。近年来随着新生儿重症监护室(NICU)的发展,静脉留置针和气管插管技术的广泛应用,表皮葡萄球菌、绿脓杆菌等条件致病菌的感染有增加趋势。新生儿,尤其是早产儿免疫功能不成熟,感染后局限能力差,细菌容易侵入血循环而致败血症。感染可发生在产前、产时、产后不同阶段,尤以产后感染最多见。

(二)护理评估

1.健康史　评估母亲孕期是否有感染性疾病、羊膜早破或羊膜囊穿刺等创伤性操作。

患儿出生时有无胎膜早破、产程延长及消毒不严情况，出生后有无细菌感染史。

2. 身体状况　无特征表现，早期表现为反应差、食欲不佳、体重不增、哭声低弱、发热或体温不升等，而后发展为嗜睡、不吃、不哭、不动、体重明显下降等症状。出现以下表现常提示败血症的可能：①黄疸：表现为生理性黄疸迅速加重或退而复现，严重者有胆红素脑病表现，常伴有肝大。②出血倾向：皮肤可见淤点、淤斑、针眼处渗血、消化道出血、肺出血等。③休克：重症患儿有心动过速、心律失常、面色苍灰、皮肤发花、血压下降、尿少或无尿，如出现寒冷损伤综合征常提示预后不良。④其他：如胃肠道功能紊乱，重症患儿可出现中毒性肠麻痹、呼吸窘迫、呼吸不规则或暂停等，常并发化脓性脑膜炎。

3. 心理社会状况　由于患儿病情较重，疾病发展和预后的不确定性、抗生素治疗过程长等因素，会使家长产生自责、焦虑。若为产时感染引起，还会对医护人员产生抱怨、不信任及不愿合作等。

4. 辅助检查　白细胞总数升高，中性粒细胞增高、有中毒颗粒和核左移，有诊断价值；血沉加快，血培养阳性；血培养与病灶分泌物细菌培养一致更具有临床意义。产时感染者于生后 12 小时内取胃液、脐部、咽拭子、外耳道分泌物等涂片和培养，也同样有价值。

5. 治疗要点与反应

（1）合理使用抗生素：要早期、足量、静脉、联合、足疗程应用抗生素。病原菌已明确者按药敏试验用药；病原菌未明确前，多结合临床采用两种抗生素联合使用，疗程至少 10～14 天，有并发症者应治疗 3 周以上。

（2）支持、对症治疗：注意保暖，供给氧气、能量和液体；及时清除脐炎、脓疱疮等局部感染灶；纠正酸中毒和电解质紊乱；必要时可输注新鲜全血、粒细胞、血小板，早产儿可静脉注射免疫球蛋白。 **考点**: 使用抗生素的原则

（三）护理问题

1. 体温调节无效　与体温调节中枢不完善及感染有关。

2. 皮肤完整性受损　与脐炎、脓疱疮等局部感染性病灶有关。

3. 营养失调　低于机体需要量，与吸吮无力、营养摄入不足及病程长代谢消耗过多有关。

4. 潜在并发症　化脓性脑膜炎。

（四）护理措施

1. 维持体温稳定

（1）当体温过高时，调节环境温度，松解包被，多喂水或温水浴来降低体温。不宜采用退热剂或乙醇擦浴、冷盐水灌肠等刺激性强的降温方法，否则易出现体温过低。降温处理后 30 分钟复测体温 1 次并记录。

（2）当体温过低时，应及时保暖，如用预热后的柔软棉被包裹、母怀抱、热水袋等，必要时用暖箱或远红外辐射床复温。

2. 清除局部感染灶　及时处理局部病灶，如脐炎、脓疱疮、皮肤黏膜破损等，促进病灶早日愈合，防止感染蔓延扩散。脐部感染时先用 3% H_2O_2 清洗，再涂碘伏；皮肤小脓疱疮可用无菌针头刺破（刺破前后用 75% 乙醇溶液消毒）；按医嘱用抗生素。

3. 保证营养供给　有吸吮及吞咽能力的患儿，继续母乳喂养。吸吮及吞咽能力差者，可鼻饲喂乳。病情危重者，按医嘱静脉补充营养，如血浆、清蛋白、新鲜血等，以改善营养，增强抵抗力。每天测量 1 次体重，以评估疗效和判断营养状况。

4. 预防化脓性脑膜炎　按医嘱正确使用抗生素，密切观察病情，如出现面色青灰、突然尖叫、频繁呕吐、前囟饱满、两眼凝视等表现，提示可能发生化脓性脑膜炎，应及时报告医生，并重新评估，调整护理计划。

（五）健康指导

讲解有关败血症知识,说明使用抗生素治疗时间较长,树立家长对患儿康复的信心。向家长介绍预防新生儿感染的方法,如产前保健及产后新生儿皮肤、黏膜、脐带的正确护理方法,应及时彻底治疗局部感染,以防感染扩散引起败血症。

五、新生儿黄疸的护理

案例8-5

一患儿,日龄3天,足月顺产,生后20小时出现黄疸,迅速加重,一般状态尚好。血清胆红素298μmol/L,母血O型,子血A型,抗体释放试验阳性。

问题： 1. 此患儿医疗诊断最大可能是什么?

2. 该如何护理?

（一）概述

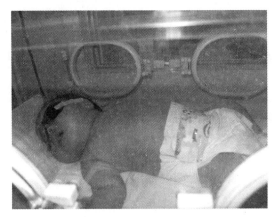

图8-4 新生儿黄疸

新生儿黄疸是由于新生儿时期胆红素在体内积聚过多而引起皮肤、黏膜、巩膜等部位黄染的现象(图8-4)。可分为生理性黄疸和病理性黄疸两大类。

生理性黄疸:新生儿胆红素生成较多,而摄取、结合、排泄胆红素的能力仅为成人的1%~2%,极易出现黄疸,一般在生后2~3天出现,4~5天最明显,10~14天消退,除皮肤及巩膜黄染外,小儿一般状态良好,无其他临床表现,肝功能正常。病理性黄疸可导致胆红素脑病而引起死亡或严重后遗症,本节主要介绍病理性黄疸。

病理性黄疸的常见原因:

1. 感染性因素 ①新生儿肝炎:大多由巨细胞病毒或乙型肝炎病毒经胎盘传给胎儿或产程中感染引起;②新生儿败血症及其他感染:由于细菌毒素的作用加快红细胞破坏及损害肝细胞所致。

考点： 新生儿黄疸的概念,生理性黄疸的时间

2. 非感染性因素 ①新生儿溶血:因母、子ABO血型不合者最多见(多为母亲O型,婴儿A型或B型),其次是Rh血型不合,主要是由于母体存在着与胎儿血型不相容的血型抗体,经胎盘进入胎儿血循环后,引起红细胞破坏,出现溶血;②先天性胆道阻塞:如先天性胆道闭锁和胆总管囊肿,使胆管阻塞,胆红素排泄障碍;③母乳性黄疸:病因不清,可能与母乳内β-葡萄糖醛酸苷酶活性高,引起胆红素的肠肝循环增加有关;④其他:遗传性疾病,如红细胞葡萄糖6-磷酸脱氢酶(G-6-PD)缺陷症;药物性黄疸,由磺胺、维生素K_3、毛花苷C等所致;缺氧、低血糖、酸中毒等均可引起病理性黄疸。

（二）护理评估

1. 健康史 了解患儿母亲是否有肝炎病史。询问患儿健康史,是否有新生儿溶血病、新生儿败血症、先天性胆管阻塞、缺氧、酸中毒及低血糖等情况。了解黄疸出现时间、大便颜色、病情进展情况等。

2. 身体状况

(1) 黄疸表现特点：①黄疸出现早：生后 24 小时内出现黄疸；②黄疸程度重：血清胆红素足月儿＞205.2μmol/L，早产儿＞257μmol/L；③黄疸进展快：血清胆红素每天上升超过 85μmol/L；④黄疸持久不退或退而复现：足月儿超过 2 周，早产儿超过 4 周；⑤血清结合胆红素＞26μmol/L。

(2) 严重表现：当患儿血清胆红素＞342μmol/L 时，游离的非结合胆红素可通过血-脑屏障，**考点：核黄** 造成基底核等处的神经细胞变性坏死，出现中枢神经系统症状，发生胆红素脑病(核黄疸)，表现 **疸的概念** 为吸吮无力、嗜睡、肌张力减退，12～24 小时之后，出现脑性尖叫、双眼凝视、惊厥，多数患儿可因呼吸衰竭或 DIC 死亡，存活者多留有运动障碍、智力落后、听力障碍等神经系统后遗症。

(3) 不同原因所致黄疸的特点

1) 新生儿溶血病：生后 24 小时内出现黄疸，并进行性加重，伴不同程度的贫血及肝脾肿大。

2) 新生儿肝炎：生后 2～3 周出现黄疸，并且逐渐加重，伴有厌食、体重不增、大便色淡及肝脾肿大。

3) 新生儿败血症：表现为黄疸迅速加重或退而复现，伴全身中毒症状及感染病灶。

4) 先天性胆管阻塞：生后 1～3 周出现黄疸，进行性加重，皮肤呈黄绿色，大便呈灰白色，肝脏进行性增大、边缘光滑、质硬。

3. 心理社会状况　因患儿家长缺乏新生儿黄疸的有关知识，会产生恐惧，或在早期忽视病情。

4. 辅助检查

(1) 血清胆红素浓度测定：总胆红素足月儿＞205.2μmol/L，早产儿＞257μmol/L；结合和非结合胆红素的检查对病因诊断有意义。

(2) 血常规：新生儿溶血病时红细胞及血红蛋白降低、网织红细胞增加。

(3) 血型测定：新生儿溶血病时可见母婴 ABO 或 Rh 血型不合。

5. 治疗要点

(1) 生理性黄疸不需治疗，加强保暖，及时合理喂养，促进粪便排出。病理性黄疸祛除病因，积极治疗原发病。

(2) 光照疗法：简称光疗，是降低血清非结合胆红素简单而有效的方法(图 8-5)。

(3) 药物治疗：输入血浆每次 10～20ml/kg 或白蛋白 1g/kg，促进非结合胆红素转化成结合胆红素，减少胆红素脑病的发生。使用肝酶诱导剂，常用苯巴比妥 5mg/kg，分 2～3 次口服，共 4～5 天。

护考链接

女婴，出生体重3200g，足月顺产。生后第7天黄疸加重。无热，进乳后有时呕吐，大便浅黄，尿色深黄，肝于肋下可触及 3.0cm，3 周后黄疸仅略有减轻。

1. 对此患儿，临床诊断首先应考虑

A. 母乳性黄疸　B. 新生儿溶血症
C. 生理性黄疸　D. 新生儿肝炎
E. 胆道闭锁

2. 首先考虑要做的一项实验室检查是

A. 母-女血型鉴定 B. 腹部B超
C. 血培养　　D. 血常规，网质红细胞计数
E. 血清转氨酶测定

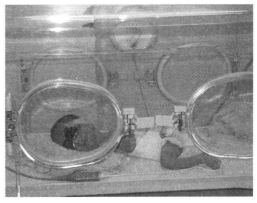

图 8-5　光照疗法

(4) 换血疗法：对于 Rh 溶血和严重的 ABO 溶血，换出部分血中游离抗体和致敏红

细胞,减轻溶血,防止发生胆红素脑病。

(三)主要护理问题

1. 潜在并发症　胆红素脑病。

2. 知识缺乏　缺乏有关新生儿黄疸知识。

(四)护理措施

1. 密切观察病情　注意皮肤、巩膜、大小便的色泽变化和神经系统的表现,观察生命体征的变化、黄疸的消退情况,注意有无胆红素脑病的早期征象,如精神反应差、吸吮无力、肌张力减退以及呼吸暂停和心动过缓等,发现后及时报告医生。

2. 加强保暖　置患儿于适中温度下,维持体温稳定。因为低体温时游离脂肪酸浓度升高,与非结合胆红素争夺清蛋白,可使血清非结合胆红素水平升高,有造成脑损害的危险。

3. 喂养调整　提早喂养可刺激肠蠕动,有利于排胎粪,同时能避免低血糖及建立肠道正常菌群,减少肠肝循环。若为母乳性黄疸,可隔次母乳喂养,待黄疸好转后,逐步过渡到正常母乳喂养;若黄疸较重,可暂停母乳3~5天,待黄疸消退后再继续母乳喂养。

4. 蓝光照射　非结合胆红素在蓝光照射下可转变成水溶性异构体,经胆汁、尿液排出,波长425~475nm的蓝光效果好。光照12~24小时血清胆红素才能下降,血清胆红素小于171μmol/L时可停止光疗。照射过程中保证患儿水分和营养物质的补充,以防发生脱水。照射后患儿可出现一过性皮疹和绿色稀薄大便等,属正常反应。

5. 按医嘱用药　给予肝酶诱导剂如苯巴比妥、尼可刹米,可增加葡萄糖醛酸转移酶的生成和肝摄取非结合胆红素的能力。输血浆和清蛋白增加非结合胆红素与白蛋白的结合,防止发生胆红素脑病。

6. 配合换血治疗　护士应作好换血前的准备、术中配合及换血后护理等。换血量一般为患儿全血量的2倍,多选用脐静脉或其他较大静脉进行。

考点:新生儿黄疸的主要护理措施

(五)健康指导

向患儿家长讲解本病的常见原因、如何观察黄疸程度、治疗效果及预后,以取得家长的配合。对可能留有后遗症者,指导家长早期进行功能锻炼。

六、新生儿寒冷损伤综合征的护理

案例8-6

　　一早产患儿,日龄3天,体温34.5℃,哭声低微,吮乳欠佳,皮肤轻度黄染,两小腿外侧硬肿明显,心肺正常,血清胆红素205μmol/L。初步诊断为新生儿寒冷损伤综合征

问题:1. 此患儿护理问题是什么?

　　　　2. 应采取哪些护理措施?

(一)概述

新生儿寒冷损伤综合征主要是在受寒的情况下引起的低体温和多器官功能的损伤,严重者可发生皮肤和皮下脂肪变硬与水肿,此时又称新生儿硬肿症。

本病的主要原因是寒冷、早产、感染和窒息。

由于新生儿体温调节中枢不成熟,体表面积相对较大,皮下脂肪层薄,易散热;新生儿受寒时主要靠棕色脂肪产热,缺乏寒战产热方式,而早产儿棕色脂肪贮存量少,产热能力差;新

生儿皮下脂肪中饱和脂肪酸多,其熔点高,体温低时易凝固出现皮肤变硬;重症感染、心力衰竭、休克等导致能量代谢紊乱,出现低体温和皮肤硬肿。

低体温持续存在,使局部血液循环障碍,引起缺氧和代谢性酸中毒,导致毛细血管壁通透性增加,出现水肿,严重时可发生多器官功能损害。

考点:新生儿寒冷损伤综合征的概念及主要病因

（二）护理评估

1. 健康史　了解患儿胎龄、体重、喂养及保暖等情况;评估出生时是否有窒息、受寒、感染等因素存在;评估患儿体温、食欲、反应、皮肤及尿量等情况。

2. 身体状况

（1）低体温:发病初期表现低体温,体核温度(距肛门口 5cm 处的温度)常降至35℃以下,重症低于30℃。患儿出现反应低下、食欲差及拒乳、哭声低弱、心音低钝、心率减慢、尿少等情况。

（2）硬肿:由皮脂硬化和水肿形成,发生在全身皮下脂肪积聚的部位,其特点为皮肤发冷、变硬、水肿,呈暗红色,硬肿发生顺序是:小腿→大腿外侧→整个下肢→臀部→面颊→上肢→全身。因硬肿,患儿活动受限,吸吮及呼吸功能障碍。

（3）多器官功能损害:患儿一般反应差,不吃、不哭、心率及呼吸变慢,少尿或无尿,病情严重时可出现休克、DIC 和急性肾衰竭等多器官功能损害,临终前往往有肺、消化道出血。

3. 心理社会状况　家长因对本病病因、护理、预后等知识的缺乏,常出现内疚、焦虑和恐惧等心理反应。

4. 辅助检查　血常规判断有无感染。动脉血气分析确定酸中毒。血电解质、尿素氮、肌酐检查判断肾衰竭。血小板计数、凝血时间及纤维蛋白原测定等确定 DIC。

考点:新生儿硬肿症的临床特点,硬肿发生的顺序

5. 治疗要点

（1）复温:复温是治疗的关键,复温原则是逐渐复温,循序渐进。

（2）补充足够的热能:根据情况选择经口喂养或静脉营养,充足的能量有利于体温的恢复。

（3）合理选用抗生素:有感染者根据血培养和药敏结果选择敏感药物。

（4）及时处理肺出血、微循环障碍、肾衰竭和 DIC。

（三）主要护理问题

1. 体温过低　与受寒、早产、感染、窒息等有关。

2. 皮肤完整性受损　与皮肤硬化、水肿有关。

3. 营养失调　低于机体需要量,与能量摄入不足有关。

4. 有感染的危险　与机体免疫功能低下有关。

5. 潜在并发症　肺出血、DIC。

6. 知识缺乏　与家长缺乏正确保暖及育儿知识有关。

（四）护理措施

1. 积极复温、消除硬肿

（1）患儿肛温＞30℃,将患儿置于30℃暖箱中,逐渐调整到30~34℃的范围,6~12 小时使体温恢复正常。

（2）患儿体温＜30℃,将患儿置于比体温高 1~2℃的暖箱中,每小时升高箱温 0.5~1℃,最高不超过 34℃,12~24 小时使体温恢复正常。

（3）无条件的可采用温水浴、母怀抱、热水袋、热炕及电热毯等方法复温,注意避免烫伤。

（4）复温过程中,随时观察患儿生命体征、尿量、暖箱的温度及湿度,并检测血糖、电解质

及肾功能。

2. 合理喂养　根据患儿的吸吮、吞咽及消化能力,选择适宜的营养供给方式,保证能量和水分的供给。有明显心、肾功能损害者应严格控制输液量及输液速度。供给的能量和液体需加温至 35℃左右。

3. 预防感染　低体温可致机体免疫力下降,易发生感染,感染又可使硬肿加重,故应积极预防感染。①实行保护性隔离;②做好病室暖箱内的清洁消毒;③加强皮肤护理,经常更换体位,防止肺炎发生;④严格遵守无菌操作规程,避免医源性感染。

4. 密切观察病情　注意观察生命体征、硬肿范围、尿量及有无 DIC、肺出血等症候,备好抢救药品和设备如氧气、吸引器、呼吸器等,如发现患儿面色突然青紫、呼吸增快、肺部啰音增多,可能为肺出血,及时报告医生,进行有效的抢救。

（五）健康指导

考点:新生儿寒冷损伤综合征的复温原则及措施

介绍寒冷损伤综合征的相关知识,指导家长对患儿加强护理,并耐心解答家长提出的问题。提供新生儿保暖、喂养、预防感染等知识,从而避免本病的发生。

七、新生儿脐炎的护理

案例 8-7

一个女婴,足月顺产,生后 10 天,母乳喂养,食欲减退 2 天。体检:小儿脐轮红,有脓性分泌物,量多且有臭味,呼吸 40 次/min,心率 135 次/min,血白细胞 $12×10^9$/L,中性粒细胞 0.6。

问题: 1. 最可能的医疗诊断是什么?

2. 如何对此患儿进行护理?

（一）概述

考点:新生儿脐炎的概念

新生儿脐炎是指断脐残端被细菌侵入、繁殖所引起的急性炎症。以金黄色葡萄球菌感染最常见,其次是大肠埃希菌、铜绿假单胞菌、溶血性链球菌等。

（二）护理评估

1. 健康史　询问母亲患儿出生时的情况,及出生的地点;出生后脐部的处理情况。

2. 身体状况　轻者脐残端及脐周围皮肤红肿,伴少许脓性分泌物。严重者脐部及脐周红肿且发硬,脓性分泌物增多并有臭味。炎症如向周围组织扩散可形成蜂窝织炎,如细菌经脐血管入血可引起败血症或腹膜炎等疾病。

3. 心理社会状况　家长因对本病的发生发展、护理、预后等知识的缺乏,常出现紧张、焦虑等心理反应。

4. 辅助检查　取脐部分泌物作细菌培养和药敏试验,同时采集血培养标本。

5. 治疗要点

(1) 全身用药:轻微者口服抗生素,严重者采用静脉注射,可选择青霉素和阿米卡星合用,或根据细菌敏感试验结果用药。

(2) 如有脓肿形成,则需切开引流。

（三）主要护理问题

1. 皮肤完整性受损　与脐部感染有关。

2. 潜在并发症　蜂窝织炎、败血症、腹膜炎等。

（四）护理措施

1. 入院后在脐部护理或使用抗生素前采集脐部分泌物作培养和药敏试验,同时采集血培养标本。

2. 脐部护理　保持脐部清洁干燥,避免尿液污染脐部,沐浴后及时做脐部护理。局部有脓性分泌物时,轻症者可用3%过氧化氢清洗后用碘伏或安尔碘消毒,1天2次,从脐的根部由内向外环形彻底清洗消毒。重症者加用抗生素溶液局部湿敷,可用红霉素或头孢唑林。如有脓肿形成,需切开引流。慢性肉芽肿可予以电灼或硝酸银烧灼。

考点: 脐部护理措施

3. 观察病情　监测体温;观察脐部红肿、脓性分泌物好转与进展情况;若出现体温异常、少吃、少哭、少动等可能是败血症,腹胀、腹肌紧张、腹部触痛可能是腹膜炎。

（五）健康指导

向家长介绍疾病的治疗、护理过程,减轻家长的紧张、恐惧心理。指导家长掌握脐部护理的正确方法,教会家长如何观察病情。

八、新生儿低血糖症的护理

（一）概述

无论出生体重、胎龄和日龄如何,凡是全血血糖<2.2mmol/L(40mg/dl),均考虑新生儿低血糖症。其发生率在足月儿中约占1‰～3‰,早产儿占43‰,小于胎龄儿可达60‰。临床上可以分为暂时性低血糖(持续时间短,不超过新生儿期)和持续性低血糖(持续到婴儿或儿童期)两类。由于新生儿脑细胞代谢需要大量糖,血糖过低可导致脑细胞不可逆的损伤。

新生儿低血糖症常见的病因和发病机制有:

1. 糖原储备和消耗不平衡　早产儿和小于胎龄儿肝糖原储备不足是引起低血糖的主要原因。新生儿患病时易发生缺氧、酸中毒、低体温和低血压,使儿茶酚胺分泌增加,并出现无氧代谢,加速糖的消耗,使血糖降低。

2. 糖调节机制不平衡　糖尿病母亲的新生儿胰岛细胞增生,胰岛素分泌过多,常在出生后4～6小时发生低血糖,可持续至生后48小时。

3. 糖原分解障碍　糖原累积症和小于胎龄儿可能由于糖原分解减少而发生低血糖。

考点: 新生儿低血糖的血糖值

（二）护理评估

1. 健康史　了解患儿胎龄、体重、喂养及保暖等情况;评估出生时和出生后是否有窒息、受寒、感染等因素存在。

2. 身体状况　大部分为无症状性低血糖,尤其多见于早产儿。少数可在生后数小时至1周内出现嗜睡、拒乳、震颤、呼吸暂停、阵发性青紫、昏迷、眼球异常转动、心动过速,有时多汗、苍白和体温不升。也有表现为激惹、兴奋和惊厥,以微小型和局限型惊厥为多见。

3. 心理社会状况　家长因对本病病因、发病机制、护理、预后等知识的缺乏,常出现内疚、焦虑和恐惧等心理反应。

4. 辅助检查

(1)血糖测定:是确诊和早期发现本病的主要手段,对有可能发生低血糖者应于生后第3、6、12、24小时监测血糖。

(2)持续低血糖者:根据病情测定胰岛素、胰高血糖素、生长激素等。

（3）其他检查：根据需要可查血型、血红蛋白、血钙、血镁、尿常规与酮体,呼吸暂停、惊厥为主要表现时需与低钙血症、颅内出血等相鉴别。

5. 治疗要点

（1）预防：对可能发生低血糖者从生后 1 小时即开始喂糖水,生后 2～3 小时提早喂奶。

（2）补充葡萄糖：对低血糖患儿,立即用 25％葡萄糖液 2～4ml/kg,按 1ml/min 的速度静脉滴注,随后继续滴入 10％葡萄糖液。如血糖＞2.2mmol/L 已持续 1～2 天,则改为 5％葡萄糖液滴入,以后逐渐停止。

（3）在血糖稳定以前,每日至少测血糖 1 次。如用上述方法补充葡萄糖后,仍不能维持血糖正常水平者,可加用氢化可的松 5～10mg/(kg·d),或泼尼松 1mg/(kg·d),至症状消失、血糖恢复后 24～48 小时停止,一般用数日至 1 周。

（4）使用胰高血糖素：0.1～0.3mg/kg 肌内注射,必要时 6 小时后重复应用。

（5）对于慢性难处理的低血糖症可用肾上腺素、二氮嗪和生长激素。

（三）护理问题

1. 潜在并发症　呼吸暂停和惊厥。

2. 营养失调　低于机体需要量,与摄入不足、葡萄糖利用增加有关。

（四）护理措施

（1）提倡尽早喂养,对有可能发生低血糖者从生后 1 小时即开始喂 10％葡萄糖液,每次 5～10ml/kg,每小时 1 次,连续 3～4 次;生后 2～3 小时提早喂奶;早产儿或窒息儿尽快建立静脉通道,保证葡糖糖输入。

（2）定期监测血糖,及时调整输糖的量和速度。

（3）密切观察病情变化,发现呼吸暂停和惊厥等并发症及时处理。

（五）健康指导

向家长解释病因与预后,了解低血糖发生时的表现,提供新生儿保暖、喂养、预防感染等知识,从而避免本病的发生。定期门诊复查。

九、新生儿低钙血症的护理

案例8-8

　　一足月患儿,生后 8 天,出现烦躁不安,四肢肌肉抽动及震颤、持续时间 1～2 分钟。查体:一般情况尚可,神经反射正常。

问题:该患儿还需作哪些方面的护理评估?

（一）概述

新生儿低血钙是指血清总钙量＜1.75mmol/L(7mg/dl)或血清游离钙低于 0.9mmol/L(3.5mg/dl)。新生儿低血钙是新生儿惊厥的常见原因之一。

其发病机制为:妊娠晚期母血甲状腺激素水平高,使胎儿和新生儿甲状旁腺功能暂时受到抑制,出生后,母体供钙停止,由于甲状旁腺生理性功能低下,骨质钙不能入血,导致低血钙。

1. 早期低血钙　发生在出生后 72 小时内,多见于早产儿、各种难产儿、颅内出血、窒息、败血症、低血糖等。

2. 晚期低血钙　发生在出生后 72 小时后,多为足月儿,人工喂养儿。因牛奶、代乳品和谷类食品中含磷量较高(牛奶中钙:磷＝1.35:1),导致血钙过高,血钙沉积于骨,出现低血钙。

3.出生3周后出现低血钙　维生素D缺乏或先天性甲状旁腺功能低下的婴儿容易发生,并且低血钙持续的时间较长。

（二）护理评估

1.健康史　了解患儿胎龄、体重、喂养等情况;询问产前孕母是否患糖尿病、甲亢等疾病,询问产前孕母的饮食情况,有无钙及维生素D不足。评估患儿是否有窒息、颅内出血、败血症、低血糖等。

2.身体状况　主要症状是神经、肌肉兴奋性增高,表现为惊跳、手足抽动或震颤、惊厥等,在抽搐发作的同时还会出现不同程度的呼吸改变、心跳加快、面色发绀等,严重时喉肌痉挛、呼吸暂停。发作间期神志清楚,一般情况好。

3.心理社会状况　家长因对本病病因、发病机制、护理等知识的缺乏,常出现紧张、焦虑和恐惧等心理反应。

4.辅助检查　血钙低,早期血磷正常或增高,在晚期增高。心电图Q-T间期延长(早产儿>0.2秒,足月儿>1.9秒)。

5.治疗要点

(1)应用钙剂治疗:出现惊厥或其他明显神经肌肉兴奋症状时,用10％葡萄糖酸钙每次2ml/kg,以5％葡萄糖液稀释1倍缓慢静脉注射(1ml/min)。必要时可间隔6～8小时再给药1次,惊厥停止后改为口服乳酸钙或葡萄糖酸钙1g/d。但若早产儿血钙<1.5mmol/L(6mg/dl),足月儿血钙<1.8mmol/L(7.0mg/dl),虽无症状亦需静脉补钙。

(2)适当给予镇静剂:若症状在短时期内不能缓解,应同时给予镇静剂。

(3)甲状旁腺功能低下时,需长期口服钙剂,同时用大量维生素D_3(10000～25000IU/d)。

（三）主要护理问题

有窒息的危险,与低血钙造成喉痉挛有关。

（四）护理措施

(1)正确用药:10％葡萄糖酸钙静脉注射或滴注时均要用5％～10％葡萄糖水稀释至少1倍,稀释后药物推注速度不超过1ml/min。在治疗过程中需注意心率,如在80次/min以下则停止注射。要防止药物溢出血管外,以免发生组织坏死。一旦发生药物外溢,应立即拔针停止注射,局部用25％～50％硫酸镁湿敷。口服葡萄糖酸钙时,应在两次喂奶间给药,禁忌与牛乳搅拌在一起,以免影响吸收。

(2)严密观察病情变化,备好抢救物品及器械,避免不必要操作,防止惊厥和喉痉挛的发生。

(3)提倡母乳喂养或母乳化奶粉喂养,保持适宜的钙磷比例,防止低钙血症发生。

（五）健康指导

向家长介绍育儿知识,提倡母乳喂养,合理搭配营养素,坚持户外活动,减少低钙血症的发生。

考点:使用钙剂的注意事项

案例8-8分析

评估患儿体温、心率、血常规,判断有无感染;评估血清钙的值,判断有无低血钙;了解孕母产前健康史及有无钙、维生素D供给不足情况。

小结

1. 新生儿系指从脐带结扎到生后28天内的婴儿,由于其本身解剖生理特点,决定其对外界环境适应能力较差,尤其是早产儿,可因各种内外不良因素而引起新生儿疾病,甚至死亡。因此,要降低新生儿的患病率和死亡率,必须根据正常足月儿和早产儿的特点,给予科学、细心的护理。

2. 新生儿常见的疾病包括新生儿窒息、新生儿缺氧缺血性脑病、新生儿黄疸、新生儿颅内出血、新生儿败血症、新生儿寒冷损伤综合征、新生儿脐炎、新生儿低血糖症、新生儿低钙血症。护理人员应用爱心、耐心、细心、同情心去护理患病新生儿;全面准确地评估患儿病情、及时提出护理问题、制定完善的护理计划,认真落实各项护理措施,促进患儿身心恢复,减少或避免后遗症的发生。

自测题

A₁型题

1. 新生儿期是指(　　)
   A. 从脐带结扎到整28天
   B. 从脐带结扎到整30天
   C. 从脐带结扎到整1个月
   D. 从胎儿娩出到整28天
   E. 从胎儿娩出到整1个月

2. 我国围生期是指(　　)
   A. 从妊娠28周至出生3天
   B. 从妊娠25周至出生7天
   C. 从妊娠20周至出生30天
   D. 从妊娠28周至出生2周
   E. 从妊娠28周至出生7天

3. 小于胎龄儿是指(　　)
   A. 出生体重小于2500g
   B. 出生体重小于同胎龄儿平均体重第50百分位
   C. 出生体重小于同胎龄儿平均体重第10百分位
   D. 出生体重小于同胎龄儿平均体重第90百分位
   E. 足月儿出生体重小于3000g

4. 新生儿Apgar评分体征中哪项是无关的(　　)
   A. 皮肤颜色　　　B. 心率和呼吸次数
   C. 弹足底反应　　D. 肌张力
   E. 出生体重

5. 新生儿肺透明膜病的病因中最重要的因素是(　　)
   A. 剖宫产和异常分娩
   B. 孕母患糖尿病
   C. 肺表面活性物质缺乏
   D. 肺内液体过多
   E. 肺炎

6. 新生儿硬肿症受累部位最先出现于(　　)
   A. 面颊部　　　　B. 上肢
   C. 臀部　　　　　D. 躯干部
   E. 小腿及大腿外侧

A₂型题

7. 足月儿,母乳喂养,生后6天巩膜、皮肤黄染,胃纳良好,血清胆红素205μmol/L(12mg/dl),你认为应先采用何种疗法(　　)
   A. 光照疗法　　　B. 换血疗法
   C. 输血浆　　　　D. 苯巴比妥
   E. 暂停止母乳24～72小时后复查血清胆红素

8. 新生儿生后1分钟检查,四肢青紫,心率110次/min,弹足底有皱眉动作,四肢略屈曲,呼吸不规则,其Apgar评分应为(　　)
   A. 2分　　　　　B. 3分
   C. 4分　　　　　D. 5分
   E. 6分

9. 10月男婴,血象白细胞数10×10^9/L。中性粒细胞占0.6,淋巴细胞占0.35,单核细胞占0.02,以下哪个结论是正确的(　　)
   A. 总数不正常,分类正常
   B. 总数正常,分类不正常
   C. 总数、分类均正常
   D. 总数、分类均不正常
   E. 总数偏高,淋巴细胞偏低

10. 男婴,胎龄291天,出生体重3850g,其体重位于同胎龄标准体重的第80百分位,下列诊断哪个是正确而全面的(　　)
    A. 过期产儿,巨大儿
    B. 过期产儿,大于适龄儿

C. 足月儿,适于胎龄儿

D. 足月儿,大于胎龄儿

E. 足月儿,巨大儿

11. 男婴,娩出1分钟时,心率为104次/min,呼吸不规则而且慢,四肢活动好,青紫,弹足底有反应,躯干皮肤粉红,1分钟Apgar评分可评为(　　)

A. 9分　　　　　　　B. 8分

C. 7分　　　　　　　D. 6分

E. 5分

12. 女婴,胎龄256天,生后第2天,家长见她每隔15～20秒后有5～8秒"不呼吸",但无皮肤颜色及心率改变。应作何处理(　　)

A. 给氨茶碱　　　　　B. 供氧

C. 给咖啡因　　　　　D. 向家长解释

E. 持续气道正压通气

13. 患儿,出生1天,足月顺产,24小时内出现黄疸,嗜睡,吸吮无力,肝脾肿大较轻。该患儿拟采用光照疗法,光照需多长时间可使血清胆红素下降(　　)

A. 6～8小时　　　　B. 8～12小时

C. 12～24小时　　　D. 16～28小时

E. 18～30小时

14. 男,孕36周出生。出生体重2000g,生后1天,吸吮欠佳,睾丸未降,皮肤毳毛多。判断该儿应为(　　)

A. 足月儿　　　　　　B. 早产儿

C. 超低体重儿　　　　D. 足月小样儿

E. 正常体重儿

15. 男,孕36周出生。出生体重2000g,生后1天,吸吮欠佳。睾丸未降,皮肤毳毛多。该患儿拟补给液体,其需要量为(　　)

A. 第一天补液量50～70ml/kg

B. 第一天补液量60～80ml/kg

C. 第一天补液量70～90ml/kg

D. 第一天补液量80～100ml/kg

E. 第一天补液量90～110ml/kg

16. 男,孕35周出生。出生体重2000g,生后20小时,吸吮欠佳。睾丸未降,皮肤毳毛多。该患儿如出现黄疸,可持续多久消退(　　)

A. 5～7天消退　　　B. 7～10天消退

C. 1～2周消退　　　D. 2～3周消退

E. >4周消退

17. 患儿,男,出生时Apgar评分4分,生后2天,嗜睡,肌张力减退,瞳孔缩小,时而出现惊厥,头颅CT扫描,可见右叶有低密度影。该患儿临床诊断最大可能为(　　)

A. 新生儿窒息

B. 新生儿缺氧缺血性脑病

C. 新生儿蛛网膜下腔出血

D. 新生儿硬膜下出血

E. 核黄疸

18. 患儿,男,出生时Apgar评分4分,生后2天,嗜睡,肌张力减退,瞳孔缩小,时而出现惊厥,头颅CT扫描,可见右叶有低密度影。控制该患儿的惊厥,应首选什么药物(　　)

A. 地西泮肌内注射　　B. 水合氯醛灌肠

C. 甘露醇　　　　　　D. 苯巴比妥钠

E. 利尿剂

19. 患儿,男,出生时Apgar评分4分,生后2天,嗜睡,肌张力减退,瞳孔缩小,时而出现惊厥,头颅CT扫描,可见右叶有低密度影。该患儿的支持疗法应采取哪些措施,除了(　　)

A. 供氧　　　　　　　B. 纠正酸中毒

C. 纠正低血糖　　　　D. 静脉点滴地塞米松

E. 补液

20. 女婴,出生体重3200g,足月顺产。生后第7天黄疸加重。无热,进乳后有时呕吐,大便浅黄,尿色深黄,肝于肋下可触及3.0cm,3周后黄疸仅略有减轻。母亲病史中应注意的线索是(　　)

A. 母孕的胎次与产次

B. 既往妊娠的流产史或活产儿的黄疸史

C. 孕期感染史

D. 妊娠晚期高血压和水肿情况

E. 孕期营养情况

21. 女婴,出生体重3200g,足月顺产。生后第7天黄疸加重。无热,进乳后有时呕吐,大便浅黄,尿色深黄,肝于肋下可触及3.0cm,3周后黄疸仅略有减轻。对此患儿,临床诊断首先应考虑(　　)

A. 母乳性黄疸　　　　B. 新生儿溶血症

C. 生理性黄疸　　　　D. 新生儿肝炎

E. 胆道闭锁

22. 女婴,出生体重3200g,足月顺产。生后第7天黄疸加重。无热,进乳后有时呕吐,大便浅黄,

尿色深黄,肝于肋下可触及 3.0cm,3 周后黄疸仅略有减轻。首先考虑要做的一项实验室检查是( )

A. 血常规,网质红细胞计数

B. 腹部 B 超

C. 血培养

D. 母、女血型鉴定

E. 血清转氨酶测定

23. 女婴,足月顺产,出生体重 3200g,生后 48 小时,血清总胆红素 297.5μmol/L。在检查黄疸的原因时,首选的治疗方法( )

A. 光照疗法　　　B. 换血

C. 口服苯巴比妥　D. 白蛋白输注

E. 输血浆

24. 男婴,足月,有宫内窘迫史,羊水Ⅱ度污染,经产钳助产娩出。生后 1 分钟四肢青紫,心率每分钟 95 次,刺激时皱眉,呼吸浅弱,肌张力低,下列哪项措施不正确( )

A. 擦干,保暖

B. 吸出污染的羊水,保持呼吸道通畅

C. 给氧

D. 注射洛贝林刺激呼吸

E. 若心率每分钟<60 次,进行胸外心脏压

A₃ 型题

(25、26 题共用题干)

一足月新生儿顺产出生后,心率 90 次/分,呼吸尚可,四肢活动少略屈曲,刺激喉部有少许皱眉动作,四肢发绀躯干红。出生后第 2 天出现下颌抖动及四肢小抽动,间歇发作,伴颜面发绀,无气促、口吐泡沫,无发热,查体:易激惹,哭声高尖,前囟张力高,瞳孔对光反射弱,四肢肌张力高。

25. 此患儿可能患有( )

A. 颅内感染

B. 颅内肿瘤

C. 新生儿缺氧缺血性脑病

D. 新生儿低钙惊厥

E. 新生儿破伤风

26. 对于此患儿的急救,最恰当的是( )

A. 镇静剂　　　B. 脱水剂

C. 补钙　　　　D. 肌内注射 T. A. T.

E. 广谱抗生素

(27、28 题共用题干)

一新生儿,产钳出生,生后第 2 天嗜睡,拒奶,阵发性发绀与呼吸暂停,肌张力低下,脑脊液检查有大量红细胞。

27. 最可能的出血部位是( )

A. 硬膜下出血　　B. 蛛网膜下腔出血

C. 脑室管膜下出血　D. 小脑幕下出血

E. 脑实质出血

28. 体检发现前囟饱满,呼吸浅,不规则,脑脊液检查压力高,应首选何药治疗( )

A. 静脉注射 50% 葡萄糖

B. 静脉注射呋塞米(速尿)

C. 静脉注射大剂量 20% 甘露醇

D. 静脉注射 10% 葡萄糖酸钙

E. 静脉注射 50% 甘油

A₄ 型题

(29、30 题共用题干)

女婴,第一胎,足月顺产,生后第 2 天皮肤黄染明显。血总胆红素 256μmol/L,结合胆红素26.25μmol/L;血型:B 型,Rh 血型:CcDee;直接抗人球蛋白试验弱阳性;母血型为 O 型,Rh 血型阴性。

29. 此患儿黄疸的原因最有可能是( )

A. 生理性黄疸　　B. 新生儿 ABO 溶血症

C. 新生儿败血症　D. Rh 溶血症

E. G-6-PD 缺陷症

30. 如果考虑换血,应选择哪种血源( )

A. A 型血

B. A 型血,Rh 血型 CcDee

C. O 型血

D. O 型血,Rh 血型:CcDee

E. AB 型血浆,O 型血细胞

(白永旗　王晓菊)

第9章

消化系统疾病患儿的护理

引言:宝宝呱呱坠地成为家庭的希望,宝宝的茁壮成长是每个父母的心愿。可是宝宝拉肚子,发烧,没精神,眼看着瘦下去,急坏了爸爸妈妈,怎么办啊? 让我们进入本章学习小儿为什么容易腹泻,容易上火患口腔溃疡,得了这样的消化系统疾病如何治疗与护理,如何呵护每个宝宝健康成长!

第1节 小儿消化系统解剖、生理特点

(一)口腔

足月新生儿出生时两颊脂肪垫发育良好,具有较好的吸吮吞咽功能,早产儿则较差。新生儿及婴幼儿口腔黏膜薄嫩,血管丰富,唾液腺不够发达,口腔黏膜干燥,易受损伤和感染。3个月以下小儿唾液中淀粉酶含量低,故不宜喂淀粉类食物。5～6个月时唾液分泌明显增多,但婴儿口腔浅,尚不能及时吞咽所分泌的全部唾液,常发生生理性流涎。

(二)食管、胃

新生儿和婴儿的食管呈漏斗状,弹力组织及肌肉层发育不完善,食管下端的贲门括约肌松弛,控制能力差,常发生胃食管反流,一般在8～10个月时症状逐渐消失。食管的长度:新生儿约10cm,5岁约16cm,学龄前儿童20～25cm,可作为插胃管时的参考。

婴儿胃呈水平位,贲门括约肌发育不成熟而幽门括约肌发育良好,且婴儿吸奶时常吞咽过多的空气,故易发生溢乳和呕吐。婴儿胃黏膜下腺体和杯状细胞较少,盐酸和各种消化酶的分泌少且酶活力较低,所以消化功能较差。胃容量:新生儿约为30～60ml,1～3个月时为90～150ml,1岁时为250～300ml,5岁时为750～850ml,成人约为2000ml,故小婴儿宜少量多次喂哺。胃排空时间随食物种类不同而异:水的排空时间为1.5～2小时,母乳2～3小时,牛乳为3～4小时。早产儿胃排空慢,易发生胃潴留。

(三)肠、肠道细菌

小儿肠道相对比成人长,由于肠壁薄、通透性高、肠黏膜屏障功能差,肠内毒素、消化不全产物和过敏原等易经肠黏膜进入体内,引起全身感染和变态反应性疾病。小儿肠黏膜肌层发育差,肠系膜柔软而长,活动度大,固定性差,易发生肠套叠、肠扭转。胎儿肠道内无细菌,生后数小时细菌即经口、鼻、肛门等侵入肠道,以结肠和直肠细菌最多。

肠道菌群受食物成分影响,单纯母乳喂养儿以双歧杆菌为主;人工喂养和混合喂养儿肠内的大肠埃希菌、嗜酸杆菌、双歧杆菌及肠球菌所占比例几乎相等。正常肠道菌群对侵入肠道的致病菌有一定的拮抗作用。婴幼儿肠道正常菌群脆弱,易受很多因素影响而紊乱,当改变饮食使肠道内环境变化时,肠道细菌大量繁殖可进入小肠甚至胃内而致病。大量应用广谱抗生素时,可使肠道正常菌群平衡失调,对致病菌的拮抗作用减弱,而导致消化功能紊乱。

（四）肝

年龄愈小肝脏相对愈大，婴幼儿可在右肋下触及 1～2cm，柔软、无压痛，4～5 岁后逐渐进入肋缘内不易触及。婴儿肝细胞发育不完善，功能不成熟，在感染、缺氧、中毒等因素影响下易发生肝充血肿大和变性，影响其正常生理功能。婴儿期胆汁分泌较少，故对脂肪的消化、吸收能力较差。

（五）胰腺

胰腺分泌胰岛素和胰液，胰岛素调节糖代谢，胰液内含有各种消化酶。新生儿出生时胰液分泌量少，3～4 个月增多，消化酶出现的顺序为：胰蛋白酶，其后是脂肪酶，最后是淀粉酶，故小儿 3～4 个月以前不宜喂淀粉食物。婴幼儿时期胰液及其消化酶的分泌易受炎热气候和疾病的影响而被抑制，易引起消化不良。

正常菌群、条件致病菌、菌群失调

在人体的皮肤、黏膜与外界相通的各种腔道如口腔、鼻咽腔、肠道、生殖泌尿道等部位，均存在着对人体无害的微生物群，称为正常菌群。其具有生物拮抗、免疫调节、合成维生素、抗衰老等很多功能。但是这些正常菌群离开原来的寄居场所，进入身体的其他部位，或当机体有损伤和抵抗力降低时，也可引起疾病，因此称这些细菌为条件致病菌，如大肠埃希菌引起的腹泻、胆囊炎、肾盂肾炎等。某些因素破坏了人体与正常菌群之间的平衡，正常菌群中各种细菌的数量和比例发生变化时，称为菌群失调。若菌群失调没有得到有效控制，出现临床症状，称菌群失调症。

（六）健康小儿粪便

1. 胎粪　新生儿生后 12 小时内开始排便，最初排出的大便称胎粪，墨绿色、黏稠、无臭味，由胎儿肠道脱落的上皮细胞、消化液及吞入的羊水组成，持续 2～3 天后逐渐过渡为婴儿粪便。如生后 24 小时内无胎粪排出，应注意有无肛门闭锁等消化道畸形。

2. 母乳喂养儿粪便　呈金黄色，多为均匀糊状，偶有细小乳块，有酸味不臭，每日 2～4 次。一般在添加辅食后次数减少，1 周岁后减至每日 1～2 次。

3. 人工喂养儿粪便　呈淡黄色，较干厚成形，含乳凝块多，呈碱性或中性反应，量多较臭，每日 1～2 次，易发生便秘。

4. 混合喂养儿粪便　与喂牛乳相似，颜色较黄，质地较软。在添加淀粉类食物及蛋、肉、蔬菜等辅食后，粪便性状逐渐接近成人。

第 2 节　口炎患儿的护理

（一）概述

1. 概念　口炎是指口腔黏膜的炎症，多见于婴幼儿，可单独发生，也可继发于急性感染、腹泻、营养不良、维生素 B 及维生素 C 缺乏等全身性疾病。

2. 病因

（1）内因：婴幼儿口腔黏膜薄嫩，唾液分泌少，口腔黏膜干燥，易受损伤和有利于微生物繁殖。

（2）危险因素：食具消毒不严格、口腔卫生差、不适当擦拭口腔、食物过高温度损伤，各种全身性疾病导致机体抵抗力下降。

（3）病原体：鹅口疮又称雪口病，由白色念珠菌所致；疱疹性口炎由单纯疱疹病毒所致；溃疡性口炎由链球菌、金黄色葡萄球菌、肺炎球菌、铜绿假单胞菌、大肠埃希菌等感染引起。

（二）护理评估

1. 健康史　询问患儿家长有无口腔黏膜受损的病史，乳瓶、橡胶乳头是否消毒，患儿有无感染、营养不良等全身性疾病，有无长期使用广谱抗生素及肾上腺糖皮质激素史。

2. 身体状况　临床常见的口炎包括鹅口疮、疱疹性口炎、溃疡性口炎等（表9-1）。

表9-1　3种常见口炎的临床特点

	鹅口疮	疱疹性口炎	溃疡性口炎
病原体	白色念珠菌	单纯疱疹病毒	链球菌、葡萄球菌、铜绿假单胞菌、大肠埃希菌等
病因	菌群紊乱、产道感染或乳头不洁、乳具污染	感染单纯疱疹病毒，传染性强	急性感染、长期腹泻致抵抗力低下，口腔不洁
局部特征	口腔黏膜有点、片状白色乳凝块样附着物，强行拭去，局部黏膜潮红有渗血	齿龈、舌、颊黏膜处散在或成簇的黄白色小疱疹，周围有红晕，迅速破溃后形成浅溃疡，表面有黄白色纤维素性分泌物覆盖	口腔黏膜充血、水肿及大小不等的糜烂或溃疡，表面有较厚纤维素性渗出物形成的灰白或黄色假膜，擦后可见溢血的糜烂面
全身表现	一般无全身症状，患处不痛、不流涎、不影响吃奶	常有发热，局部疼痛明显，患儿拒食、流涎、烦躁，颌下淋巴结肿大	局部疼痛明显，患儿拒食、烦躁，常有明显发热，局部淋巴结肿大
治疗要点	2%碳酸氢钠溶液清洁口腔，患处涂制霉菌素鱼肝油混悬溶液	0.9%生理盐水清洁口腔，患处涂碘苷（疱疹净）、锡类散、西瓜霜等	0.1%～0.3%依沙吖啶溶液清洁口腔，并涂以5%金霉素鱼肝油、锡类散等

考点：3种口腔炎的致病菌、局部特征

3. 治疗要点与反应　以清洁口腔及局部涂药为主，有继发细菌感染时可用抗生素，发热时可用退热剂等对症处理。

（三）护理问题

1. 口腔黏膜改变　与病原体感染有关。

2. 疼痛　与口腔黏膜炎症和破损有关。

3. 体温过高　与感染有关。

（四）护理措施

1. 清洁口腔　针对病因使用恰当的溶液清洗溃疡面，较大儿童可用含漱剂，鹅口疮患儿宜用2%的碳酸氢钠溶液，溃疡性口炎用0.1%～0.3%依沙吖啶溶液，致病菌不是厌氧菌者不必使用氧化剂，特别是过氧化氢，因其酸性较强刺激口腔黏膜可增加患儿痛苦。鼓励患儿多饮水，进食后漱口，保持口腔黏膜清洁和湿润，对流涎较多者，要保持口周皮肤清洁、干燥，避免出现湿疹或糜烂。

2. 正确涂药　涂药前先清洗口腔，然后用无菌纱布或干棉球放在颊黏膜腮腺管口处或舌系带两侧，以隔断唾液；再用干棉球将病变部黏膜表面吸干后方能涂药，涂药时用棉签在溃疡面上滚动涂抹，然后取出纱布或棉球，不可立即漱口、饮水或进食。

考点：3种口腔炎清洁口腔及正确涂药方法

3. 减轻疼痛　口腔炎患儿应以温凉流质或半流质饮食为宜，避免酸、辣、热、粗、硬等刺激性食物以减轻疼痛。清洁口腔及局部涂药时，动作要轻，以免使患儿疼痛加重。对因疼痛

影响进食者,可按医嘱在进食前局部涂 2% 利多卡因。

4. 监测体温　体温超过 38.5℃时,松解衣服,置冷水袋、冰袋等物理降温,必要时给予药物降温。

(五)健康指导

(1)向家长解释勤喂温开水的意义,给家长示教清洁口腔及局部涂药的方法,并强调护理患儿前、后要洗手。

(2)防止交互感染:告诉家长疱疹性口炎具有较强的传染性,应注意与健康儿童隔离,患儿用过的食具、玩具、毛巾等要及时消毒,以防交互感染。鹅口疮患儿使用过的乳瓶及乳头,应放 5% 碳酸氢钠溶液中浸泡 30 分钟再煮沸消毒。

考点:三种口腔炎防止交互感染的方法

(3)指导家长教育小儿养成良好的卫生习惯,纠正患儿吮指、不刷牙等不良习惯。应指导年长儿进食后漱口,保持口腔清洁;避免进食过热、过硬、过酸食物。

第3节　小儿腹泻患儿的护理

案例9-1

患儿,男,1岁。牛乳喂养。3 天前开始发热 39℃,起病半天,即开始吐泻,每日约 3～5 次,大便 10 余次/日,为黄色稀水便,蛋花汤样,无黏液及脓血,无特殊臭味。发病后 10 小时无尿。既往常有夜惊。体格检查:体温 38.3℃,脉搏 138 次/分,呼吸 40 次/分,血压 60/40mmHg,体重 8kg。患儿哭无泪、声音弱,对玩具、食物无兴趣,活动少,眼窝深度凹陷,呼吸深、急促,口唇樱桃红,轻度方颅,皮肤弹性极差,肢端厥冷,心音低钝。实验室检查:血钠 135mmol/L,血钾 3.3mmol/L,二氧化碳结合力 10mmol/L。入院后初步诊断为小儿感染性腹泻、重度等渗性脱水、代谢性酸中毒中度、休克、佝偻病活动期。

问题:1. 请你找出诊断依据。

2. 该患儿有哪些护理问题?

3. 对其应采取哪些护理措施?

(一)概述

1. 概念　小儿腹泻是一组由多病原、多因素引起的以大便次数增多和性状改变为特点的消化道综合征。是小儿时期重点防止的“四病”之一。发病年龄多在 6 个月～2 岁,一年四季均可发病,以夏秋季发病率最高。

链接

什么是小儿“四病”?

危害婴幼儿健康的常见病——肺炎、腹泻、贫血、佝偻病,简称“四病”,是全国儿童保健工作者共同开展防治研究的主要疾病。

2. 病因

(1)易感因素:小儿消化系统发育不够成熟而生长发育快,对营养物质的需求相对较多,胃肠道负担重,加上肠道防御功能差,人工喂养食物和食具易受污染等。

考点:引起小儿腹泻的常见病原体

(2)感染因素:①肠道内感染:80%婴幼儿腹泻由病毒感染所致,以轮状病毒引起的秋冬季节腹泻最为常见。大肠埃希菌是引起夏季腹泻的主要病原,真菌和寄生虫也可引起急慢性肠炎。②肠道外感染:由于发热及病原体毒素作用可使消化功能紊乱,故患中耳炎、上呼吸道感染、肺炎、肾盂肾炎、皮肤感染及急性传染病时也可引起腹泻。

（3）非感染因素：①饮食因素：喂养不当，如不定时、食量过多或过少；食物成分不适宜，如过早进食大量淀粉、脂肪类食物；进食果汁过多可引起高渗性腹泻等；对牛奶、豆浆或某些食物成分过敏或不耐受等均可出现腹泻。②气候因素：天气突然变冷，腹部受凉使肠蠕动亢进；天气过热使消化液分泌减少；口渴饮奶过多可能诱发消化功能紊乱等因素均可诱发腹泻。

3. 发病机制

（1）病毒感染肠道后，侵犯小肠黏膜上皮细胞，使之发生变性、坏死、脱落，吸收水分和电解质的功能受损；同时肠黏膜细胞分泌的双糖酶不足、活力下降，肠腔中糖类消化不完全积滞在肠腔内，肠液的渗透压增高，出现水样便。

（2）产毒性大肠埃希菌，侵入肠道后虽不直接破坏肠黏膜，但能分泌肠毒素，抑制小肠绒毛上皮细胞吸收 Na^+、Cl^- 和水，使小肠液增加，导致水样便。

（3）各种侵袭性细菌如侵袭性大肠埃希菌、沙门菌属、空肠弯曲菌、耶尔森菌、金黄色葡萄球菌等可直接侵袭小肠或结肠壁，使肠黏膜充血、水肿、炎细胞浸润，引起渗出和溃疡等病变，出现黏液脓血便。

（4）非感染性腹泻则主要见于饮食不当、气候突变等，使正常消化过程发生障碍，食物不能充分消化和吸收而发酵、腐败，产生的短链有机酸使肠腔内渗透压增加，并协同腐败性毒性产物刺激肠壁，使肠蠕动亢进而发生腹泻。

（二）护理评估

1. 健康史　详细了解患儿的喂养史包括喂养方式、次数及量、添加辅食及断奶情况，是否近日添加了新食物或进食大量果汁等，有无不洁饮食史。是否长期应用抗生素，以往是否有对药物或牛奶的过敏史。询问患儿腹泻开始的时间，大便次数、颜色、性状、气味及量，有无发热、呕吐、腹痛、腹胀、里急后重等不适。

2. 身体状况　临床上根据病程可分为急性腹泻（病程＜2周，最多见）、迁延性腹泻（病程在 2 周～2 个月）和慢性腹泻（病程＞2 个月）。根据病情分为轻型腹泻及重型腹泻。

（1）急性腹泻：①轻型腹泻：常由饮食因素及肠道外感染引起。以胃肠道症状为主，表现为食欲不振、偶有呕吐，大便次数增多及性状改变，一天大便可达 10 次左右，每次大便量不多，呈黄色或黄绿色稀水样，常见白色或黄白色奶瓣和泡沫。一般无脱水及全身中毒症状，多在数日内痊愈。②重型腹泻：多由肠道内感染引起，也可由轻型腹泻发展而来。A. 胃肠道症状：食欲低下，常伴有呕吐，严重者进水即吐，吐咖啡渣样物；腹泻频繁，每日大便 10 次致数十次，多为黄色水样便或蛋花汤样便，量多，有少量黏液。B. 全身中毒症状：发热、烦躁不安、精神委靡、嗜睡甚至昏迷、休克。C. 水、电解质及酸碱平衡紊乱表现：主要表现为脱水、代谢性酸中毒、低钾血症、低钙血症和低镁血症等。

> 考点：小儿腹泻分类

案例 9-1 分析

案例中所述患儿发热、呕吐、腹泻呈蛋花汤样便。声音弱，对玩具、食物不兴趣，活动少等为精神委靡。伴有脱水、代谢性酸中毒、休克等为重型腹泻的典型表现。

脱水：由于呕吐、腹泻丢失体液及摄入不足，导致不同程度脱水（表 9-2）；因腹泻、呕吐时水和电解质丢失的比例不尽相同而导致等渗、低渗或高渗性脱水，临床上以等渗性、低渗性脱水最常见。不同性质的脱水见表 9-3。

> 考点：重型腹泻的主要表现

表 9-2　不同程度脱水的临床表现

考点:不同程度脱水体重、尿量、皮肤弹性变化

	轻度	中度	重度
失水占体重百分比	3%~5%	5%~10%	>10%
精神状态	稍差,略烦躁	烦躁或委靡	昏睡甚至昏迷
皮肤弹性	稍差	差	极差
口腔黏膜	稍干燥	干燥	极度干燥
前囟和眼窝	稍凹陷	明显凹陷	极度凹陷,眼睑不能闭合
眼泪	稍少	少	无
尿量	稍减少	明显减少	无尿
休克症状	无	不明显	明显

表 9-3　不同性质脱水的临床表现

	低渗性脱水	等渗性脱水	高渗性脱水
病因及诱因	失盐>失水或补充非电解质过多,常见于病程长、营养不良和重度脱水者	失盐=失水,常见于病程短、营养状况较好者	失水>失盐或补充高钠液体过多,常见于高热、大量出汗者,少见
血清钠浓度	<130mmol/L	130~150mmol/L	>150mmol/L
皮肤弹性	极差	稍差	尚可
口渴	不明显	明显	极明显
血压	很低,易发生休克	低	正常或稍低
精神状态	嗜睡、昏迷或惊厥	精神委靡	烦躁易激惹

考点:不同性质脱水血钠的变化

案例 9-1 分析

案例中患儿无尿、哭无泪、眼窝深度凹陷,皮肤弹性极差,血钠 135mmol/L,为重度等渗脱水特征。

代谢性酸中毒:腹泻丢失大量碱性物质;进食少及肠吸收不良,摄入热量不足,体内脂肪分解增加,产生大量酮体;脱水时血液浓缩,血流缓慢,组织缺氧致乳酸堆积;脱水使肾血流量不足,尿量减少,体内酸性代谢产物滞留。故中、重度脱水多有不同程度的代谢性酸中毒(表 9-4)。

护考链接

患儿,9 个月。呕吐腹泻 1 天,排大便 16 次/天。皮肤弹性极差,无尿。血钠 125mmol/L,该患儿脱水的程度和性质为
A. 轻度高渗性脱水　　B. 中度低渗性脱水
C. 轻度等渗性脱水　　D. 重度等渗性脱水
E. 重度低渗性脱水
分析:考点是脱水程度和性质判断。

表 9-4　代谢性酸中毒的分度及临床表现

	轻度	中度	重度
CO_2CP	18~13mmol/L	13~9mmol/L	<9mmol/L
精神状态	正常	精神委靡、烦躁不安	昏睡、昏迷
呼吸改变	呼吸稍快	呼吸深大	呼吸深快、节律不整、有烂苹果味
口唇颜色	正常	樱红	发绀

案例 9-1 分析

案例中患儿呼吸深、急促，口唇樱桃红，二氧化碳结合力 10mmol/L，为中度代谢性酸中毒的表现。

低钾血症：当血清钾低于 3.5mmol/L 时称低钾血症。由于进食少，钾摄入不足；呕吐和腹泻丢失大量钾离子。但在脱水未纠正之前，由于血液浓缩、酸中毒时钾离子由细胞内向细胞外转移以及在少尿时钾排出减少等原因，血清钾多数正常。随着脱水、酸中毒被纠正，表现出不同程度的低血钾症状。主要表现为精神不振、全身乏力、腹胀、肠鸣音减弱，严重者出现肠麻痹、腱反射减弱或消失；心率增快、心音低钝、心电图出现典型的"U"波，重者可出现心律失常而危及生命。

> **案例9-1续**
>
> 案例 9-1 中患儿，入院后 5 小时开始排尿，第 2 天皮肤弹性恢复，呼吸平稳，大便次数 8 次/日，为黄色稀水便，T 37.8℃，P 120 次/分，R 32 次/分，Bp 90/66mmHg。但在输液过程中，护士发现患儿突然出现手足搐动。
>
> **问题：**1. 护士作何判断？
>
> 　　　　2. 应该如何处理？

低钙血症和低镁血症：由于进食少、吸收不良和腹泻及呕吐丢失钙、镁离子，尤其是腹泻较久、营养不良或有活动性佝偻病患儿更多见。但在脱水、酸中毒时血液浓缩，患儿可不表现出症状，当脱水和酸中毒纠正后，多有体内钙、镁离子减少。低血钙或低血镁时表现为手足搐搦、惊厥，用钙剂治疗无效时应考虑有低镁血症的可能。

（2）几种常见类型肠炎的临床特点（表9-5）。

 护考链接

考点：低血钾、低血钙的表现

患儿，女，7 个月，因腹泻伴中度等渗脱水入院。入院后给予补液治疗，脱水症状缓解，但患儿精神较差，四肢软弱无力，腹胀明显。该患儿可能出现了

A. 低血糖　　　B. 代谢性酸中毒

C. 低血钾　　　D. 低血钙

E. 低血镁

分析：考点是低血钾的判断。

表 9-5　几种常见类型肠炎的临床特点

	发病特点	大便特点	全身症状	大便检查
轮状病毒肠炎（又称秋节腹泻）	多发生在秋、冬季，以 6～24 个月婴幼儿为多	大便次数多，量多，黄色水样或蛋花汤样，无腥臭味	常伴上呼吸道感染症状，常出现脱水、酸中毒	少量白细胞
致病性和产毒性大肠埃希菌肠炎	多见于气温较高的夏季	大便次数多，蛋花汤样或水样，含黏液	可伴发热、脱水、电解质紊乱和酸中毒	少量白细胞
侵袭性大肠埃希菌肠炎	多见于夏季	便频，呈黏液脓血便，有腥臭味	发热、呕吐、腹痛、里急后重，甚至休克	大量脓细胞和红、白细胞
金黄色葡萄球菌肠炎	多为长期使用广谱抗生素引起菌群失调所致	典型大便为暗绿色海水样，带黏液，腥臭，偶有血便	发热、呕吐、脱水和电解质紊乱，甚至发生休克	有大量脓细胞，革兰阳性球菌培养有葡萄球菌生长

（3）迁延性腹泻和慢性腹泻：迁延性腹泻和慢性腹泻多因营养不良和急性期治疗不彻底引起，以人工喂养儿及营养不良儿多见。表现为腹泻迁延不愈，病情反复，大便次数和性状极

不稳定,严重时可出现脱水及电解质紊乱。持续腹泻加重营养不良,故多伴有消瘦、贫血、多种维生素缺乏及继发感染等。

3. 心理-社会状况　患儿家长缺乏对小儿正确的喂养知识及基本食品安全卫生知识。因对患儿疾病早期没有重视及未进行正规治疗,导致病情加重,从而产生紧张、自责、埋怨等情绪,重症患儿在住院期间因病情较重或病情反复,又容易产生焦虑和恐惧。

4. 辅助检查

(1) 大便检查:轻型腹泻患儿粪便镜检可见大量的脂肪球;中重度腹泻患儿粪便镜检可见大量白细胞和不同数量的红细胞。大便细菌培养、涂片、病毒学检查有助于明确病原。

(2) 血液生化检查:血钠测定可提示脱水性质,血钾测定可反映体内缺钾的程度。血气分析可了解酸碱平衡的程度和性质。

5. 治疗要点与反应　腹泻的治疗原则是调整饮食;合理用药,控制感染;纠正水、电解质及酸碱平衡紊乱;预防并发症。

(1) 调整饮食:供给足够、适宜的营养对预防营养不良、促进恢复和缩短腹泻病程非常重要。故腹泻脱水患儿除严重呕吐者暂禁食(不禁水)4~6小时外,强调继续进食,但需根据病情和平时的饮食习惯进行适当的调整。

(2) 控制感染:约70%的患儿表现为病毒及非侵袭性细菌所致的水样腹泻,以饮食疗法和液体疗法为主,一般不须应用抗生素,选用微生态制剂(双歧杆菌、嗜酸乳杆菌等)和黏膜保护剂(如蒙脱石粉);另外约30%的患儿为侵袭性细菌感染所致的黏液脓血便患儿,应结合大便细菌培养和药敏结果选用抗生素(抗革兰阴性杆菌抗生素);避免使用止泻剂。长期应用抗生素诱发的肠炎,首先停用原抗生素,改用万古霉素等。

链接

微生态制剂

微生态制剂是利用正常微生物或促进微生物生长的物质制成的活的微生物制剂。分为益生菌、益生元、合生元。益生菌能促进肠道内菌群平衡,对宿主起到有益作用;益生元是通过选择性的刺激一种或少数菌落中细菌的生长与活性而对寄主产生有益影响;合生元是将益生菌与益生元同时合并应用的一类制剂。由于其快速构建肠道微生态平衡,调节肠道功能,即使健康人也可以服用,以提高健康水平,而且腹泻患者可以服用,便秘患者也可以服用。目前常用的微生态制剂有宝乐安、爽舒宝、常立宁、妈咪爱、整肠生等。

(3) 纠正水、电解质及酸碱平衡紊乱:无脱水者口服ORS溶液预防脱水;轻、中度脱水无明显周围循环衰竭者口服ORS溶液纠正脱水;中、重度脱水伴周围循环衰竭者静脉补液;重度酸中毒者可补充碱性溶液碳酸氢钠或乳酸钠,纠正低钾、低钙、低镁。

(三) 护理问题

1. 腹泻　与喂养不当、感染导致胃肠道功能紊乱有关。

2. 体液不足　与腹泻、呕吐液体丢失过多和摄入量不足有关。

3. 营养失调　低于机体需要量,与腹泻、呕吐液体丢失过多和摄入量不足有关。

4. 体温过高　与肠道感染有关。

5. 有皮肤完整性受损的危险　与大便次数增多刺激臀部皮肤有关。

6. 潜在的并发症　电解质及酸碱平衡紊乱。

7. 知识缺乏　与患儿家长缺乏合理喂养知识及腹泻患儿护理知识有关。

（四）护理措施

1. 减轻腹泻

（1）调整饮食：母乳喂养儿继续哺乳，暂停辅食。人工喂养儿可喂稀释的牛奶、米汤或其他代乳品，腹泻次数减少后，可给予半流质如粥、面条等，少量多餐，病情好转逐渐过渡到正常饮食。病毒性肠炎多有双糖酶缺乏，不宜用蔗糖，可暂停乳类喂养，改为豆制代乳品、发酵乳，以减轻腹泻，缩短病程。腹泻停止后继续给予营养丰富的饮食，并每日加餐1次共2周，以赶上正常生长。

考点：调整饮食的方法

（2）防止交互感染：感染性腹泻患儿应进行消化道隔离，防止患儿的手和物品的污染，排泄物应按规定处理后再排放。护理患儿前后认真洗手，防止交互感染。

（3）按医嘱用药：对感染性腹泻患儿按医嘱应用敏感、有效的抗生素。一般不用止泻药物，特别是对感染性腹泻，因止泻药多抑制胃肠动力，增加细菌繁殖和毒素的吸收。

2. 按医嘱进行补液并作好补液护理　脱水是急性腹泻死亡的主要原因，合理的液体疗法是降低病死率的关键。

（1）口服补液：ORS溶液主要适用于腹泻时预防脱水和纠正轻、中度脱水。2岁以下患儿每1～2分钟喂5ml，年长儿可以用杯子少量多次饮用；如有呕吐，停10分钟再喂，每2～3分钟喂5ml，于8～12小时内将累计损失量补足；脱水纠正后，将余量用等量水稀释按病情需要随时口服。对无脱水者，可将ORS溶液加等量水，每天约50～100ml/kg，少量频服预防脱水。应注意服用期间，让患儿适当多饮温开水，防止高钠血症；如患儿出现眼睑水肿，应停止服用，改为口服白开水。

考点：口服补液、静脉补液的适应范围

（2）静脉补液：适用于中度以上脱水、呕吐或腹胀明显的患儿。第1天补液：①定量：一般轻度脱水90～120ml/kg、中度脱水120～150ml/kg、重度脱水150～180ml/kg，对有营养不良、肺炎及心、肾功能不全的患儿应适当减少。②定性：可根据脱水的性质选择不同张力的液体，如果判定脱水性质有困难时，按等渗性脱水处理。③定速：掌握先快后慢的原则，前8～12小时，每小时约8～10ml/kg；后12～16小时，每小时约5ml/kg。④扩充血容量：不论何种性质的脱水，凡是重度脱水伴有周围循环障碍者均用2:1等张含钠液20ml/kg，于30～60分钟快速静脉输入。第2天及以后补液：主要补充继续损失量和生理需要量，可改为口服补液。

（3）密切观察病情：①观察大便的次数、颜色、气味、性状和量，及时采集便标本送检。②观察生命体征，对高热者采取物理降温，休克者给予保暖，代谢性酸中毒呼吸深快者及时补碱纠正。③记录24小时出入量，要准确记录食物、口服及静脉输入液体等入量，记录呕吐、腹泻、尿液及不显性失水等液体出量，观察酸中毒、低钾血症、低钙血症、低镁血症的情况，并随时报告医生，给予适当的处理。④观察补液效果，准确记录第一次排尿时间，如补液合理，患儿3～4小时内应排尿，说明血容量已恢复；24小时内皮肤黏膜、前囟及眼窝凹陷恢复，说明脱水已纠正；如补液后眼睑水肿，可能是输入钠盐过多；补液后尿量多而脱水未纠正，可能是输入液体张力过低，应报告医生，加以调整。

3. 加强臀部护理　腹泻时，大便次数频繁而且性质改变，肛门周围皮肤易发生糜烂甚至引起溃疡及感染。每次便后，用手蘸温水清洗臀部，避免用毛巾直接擦洗，然后用柔软的毛巾吸干，清洁后，可涂5%的鞣酸软膏或40%的氧化锌油，预防臀红发生。选用柔软、吸水性好的棉织品尿布，或用纸尿裤，勤更换，避免使用不透气的塑料布或橡胶布，皮肤溃疡可用烤灯照射。

慢性腹泻与营养不良的关系

慢性或迁延性腹泻引起消化道功能紊乱,腹泻患儿由于肠蠕动亢进和食物消化功能受影响,水和无机盐以及其他营养物质的吸收受影响,容易出现营养不良。营养不良患儿由于消化道黏膜萎缩、消化酶活力降低、机体防御功能降低、小肠细菌过度繁殖等因素导致腹泻反复发作。所以,营养不良的婴幼儿稍不注意就会引发腹泻甚至迁延不愈。可以说,小儿营养不良和腹泻两者互为因果,往往造成恶性循环,小儿腹泻迁延不愈,营养摄入严重不足,出现发育迟缓、佝偻病等严重后果。

（五）健康指导

（1）护理指导:向家长解释腹泻的病因、治疗要点及相关护理措施;宣传母乳喂养的优点;示教乳品的调剂方法;说明调节饮食的重要性;示范 ORS 溶液的配制、喂服方法及注意事项;讲解臀部皮肤护理的方法及意义。

（2）预防指导:指导合理喂养,添加辅食要循序渐进;注意哺乳卫生,食物宜新鲜,人工喂养的食具、奶具应定时煮沸消毒;婴儿避免在夏季断奶;教育小儿饭前、便后洗手,勤剪指甲;及时治疗营养不良、佝偻病;气候变化时防止受凉或过热。

（3）避免长期应用广谱抗生素。

第4节　小儿液体疗法及护理

一、小儿体液平衡的特点

体液分细胞内液和细胞外液,后者包括血浆和间质液两部分。年龄越小,体液总量占体重的百分比越高,新生儿体液占体重的 78%,婴儿占 70%,2～14 岁小儿占 65%,成人占 55%～60%,主要是间质液比例高。

小儿代谢旺盛,排泄水的速度较快,正常婴儿水的交换率为成人的 3～4 倍,即每日体内外水的交换量约等于细胞外液 1/2,而成人仅为 1/7;小儿体表面积相对大、呼吸频率快,不显性失水量较多。因此,年龄越小需水量相对越多,对缺水的耐受性越差,容易发生脱水。小儿时期肾功能尚不成熟,肾小球滤过率低,肾小管浓缩功能明显不足,年龄越小排钠、排酸、产氨能力越差,故容易发生水、电解质和酸碱平衡紊乱。

二、常用液体的种类、成分及配制

（一）非电解质溶液

5% 葡萄糖等渗溶液和 10% 葡萄糖高渗溶液,主要用于补充水分和提供部分热量,不能维持血浆渗透压,视为无张力溶液。

（二）电解质溶液

电解质溶液主要用于补充丢失的液体、电解质和纠正酸中毒。

1.0.9% 氯化钠(生理盐水)和复方氯化钠溶液(林格液)　均为等渗液。生理盐水含 $[Na^+]$ 和 $[Cl^-]$ 各为 154mmol/L,与血浆离子渗透压相似,但氯的含量比血浆高,若长期大量使用,可造成高氯性酸中毒。复方氯化钠的作用与缺点和生理盐水基本相同,除含氯化钠外,还含有钾和钙。

2. 碱性溶液

（1）1.4%碳酸氢钠溶液：为等渗含钠碱性溶液，是纠正酸中毒的首选药物。市售成品5%碳酸氢钠溶液为高渗溶液，可加入5%或10%葡萄糖溶液稀释3.5倍即配成等渗液。

（2）1.87%乳酸钠溶液：为等渗含钠碱性溶液。市售成品11.2%乳酸钠溶液为高渗溶液，可加入5%或10%葡萄糖溶液稀释6倍，即配成等渗乳酸钠溶液，但在肝功能不全、缺氧、休克、新生儿期不宜使用。

3. 10%或15%氯化钾溶液　用于纠正低钾血症，但不能直接应用，静脉输入时必须稀释成0.2%～0.3%的浓度，并注意排尿情况，禁忌直接静脉推注，否则可引起心肌抑制、心搏骤停。

（三）混合溶液

将各种溶液按不同比例配制成混合溶液，更适合于不同情况补液的需要。常用混合溶液的组成见表9-6。

表9-6　常用混合溶液的组成

溶液种类	0.9%氯化钠溶液（份）	5%或10%葡萄糖溶液（份）	1.4%碳酸氢钠溶液（份）	张力	用途
1∶1液	1	1	—	1/2	轻、中度等渗脱水
1∶2液	1	2	—	1/3	高渗脱水
1∶4液	1	4	—	1/5	生理需要
2∶1液	2	—	1	等张	重度或低渗脱水
2∶3∶1液	2	3	1	1/2	轻、中度等渗脱水
4∶3∶2液	4	3	2	2/3	中度低渗脱水

考点：2∶1溶液的组成、用途，1/2张溶液的用途

（四）口服补液盐溶液（ORS液）

ORS液是世界卫生组织推荐使用的一种口服溶液，临床用于治疗急性腹泻伴轻、中度脱水的补液。传统配制方法：氯化钠3.5g、碳酸氢钠2.5g、氯化钾1.5g、葡萄糖20.0g，加温开水至1000ml制成为2/3张液。低渗性配方：氯化钠2.6g、枸橼酸钠2.9g、氯化钾1.5g、葡萄糖13.5g，加温开水至1000ml制成为1/2张液，低渗性配方与传统配方比较同样有效，但更为安全。

考点：ORS溶液的组成及临床应用

三、液体疗法

液体疗法是儿科护理的重要环节，其目的是纠正水、电解质和酸碱平衡紊乱，以保证正常的生理功能。小儿补液的基本原则：做好三定（定量、定性、定速）、两补（见尿补钾、见惊补钙或镁）及三先（先快后慢、先盐后糖、先浓后淡）。

考点：小儿补液的原则

入院第一天补液总量应包括：累积损失量、继续损失量和生理需要量3部分。

（一）补充累积损失量

累积损失量是指自发病到补液时所损失的水和电解质的量，根据脱水程度和性质而定。轻度脱水补30～50ml/kg；中度脱水补50～100ml/kg；重度脱水补100～150ml/kg。低渗性脱水补2/3张含钠液；等渗性脱水补1/2张含钠液；高渗性脱水补1/5～1/3张含钠液。临床上判断脱水性质有困难，可先按等渗性脱水处理。补液的速度取决于脱水的程度，原则是先快

后慢。对重度脱水或伴有周围循环衰竭者应先扩容,用 2 : 1 等张含钠液,按 20ml/kg(总量不超过 300ml)于 30～60 分钟内输完,以改善循环血量和肾功能;剩余的累积损失量在 8～12 小时内补完,每小时约 8～10ml/kg。

(二)补充继续损失量

考点:补液量、溶液性质和速度

继续损失量指补充液体治疗开始后,由于腹泻、呕吐、发热、出汗等情况继续丢失的液体量。一般按每日 10～40ml/kg 计算,用 1/3～1/2 张含钠液,同时补钾,于补充累计损失量后 12～16 小时内输入,每小时 5ml/kg。

(三)补充生理需要量

生理需要量指补充当日热量、液量及电解质的需要量。在禁食禁水情况下婴幼儿约为 60～80ml/kg,尽量口服,不能口服者,可给予 1/5～1/4 张含钠液,在后 12～16 小时内输入,每小时 5ml/kg,同时给予生理需要的钾。

上述 3 方面进行综合,第一天的补液总量约为:轻度脱水 90～120ml/kg、中度脱水 120～150ml/kg、重度脱水 150～180ml/kg。低渗性脱水补 2/3 张含钠液;等渗性脱水补 1/2 张含钠液;高渗性脱水补 1/5～1/3 张含钠液。累积损失量在 8～12 小时内补完,继续损失量和生理需要量在后 12～16 小时内输入。

第二天补液主要补继续损失量和生理需要量,继续补钾。一般可改为口服补液。若腹泻频繁或口服量不足,应静脉补充,于 12～14 小时内均匀输入。

(四)纠正酸中毒

输入的混合液中有一部分碱性溶液,输入后轻度酸中毒可纠正,如果酸中毒症状严重,根据血气分析结果,用剩余碱(-BE)值按公式推算 5% 碳酸氢钠溶液使用量:

$$5\%碳酸氢钠溶液量(ml)＝剩余碱(-BE)\times0.5\times体重(kg)$$

稀释成 1.4% 碳酸氢钠溶液输入,并先给计算量的 1/2,复查血气分析结果后调整剂量。

(五)纠正低钾血症

严重脱水、肾功能障碍者有高血钾的危险,必须见尿补钾。纠酸后,钾离子进入细胞内使血钾降低,在循环改善出现排尿后应及时补钾。一般每天可给钾 3mmol/kg,严重低钾者可给 4～6mmol/kg。静脉补钾的原则:①见尿补钾;②静脉补钾的浓度不能超过 0.3%(40mmol/L);③速度不能过快,每日用量的滴入时间不应少于 8 小时,严禁静脉推注;④静脉滴注含钾液体局部有刺激反应,尽

护考链接

考点:静脉补钾的原则

7 个月小儿,生后人工喂养,因小儿腹泻伴中度等渗性脱水入院。经补液治疗后,该患儿脱水体征基本消失,呼吸平稳,但精神仍差,腹胀明显,四肢软弱无力。该患儿应考虑合并低血钾。若需给该患儿补钾,以下哪项不正确

A. 有尿后补钾

B. 必要时可静脉缓慢推注

C. 静脉补钾的浓度不超过 0.3%

D. 滴注速度不宜过快

E. 尽量口服

分析:考点低血钾的表现及补钾的原则。

量避免溶液外渗。

(六)纠正低钙血症或低镁血症

当酸中毒纠正后,可出现低钙惊厥,应及时给予 10% 葡萄糖酸钙 10ml,加等量葡萄糖溶液稀释后静脉输入,若用钙剂治疗无效时应考虑有低镁血症,给予 25% 硫酸镁深部肌内注射。

四、小儿液体疗法的护理

（一）补液前的准备

了解小儿病情,补液的种类、目的和注意事项;向患儿家长解释补液的种类、作用,解释液体疗法所需的时间及可能发生的情况;严格执行无菌操作配制液体。

（二）补液阶段

1. 合理安排输液量　在多种液体需要输入的情况下,遵循先快后慢、先盐后糖、先浓后淡原则,按时分批输入。

2. 严格掌握输液速度　补液开始阶段要求静脉滴速较快,以便迅速补充血容量,解除休克状态。要明确每小时输入量,计算出每分钟输液滴数,最好用输液泵控制输液速度,保证将24 小时液体总量准时输入体内。

3. 密切观察病情变化

（1）注意观察生命体征:输液中如体温升高伴寒战,警惕出现输液反应;烦躁不安、脉率加快、气促、咳嗽应警惕输液过量,出现急性肺水肿;口唇樱红,呼吸深快为酸中毒表现;肌无力、心音低钝或心律不齐为低血钾征象。

（2）观察脱水情况:一般补液后 3～4 小时排尿,说明血容量恢复;补液后 12～24 小时皮肤弹性恢复,眼窝凹陷消失无口渴,说明脱水已被纠正;补液后,眼睑水肿,可能输入电解质过多;补液后尿多而脱水未纠正,则可能是葡萄糖液补充过多。在补液过程中注意观察低钾、低钙表现,并及时纠正。

（3）准确记录液体出入量:24 小时液体入量包括静脉输液量、口服液体量及食物中含水量;液体出量包括尿量、呕吐量、大便丢失的水分和不显性失水。

第 5 节　肠套叠患儿的护理

（一）概述

肠套叠是指部分肠管及其肠系膜套入邻近肠腔所致的一种绞窄性肠梗阻。是婴幼儿时期常见的急腹症之一,多发生在两岁以内。本病病因尚不清楚,可能与婴幼儿回盲部系膜尚未完全固定、活动度较大有关。

肠套叠多为近端肠管套入远端肠腔内,以回盲型最常见。套入部分随肠蠕动逐渐向远端推进,不断增长,由于鞘层肠管持续痉挛,致使套入部分肠管发生循环障碍,黏液细胞分泌大量黏液,与血液及粪便混合成果酱样胶冻状排出;肠壁水肿、静脉回流障碍及动脉供血不足,导致肠壁坏死,出现全身中毒症状。

（二）护理评估

1. 健康史　了解平素健康状况,有无饮食改变、腹泻、病毒感染等诱发因素。

2. 身体状况　95％为两岁以下平素健康的婴幼儿,急性发病;年长儿发病较少,表现为慢性,病程有时长达 10 余日。

（1）腹痛:患儿突然发生剧烈的阵发性肠绞痛,哭闹不安,屈膝缩腹,面色苍白、出汗、拒食,持续数分钟后腹痛缓解,安静入睡,间歇 10～20 分钟后又反复发作。

（2）呕吐：在腹痛后数小时呕吐，初为乳汁、乳块和食物残渣，后可含胆汁，晚期可吐粪便样液体。

（3）血便：为重要症状。在发病后6～12小时排出果酱样黏液血便，或作直肠指检时发现血便。

（4）腹部包块：多数病例在右上腹部触及腊肠样包块，晚期发生肠坏死或腹膜炎时腹胀明显，并有腹肌紧张及压痛，不易扣及包块。

（5）全身情况：早期一般状况尚好，随病程延长，病情加重，并发肠坏死或腹膜炎时常有严重脱水、高热、昏迷及休克等中毒症状。

考点：肠套叠的典型表现

考点：肠套叠首选治疗方法

护考链接

1岁男孩，因阵发性哭闹伴呕吐16小时来院急诊。查体：右中上腹部可扣及一6cm×5cm×4cm腊肠样肿块，发病后10小时排出红色果冻样大便，首先考虑为

A. 蛔虫性肠梗阻　　　B. 肠套叠
C. 小肠扭转　　　　　D. 肠道畸形
E. 盲肠肿瘤

分析：考点肠套叠典型表现为果酱样血便、右上腹部触及腊肠样包块。

3. 辅助检查　X线透视下空气灌肠、钡剂灌肠，腹部B超监视下水压灌肠可明确诊断。

4. 治疗要点与反应

（1）非手术治疗：灌肠疗法适用于病程在48小时以内，全身状况良好，无腹胀，无明显脱水及电解质紊乱者。包括B超监视下水压灌肠、空气灌肠、钡剂灌肠复位3种方法，首选空气灌肠。

（2）手术疗法：用于灌肠不能复位的病例、肠套叠超过48～72小时以及疑有肠坏死的小肠型肠套叠的病例。手术方法包括单纯手法复位、肠切除吻合术、肠道造瘘术等。

（三）护理问题

1. 疼痛　与肠系膜受牵拉和肠管强烈收缩有关。

2. 潜在并发症　肠穿孔，腹膜炎，败血症，水、电解质紊乱。

3. 知识缺乏　患儿家长缺乏有关疾病治疗及护理知识。

（四）护理措施

1. 减轻疼痛　患儿腹痛发作时，可抱起患儿减轻疼痛和恐惧，患儿可吸吮安抚奶嘴。患儿经灌肠复位后疼痛缓解，常表现为：①患儿很快入睡，不再哭闹和呕吐；②腹部包块消失；③口服活性炭0.5～1g，6～8小时后大便内可见炭末排出；④肛门排气或排出黄色大便。如患儿仍然阵发性哭闹，腹部包块仍存，应怀疑套叠还未复位或又重新发生肠套叠，应立即通知医生做进一步处理。

2. 密切观察病情　健康婴幼儿突然发生阵发性腹痛、呕吐、果酱样血便和腹部扣及腊肠样包块时可确诊肠套叠，注意监测生命体征、精神状态，观察有无脱水、电解质紊乱、腹膜炎等并发症。

3. 配合治疗　作好术前准备，手术前及需要灌肠复位的患儿均需禁食。建立静脉通路，遵医嘱正确补液。对于手术后的患儿，注意维持胃肠减压，保持胃管通畅，患儿排气、排便后可拔除胃肠引流管，逐渐恢复经口进食。

（五）健康指导

（1）鼓励家长探视患儿，在复位后或手术后抱起患儿。

（2）因起病突然，应详细向家长解释各种治疗的方法和目的，解除其心理负担，鼓励家长参与、配合各项治疗和护理。

小结

1. 小儿时期因其生理解剖特点常见生理性流涎、溢乳或呕吐和消化功能紊乱。新生儿出生12小时内排出胎粪,3~4天排完。

2. 鹅口疮、疱疹性口腔炎、溃疡性口腔炎的病原菌分别是白色念珠菌、单纯疱疹病毒、链球菌和葡萄球菌等。鹅口疮特点为口腔黏膜有乳凝块样物,清洁口腔用2%碳酸氢钠溶液,患处涂制霉菌素溶液。疱疹性口腔炎在小水疱破溃后形成浅溃疡,清洁口腔,患处涂碘苷、锡类散等。溃疡性口腔炎以0.1%~0.3%依沙吖啶溶液清洁口腔,并涂以5%金霉素鱼肝油。

3. 感染秋季腹泻常见病原体是轮状病毒;夏季腹泻病原体多为大肠埃希菌。中重度腹泻多由肠道内感染引起,与轻型腹泻的区别是:除有较重的胃肠道症状外,还有明显的脱水、酸中毒、电解质紊乱和全身中毒症状。

4. 轻度脱水丢失液体占体重的5%以下,中度为5%~10%,重度>10%。

5. 液体疗法是临床治疗小儿腹泻最常用的方法,传统ORS液用于治疗轻、中度脱水,张力为2/3张,低渗性ORS液张力为1/2张。2:1溶液为等渗溶液,用于扩容;等渗性脱水补1/2张溶液;低渗性脱水补2/3张溶液。累计损失量应于8~12小时补完,滴速为每小时8~10ml/kg;继续损失量及生理需要量在12~16小时补完,滴速为每小时5ml/kg。静脉滴注氯化钾的浓度<0.3%,严禁静脉推注。

自测题

A₁ 型题

1. 鹅口疮的临床表现是(　　)
   A. 口腔黏膜形成糜烂面
   B. 溃疡表面有黄白色渗出物
   C. 有发热等全身中毒症状
   D. 因疼痛出现拒乳和流涎
   E. 口腔黏膜有乳凝块样物

2. 疱疹性口腔炎的病原体为(　　)
   A. 葡萄球菌　　　　B. 链球菌
   C. 白色念珠菌　　　D. 乳酸杆菌
   E. 单纯疱疹病毒

3. 引起秋季腹泻最常见的病原体是(　　)
   A. 柯萨奇病毒　　　B. 诺沃克病毒
   C. 轮状病毒　　　　D. 致病性大肠埃希菌
   E. 金黄色葡萄球菌

4. 与婴儿腹泻中度脱水不相符的条件是(　　)
   A. 失水占体重的10%以上
   B. 烦躁或嗜睡
   C. 尿量明显减少
   D. 口唇黏膜明显干燥
   E. 皮肤弹性较差

5. 小儿腹泻重型区别于轻型的主要特点是(　　)
   A. 蛋花汤样大便

   B. 每日大便可达10余次
   C. 大便腥臭有黏液
   D. 伴有呕吐
   E. 尿量明显少,电解质紊乱

6. 迁延性腹泻的病程为(　　)
   A. 2周内　　　　　B. 2周~2个月
   C. 2个月以上　　　D. 3个月以上
   E. 2~3个月

7. 小儿腹泻引起的等渗性脱水,第一天补液宜用下列哪种张力的液体(　　)
   A. 1/2张含钠液　　B. 1/3张含钠液
   C. 1/4张含钠液　　D. 2/3张含钠液
   E. 等张含钠液

8. 2:1等张液其成分为(　　)
   A. 2份10%葡萄糖液:1份生理盐水
   B. 2份生理盐水:1份10%葡萄糖液
   C. 2份生理盐水:1份1.4%碳酸氢钠
   D. 2份1.87%乳酸钠:1份生理盐水
   E. 2份10%葡萄糖液:1份1.4%碳酸氢钠

9. 大肠杆菌肠炎多发生于(　　)
   A. 1~3月份　　　　B. 3~6月份
   C. 5~8月份　　　　D. 8~10月份
   E. 10~12月份

10. 护理腹泻患儿时,哪一项措施不正确(　　)
    A. 详细记录出入水量
    B. 加强臀部护理
    C. 腹胀时应注意有无低钾血症
    D. 急性腹泻早期应使用止泻剂
    E. 呕吐频繁者应禁食4～6小时

11. 小儿肠套叠早期治疗,简便有效的方法为(　　)
    A. 针灸疗法　　　　B. 灌肠排气
    C. 空气灌肠复位　　D. 静脉给抗生素
    E. 手术复位

12. 小儿腹泻的饮食护理以下哪项正确(　　)
    A. 轻型腹泻可暂停辅食
    B. 重型腹泻伴呕吐严重者应暂禁食4～6小时
    C. 长期腹泻者应耐心喂养,少量多餐
    D. 病毒性肠炎应暂停乳类食品,改为豆制代乳品或发酵乳
    E. 以上都正确

A₂型题

13. 1岁小儿,口唇黏膜出现成簇的水疱,很快破溃形成不规则的浅溃疡,表面覆盖黄白色纤维素性分泌物,患儿烦躁、拒食,以下护理哪项不妥(　　)
    A. 宜用过氧化氢溶液清洁口腔
    B. 涂药后嘱患儿闭口10分钟
    C. 饮食以微温或凉的流质为宜
    D. 涂药时用棉签在溃疡面上滚动涂抹
    E. 局部涂药后勿立即饮水或进食

14. 2岁小儿,腹泻2天,为黄绿色稀便,内有奶瓣和泡沫,量不多,为了防止脱水,配制传统的口服补液盐中每100ml碳酸氢钠的含量是(　　)
    A. 0.15g　　　　B. 0.2g
    C. 0.25g　　　　D. 0.3g
    E. 0.35g

15. 患儿,8个月,呕吐、腹泻3天,大便每日15次,皮肤弹性极差,无尿。血清钠140mmol/L,患儿脱水的程度和性质是(　　)
    A. 轻度高渗性脱水　　B. 重度低渗性脱水
    C. 轻度等渗性脱水　　D. 重度等渗性脱水
    E. 轻度低渗性脱水

16. 7个月男婴,腹泻2天,大便每日12～15次,蛋花汤样便,精神委靡,眼泪少,尿少,呼吸快,唇红,血钠138mmol/L,皮肤弹性差。诊断为(　　)
    A. 轻度等渗脱水,酸中毒

B. 中度低渗脱水,酸中毒
C. 重度低渗脱水,酸中毒
D. 中度等渗脱水,酸中毒
E. 重度等渗脱水,酸中毒

17. 1岁小儿因呕吐、腹泻5天,4小时无尿入院。体检:表情淡漠,皮肤弹性极差,眼窝深度凹陷,四肢厥冷,首选的措施是(　　)
    A. 快速滴注2:1等张含钠液20ml/kg
    B. 快速滴注生理盐水20ml/kg
    C. 快速滴注1/2张含钠液20ml/kg
    D. 快速滴注1/3张含钠液20ml/kg
    E. 快速滴注5%葡萄糖液20ml/kg

18. 7个月小儿,生后人工喂养,因小儿腹泻伴中度等渗性脱水入院。经补液治疗后,该患儿脱水体征基本消失,呼吸平稳,但精神仍差,腹胀明显,四肢软弱无力,应考虑合并(　　)
    A. 低血糖　　　　B. 低钙血症
    C. 低钾血症　　　D. 低镁血症
    E. 代谢性酸中毒

19. 腹泻、脱水患儿经补液治疗后已排尿,按医嘱继续输液400ml需加入10%氯化钾最多不应超过(　　)
    A. 6ml　　　　B. 8ml
    C. 10ml　　　D. 12ml
    E. 14ml

20. 患儿,2个月,因腹泻入院,近2日臀部皮肤发红,伴有皮疹,护理时应采取的措施是(　　)
    A. 便后冲洗臀部,吸干,涂5%的鞣酸软膏
    B. 涂青霉素软膏
    C. 涂甲紫
    D. 保暖
    E. 用塑料布包裹

21. 患儿,男,3岁,昨日因腹泻脱水、电解质紊乱而入院治疗,经6小时补液后患儿出现明显眼睑水肿,说明(　　)
    A. 输入葡萄糖液过多　B. 补液量不足
    C. 血容量未恢复　　　D. 酸中毒未纠正
    E. 输入电解质过多

22. 一腹泻48小时的患儿被诊断为轻度脱水,作为患儿治疗计划中的一部分,护士应给患儿的家长介绍下列哪种口服补液的液体(　　)
    A. 不含碳酸的可乐
    B. 苹果汁

C. 米汤制成的口服补液溶液

D. 矿泉水

E. 糖水

23. 1 岁男孩,因阵发性哭闹伴呕吐 16 小时来院急诊。查体:右中上腹部可扪及一 6cm×5cm×4cm 腊肠样肿块,发病后 10 小时排出红色果冻样大便,首先考虑为( )

　　A. 蛔虫性肠梗阻　　B. 肠套叠

　　C. 小肠扭转　　　　D. 肠道畸形

　　E. 盲肠肿瘤

24. 患儿,8 个月,呕吐腹泻 3 天入院,烦躁、口渴、前囟明显凹陷,口唇黏膜干燥,皮肤弹性较差,尿量明显减少,血钠 135mmol/L,第一天补液宜用( )

　　A. 2:1 等渗液　　　B. 2:3:1 液

　　C. 4:3:2 液　　　　D. 口服补液盐溶液

　　E. 生理盐水

25. 需配置 1:1 溶液 200ml,其配制方法为 5% 葡萄糖液 100ml 中应加入生理盐水多少毫升( )

　　A. 50ml　　　　　　B. 100ml

　　C. 150ml　　　　　 D. 200ml

　　E. 250ml

26. 患儿,6 个月,口腔黏膜出现片状乳凝状物,不易拭去,但不影响吃奶,其首先的护理诊断是( )

　　A. 疼痛:与口腔黏膜炎症有关

　　B. 营养失调:与拒食有关

　　C. 体温过高:与感染有关

　　D. 口腔黏膜改变:与感染有关

　　E. 皮肤完整性受损:与感染有关

A₃ 型题

(27~29 题共用题干)

　　9 个月男婴,腹泻、呕吐 4 天,大便为蛋花汤样,1 天来伴明显口渴、尿少、精神不振。查体:方颅,皮肤弹性差,眼窝及前囟明显凹陷,血清钠 140mmol/L。

27. 请判断该患儿的脱水程度及性质( )

　　A. 轻度等渗性脱水　　B. 中度等渗性脱水

　　C. 重度等渗性脱水　　D. 轻度高渗性脱水

E. 中度低渗性脱水

28. 对该患儿的补液应首先选用以下哪种液体( )

　　A. 1/2 张含钠液　　　B. 2:1 等张含钠液

　　C. 1/3 张含钠液　　　D. 1/4 张含钠液

　　E. 1/5 张含钠液

29. 若患儿经输液后尿量增加,皮肤弹性、眼眶、前囟基本恢复正常,突然出现惊厥,应首先考虑为( )

　　A. 中毒性脑病　　　　B. 化脓性脑膜炎

　　C. 急性颅内高压症　　D. 低血钙

　　E. 高血钾

A₄ 型题

(30~33 题共用题干)

　　1 岁患儿,呕吐、腹泻稀水便 5 天,1 天来尿量极少,精神委靡,前囟及眼窝极度凹陷,皮肤弹性差,四肢发凉,脉细弱,血清钠 125mmol/L。

30. 请判断该患儿脱水程度与性质( )

　　A. 轻度低渗性脱水　　B. 重度低渗性脱水

　　C. 中度等渗性脱水　　D. 重度等渗性脱水

　　E. 中度高渗性脱水

31. 根据患儿脱水程度和性质,应首先给下列哪一种液体( )

　　A. 2:1 等张含钠液　　B. 1/2 张含钠液

　　C. 1/3 张含钠液　　　D. 1/4 张含钠液

　　E. 1/5 张含钠液

32. 该患儿呼吸深快最可能是由以下哪种因素引起( )

　　A. 休克　　　　　　　B. 代谢性酸中毒

　　C. 中毒性脑病　　　　D. 低钾血症

　　E. 败血症

33. 若需给该患儿补钾,以下哪项不正确( )

　　A. 有尿后补钾

　　B. 必要时可静脉缓慢推注

　　C. 静脉补钾的浓度不超过 0.3%

　　D. 滴注速度不宜过快

　　E. 尽量口服

(武君颖)

第10章

呼吸系统疾病患儿的护理

　　胎儿出生之前肺泡是闭合的,呱呱坠地之后,从呼吸第一口空气开始,肺泡张开了,吸入清清氧气,呼出浊浊二氧化碳,从此开始了生命的独立。然而小儿的肺脏如嫩草之芽,一不小心就会受到伤害,只有悉心调护,宝宝才能健壮,家庭才会欢心。本章将教会我们小儿呼吸系统疾病的防护知识。

第1节　小儿呼吸系统解剖、生理特点

一、解剖特点

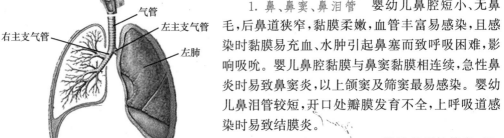

图 10-1　呼吸系统概观

　　呼吸系统以环状软骨为界,分为上、下呼吸道(图 10-1)。

(一)上呼吸道

　　1. 鼻、鼻窦、鼻泪管　婴幼儿鼻腔短小、无鼻毛,后鼻道狭窄,黏膜柔嫩,血管丰富易感染,且感染时黏膜易充血、水肿引起鼻塞而致呼吸困难,影响吸吮。婴儿鼻腔黏膜与鼻窦黏膜相连续,急性鼻炎时易致鼻窦炎,以上颌窦及筛窦最易感染。婴幼儿鼻泪管较短,开口处瓣膜发育不全,上呼吸道感染时易致结膜炎。

　　2. 咽、咽鼓管、扁桃体　婴幼儿咽鼓管宽、短、平、直,鼻咽炎时易致中耳炎。腭扁桃体在 1 岁内发育差,4～10 岁时发育达高峰,14～15 岁后逐渐退化;扁桃体炎多见于年长儿,1 岁以内少见。

　　3. 喉　小儿喉部呈漏斗状,相对狭窄,黏膜柔嫩而富有血管及淋巴组织,轻微炎症即可出现局部充血、水肿,易引起呼吸困难和声音嘶哑。

　　(二)下呼吸道

　　1. 气管、支气管　婴幼儿气管、支气管管腔相对狭窄,缺乏弹力组织,纤毛运动差,清除能力弱,黏液腺分泌不足,气道较干燥,故易于感染并导致呼吸道阻塞。右支气管粗短,为气管的直接延伸,异物易进入右支气管,引起右肺不张和肺炎。

　　2. 肺　小儿肺的弹力纤维发育差,血管丰富,间质发育旺盛;肺泡小且数量少,使其含血量相对多而含气量少,故易感染,易引起间质性炎症、肺不张或肺气肿。

3. 胸廓　婴儿胸廓呈桶状,肋骨呈水平位,膈肌位置较高,使心脏呈横位;胸腔较小而肺相对较大,呼吸肌发育差,呼吸时胸廓运动不充分,肺扩张受限,不能充分通气、换气,患病时易发生缺氧发绀;小儿纵隔相对较大,纵隔周围组织松软、富于弹性,胸腔积液或积气时易致纵隔移位。

考点:小儿咽鼓管特点,左右支气管及肺组织特点

二、生理特点

1. 呼吸频率和节律　小儿代谢旺盛,需氧量较高,为满足生理需要,只能加快呼吸频率,故年龄越小呼吸频率越快(表10-1)。同时,由于小儿呼吸中枢发育不完善,易出现呼吸节律不齐,尤以早产儿、新生儿最明显。

表 10-1　各年龄小儿呼吸及脉搏频率(次/分)及比例

年龄	呼吸	脉搏	呼吸:脉搏	年龄	呼吸	脉搏	呼吸:脉搏
新生儿	40～50	120～140	1:3	4～7 岁	20～25	80～100	1:4
1 岁以下	30～40	110～130	1:(3～4)	8～14 岁	18～20	70～90	1:4
2～3 岁	25～30	100～120	1:(3～4)				

考点:不同年龄段小儿的呼吸频率

2. 呼吸类型　婴幼儿呼吸肌发育差,呼吸时胸廓活动范围小而膈肌活动明显,呈腹式呼吸。随着年龄增长,呼吸肌发育渐完善,逐渐出现胸腹式呼吸。

3. 呼吸功能　小儿肺活量约为 50～70ml/kg,为成人肺活量的 1/3,小儿年龄越小潮气量越小,而且小儿气道管径细小,呼吸道阻力较成人大,故小儿呼吸功能的储备能力较低,当患呼吸系统疾病时,易发生呼吸功能不全。

三、免疫特点

小儿呼吸道非特异性免疫及特异性免疫功能均较差。呼吸道纤毛运动及咳嗽反射功能较差,难以有效清除吸入的尘埃及异物颗粒;婴幼儿体内免疫球蛋白含量低,尤以分泌型 IgA 为低,肺泡巨噬细胞功能不足,乳铁蛋白、溶菌酶、干扰素、补体等数量和活性都不足,故易发生呼吸系统感染。

考点:婴幼儿易患呼吸道感染的主要原因

第 2 节　急性上呼吸道感染患儿的护理

案例10-1

　　患儿,1岁。因发热、流涕、干咳 1 天就诊。查体:体温 39.2℃、脉搏 120 次/分、呼吸 32 次/分,咽部充血,扁桃体不大,双肺呼吸音清晰。血常规:白细胞 10×10^9/L,嗜碱粒细胞 0.32。初步诊断:急性上呼吸道感染。
问题:1. 该患儿主要护理诊断有哪些?
　　　　 2. 应实施哪些护理措施?

(一)概述

　　急性上呼吸道感染简称上感,俗称"感冒",是小儿最常见的疾病。多由病毒感染引起。包括急性鼻炎、急性咽炎、急性扁桃体炎。本病全年均可发病,以冬春季和气候骤变时居多。主要通过空气飞沫传播。婴幼儿以全身症状为主,可波及附近器官和引起全身感染。

1. 病原体　90%以上是病毒引起,主要有呼吸道合胞病毒、流感病毒、鼻病毒、副流感病毒、腺病毒、柯萨奇病毒等;也可并发或继发细菌感染,常见的有溶血性链球菌,其次为肺炎链球菌、流感嗜血杆菌等;肺炎支原体也可引起上呼吸道感染。

2. 诱发因素　免疫防御功能低:当患儿有营养不良、贫血、锌缺乏、维生素 D 缺乏性佝偻病、先天性心脏病等疾病时,小儿易患上呼吸道感染。环境因素:居住拥挤、被动吸烟、通风不良、空气污染等。护理不当:因气候骤变、受寒等,则易反复患急性上呼吸道感染。

(二)护理评估

1. 健康史　询问有无受凉或气候突变及不良环境的影响,既往有无患过营养障碍性疾病、先天性心脏病、贫血等。

2. 身体状况　本病的轻重与年龄、病原体、感染部位和机体抵抗力不同有关。婴幼儿症状较重,年长儿则较轻。

(1)一般类型上感。

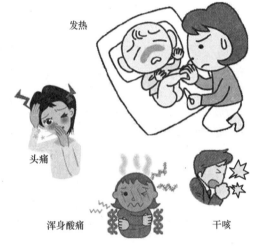

发热

头痛

浑身酸痛

干咳

图 10-2　小儿感冒表现

1)症状:局部有鼻塞、流涕、喷嚏、轻咳、咽部不适、咽痛等;全身症状为发热、烦躁、乏力,可伴食欲不振、呕吐、腹痛、腹泻等消化系统症状(图 10-2)。腹痛多为脐周阵发性疼痛,可能为肠痉挛所致。婴幼儿重症多见,以全身症状为主,多有高热,体温可高达 39～40℃,甚至高热惊厥。年长儿局部症状为主,全身症状较轻。

2)体征:咽部充血,扁桃体肿大,可见下颌和颈淋巴结肿大等,肺部听诊一般正常。

(2)两种特殊类型上感。

1)疱疹性咽峡炎:病原体为柯萨奇病毒 A 组,好发于夏秋季。表现为急起高热、咽痛、流涎、厌食、呕吐等。体检可见咽部充血,

咽腭弓、悬雍垂、软腭等黏膜上有数个至数十个 2～4mm 大小灰白色的疱疹,周围红晕,1～2日后破溃形成小溃疡为特征。病程 1 周左右。

2)咽结合膜热:由腺病毒引起,好发于春夏季。以发热、咽炎、结合膜炎为特征,表现为高热、咽痛、眼部刺痛。体检可见咽部充血、一侧或两侧滤泡性眼结合膜炎,结膜充血明显,但分泌物不多,主要是畏光、流泪,颈及耳后淋巴结增大。病程 1～2 周。

(3)并发症。

1)炎症向附近器官蔓延引起中耳炎、鼻窦炎、扁桃体炎、颌下及颈部淋巴结炎、咽后壁脓肿、喉炎等。

2)炎症向下蔓延引起气管炎、支气管炎及肺炎等,肺炎是婴幼儿最严重的并发症。

3)病原菌血行向全身蔓延可引起病毒性心肌炎、病毒性脑膜炎。

4)年长儿患 A 组溶血性链球菌感染后还可引起急性肾小球肾炎、风湿热等。

3. 心理状况　患儿常因发热、咳嗽等不适引起烦躁、哭闹。家长因缺乏本病的知识,当患儿出现惊厥时表现为焦虑、担心等。因许多传染病早期表现为上感症状,故应评估流行病学情况。

4. 实验室检查　病毒感染者外周血白细胞计数正常或稍低,中性粒细胞减少;细菌感染时外周血白细胞计数可升高,中性粒细胞增高。

5. 治疗要点与反应

(1) 一般治疗:注意休息,保持良好的环境,多饮水和补充维生素 C 等。

(2) 抗感染治疗:抗病毒可选用利巴韦林(病毒唑、三氮唑核苷)、中成药等,如属细菌感染或合并细菌感染,可选用青霉素类、头孢菌素类。有扁桃体化脓者尽量选用青霉素,疗程 10～14 天。

(3) 对症支持治疗:高热者给予物理降温或药物降温。药物降温可使用对乙酰氨基酚或布洛芬,不宜使用复方氢基比林、阿司匹林等。惊厥时可选用地西泮、苯巴比妥或水合氯醛等止惊剂。

(三) 主要护理问题

1. 体温过高　与感染引发的炎症反应有关。

2. 舒适的改变　与咽痛、鼻塞等有关。

3. 潜在并发症　肺炎、热性惊厥。

(四) 护理措施

1. 维持体温正常

(1) 环境要求:保持室内温度 18～22℃,湿度 50％～60％,室内每日至少通风 2 次,每次 15～30 分钟。

(2) 监测体温(图 10-3):当体温超过 38.5℃时给予物理降温,如头部、腋下及腹股沟处放置冰袋冷敷、温水浴、乙醇擦浴、冷盐水灌肠等。每 4 小时测量体温 1 次,如体温过高或有热性惊厥史者须 1～2 小时测体温 1 次,退热处理后 30 分钟复测体温,并作好准确记录。

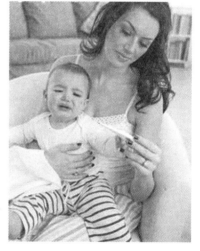

图 10-3　监测体温

(3) 衣物要求:衣被厚薄适度,以利于散热。出汗后及时更换衣服,避免因受凉而使症状加重或反复。

(4) 饮食要求:保证营养和水分的摄入(图 10-4),特别是大量出汗后,鼓励多饮水,给予易消化、不油腻、富含维生素的流质饮食或半流质饮食。必要时静脉补充营养和水分。

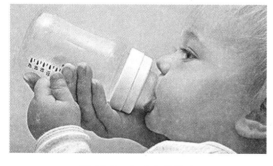

图 10-4　上感应多饮水

(5) 遵医嘱用药:遵医嘱给予退热剂,如口服对乙酰氨基酚或 20％安乃近溶液滴鼻。抗病毒药及抗生素。

2. 促进舒适(简称"三保")

(1) 保证足够休息:各种治疗护理操作尽量集中完成,以保证患儿有足够休息时间。

(2) 保证呼吸通畅:鼻塞时应及时清除鼻腔及咽喉部分泌物,后用 0.5％麻黄碱液滴鼻,每天 2～3 次,每次 1～2 滴。鼻塞妨碍婴儿吸吮时,宜在哺乳前 10～15 分钟滴鼻,使鼻腔通畅,保证吸吮顺利进行。也可用温毛巾热敷额部以减轻鼻塞。

(3)保持口腔清洁:注意观察咽部充血、水肿、化脓情况,及时发现病情变化。咽部不适时可给予润喉含片或雾化吸入。

3. 预防惊厥　密切观察病情,当体温超过 38.5℃ 及时降温处理,特别是既往有热性惊厥史的患儿,更要注意及时降温,必要时可按医嘱用镇静剂。当高热患儿出现兴奋、烦躁、惊跳等惊厥先兆时,立即通知医生。发生惊厥时要就地抢救,保持安静,按惊厥护理。

(五)健康指导

1. 指导家庭护理　在饮食、护理、用药等方面进行指导。鼓励患儿多饮水,清淡饮食,少食多餐,减轻消化道负担;注意休息,避免剧烈活动;向家长示范物理降温方法,介绍如何观察病情,及时发现并发症的早期表现,如高热持续不退或退而复升、外耳道有脓、咳嗽加重、呼吸困难等,发现后应及时到医院就诊。

考点:预防高热惊厥的主要措施

2. 指导家长掌握预防上感知识　增加营养和加强体格锻炼,避免受凉;感冒高发季节避免到人多的公共场所。对反复发生上呼吸道感染的小儿应积极治疗原发病,如佝偻病、营养不良及贫血等。感冒流行时,可用食醋熏蒸法将居室消毒。

第3节　急性感染性喉炎患儿的护理

案例10-2

患儿,2 岁,发热、咳嗽 1 天,突然憋醒伴喉鸣和犬吠样咳嗽半小时急诊,就诊时咳嗽明显,声嘶、呼吸困难。查体:体温 39℃,有喘鸣及轻微的吸气性软组织凹陷,听诊双肺可闻喉传导音或管状呼吸音,无湿啰音,心率加快。

问题:1. 此时应考虑该患儿最可能发生了什么?

2. 首要采取何种护理?

(一)概述

1. 概念　急性感染性喉炎是喉部黏膜的急性弥漫性炎症。多见于 5 岁以下儿童,且冬春季节多发,由于小儿喉腔狭小,黏膜下淋巴组织丰富,声门下组织疏松,故易于发生水肿,导致气道阻塞,若诊断及处理不及时可危及生命。属儿科急症之一。

2. 病因　感冒后,抵抗力降低,可诱发急性喉炎;有时可在麻疹、百日咳、流感、猩红热等急性传染病的病程中并发;亦可因器械检查时损伤造成,如喉镜、气管镜。

(二)护理评估

1. 健康史　询问近期有无感冒、急性传染病,是否作过咽喉部的检查等。

2. 身体状况　小儿喉炎,往往起病急,病情进展快,多有发热,以犬吠样咳嗽、声嘶、吸气性喉鸣及呼吸困难为临床主要特征。一般白天症状轻,夜间症状加重,因入睡后喉部肌肉松弛,分泌物阻塞所致。重者迅速出现三凹征,烦躁不安、鼻翼扇动、青紫、出冷汗、心率加快等缺氧症状。

成人一般全身症状不明显,轻者仅声嘶、声音低沉,若加重可完全失声。

临床上按吸气性呼吸困难的轻重将喉梗阻分为 4 度(表 10-2)。

表10-2　喉梗阻分度

分度	临床表现	体征
Ⅰ度	仅见于活动后出现吸气性喉鸣和呼吸困难	呼吸音及心率无改变
Ⅱ度	安静时有喉鸣和吸气性呼吸困难	有喉传导音或管状呼吸音
Ⅲ度	喉鸣及吸气性呼吸困难,烦躁不安,发绀,双眼圆睁,惊恐万状,头面出汗	呼吸音明显减弱,心音低钝,心率快
Ⅳ度	渐显衰竭,昏睡状态,由于无力呼吸,三凹征可不明显,面色苍白发灰	呼吸音几乎消失,仅有气管传导音,心音低钝

3. 辅助检查　间接喉镜检查可见喉部及声带充血、肿胀。注意,如小儿不合作,不能行间接喉镜检查。可采取直接喉镜检查。

考点：小儿急性喉炎的主要表现,与成人的区别点

4. 治疗要点

(1) 保持呼吸道通畅,吸氧、雾化吸入,消除黏膜水肿。

(2) 控制感染,全身给予足量抗生素。

(3) 肾上腺皮质激素,轻度呼吸困难者应加用激素,以减轻喉头水肿,缓解症状,常用泼尼松口服;重症可用地塞米松或氢化可的松静脉滴注。如激素滴注 1~2 小时无效者,应考虑气管切开。

(4) 对症治疗,烦躁不安者给予镇静剂异丙嗪。

(5) 经治疗后仍缺氧严重或有Ⅲ度以上喉梗阻者,立即行气管切开术。

（三）护理问题

1. 低效性呼吸形态　与喉头炎症、水肿有关。

2. 有窒息的危险　与喉梗阻有关。

3. 体温过高　与感染有关。

（四）护理措施

1. 保持呼吸道通畅　①保持室内空气清新,温湿度适宜,以减少对喉部的刺激,减轻呼吸困难;②保持环境安静,置患儿取半卧位或平卧位等舒适体位,尽量减少活动,以减少耗氧;③用 1% 麻黄碱和肾上腺皮质激素超声雾化吸入,以迅速消除喉头水肿;④及时吸氧。

2. 用药护理　遵医嘱给予抗生素、激素。一般情况下不用镇静剂,若患儿过于烦躁不安,遵医嘱给予异丙嗪,以达到镇静和减轻喉头水肿的作用。避免使用氯丙嗪,以免使喉头肌松弛,加重呼吸困难。

3. 密切观察呼吸困难情况　根据患儿三凹征、喉鸣、青紫及烦躁等表现正确判断缺氧的程度,发生窒息后及时报告医生,并随时配合医生作好气管切开的准备。

4. 维持正常体温　参阅本章第 2 节。

（五）健康指导

(1) 指导家长正确护理患儿,注意气候变化,及时增减衣服,生活有规律,饮食有节,起居有常,避免受凉感冒。感冒流行期间,尽量减少外出,以防传染。适当户外活动,加强体格锻炼,提高抗病能力。

（2）适当多吃梨、生萝卜、干果等，以增强咽喉的保养作用。

考点：上感最好的检查方法，用药注意

（3）定期预防接种，积极预防上呼吸道感染和各种传染病。

第4节　急性支气管炎患儿的护理

（一）概述

急性支气管炎是支气管黏膜的急性炎症，常继发于上呼吸道感染或某些急性传染病（麻疹、百日咳等），因支气管常同时受累，故又称急性气管支气管炎。临床上以发热、咳嗽、肺部可闻及干性啰音及可变性粗啰音为特征。

凡引起上呼吸道感染的病毒和细菌皆可引起支气管炎，多在病毒感染的基础上继发细菌感染，因此，以混合感染较多见。免疫功能低下、营养不良、佝偻病、气候变化、空气污染、化学因素刺激等为本病的诱发因素。

（二）护理评估

1. 健康史　询问有无上感史，既往有无本病反复发作史、湿疹或其他过敏史；有无免疫功能低下、营养障碍性疾病等。

2. 身体状况

（1）大多数患儿一般先有上呼吸道感染，随后以咳嗽为主要症状，开始为刺激性干咳，以后痰量逐渐增多。婴幼儿症状较重，常有发热、呕吐、腹泻等。双肺呼吸音粗糙，可闻及散在的不固定干、湿啰音。啰音常随体位改变或咳嗽后变化或消失。当痰液没有排出时可见气促，多无发绀。

考点：喘息性支气管炎的特点

（2）哮喘性支气管炎：也称喘息性支气管炎，是婴幼儿一种特殊类型的急性支气管炎，除上述临床表现外，还有以下特点：①多见于3岁以下，有湿疹或其他过敏史的体胖儿。②常继发于上呼吸道感染之后，类似哮喘，临床以咳嗽、喘息为主要表现。咳嗽频繁，并有呼气性呼吸困难。肺部叩诊呈鼓音，听诊两肺布满哮鸣音及少量粗湿啰音。夜间、清晨、哭闹、活动时加重。③可反复发作，大多与感染有关。④近期预后大多良好，多数于学龄期痊愈，少数可发展为支气管哮喘。

3. 心理状况　患儿常因发热或咳嗽不适感而烦躁、哭闹；因环境陌生、与父母分离而焦虑、恐惧。家长多因担心反复患支气管炎，使小儿消瘦体弱，尤其恐惧与担忧哮喘性支气管炎会发展成支气管哮喘。

4. 辅助检查

（1）血常规：外周血白细胞检查，白细胞数正常或稍高，合并细菌感染时可明显增高。

（2）胸部X线检查：多无异常改变，或仅有肺纹理增粗，肺门阴影增浓。

考点：急性支气管炎的主要症状与体征，胸部X线检查特点

5. 治疗要点

（1）控制感染：病毒感染不宜采用抗菌药。疑为细菌感染者则应用抗生素。

（2）对症处理：止咳、祛痰、平喘，一般不用镇咳或镇静剂。咳嗽重、痰黏稠者，可用复方甘草合剂；喘憋严重者，可用糖皮质激素雾化吸入或氨茶碱口服或静脉给药。

（3）一般治疗：注意经常变换体位，协助小儿排痰。注意休息，多饮水。

（三）主要护理问题

1. 清理呼吸道无效　与分泌物过多、痰液黏稠不易咳出有关。

2. 体温过高　与细菌或病毒感染有关。

3. 知识缺乏　家长缺乏急性支气管炎有关知识。

（四）护理措施

1. 保持呼吸通畅

（1）环境：保持室内空气清新，阳光充足，避免对流风。温度 18～22℃左右，湿度 50％～60％左右，避免对支气管黏膜的刺激。

（2）饮食：保证充足的水分及营养供给，多饮水以稀释痰液。

（3）休息与体位：注意休息，避免剧烈的活动和游戏，防止咳嗽加重。给患儿舒适体位且经常变换体位，定时轻叩背部，指导有效咳嗽，可结合超声雾化吸入（图 10-5），促进痰液排出。

（4）雾化：超声雾化或蒸气吸入，每天 1～2 次，每次 20 分钟，湿化呼吸道，促进排痰。必要时用吸引器及时清除痰液。

（5）用药：按医嘱用抗生素、止咳化痰药及平喘药，并注意观察药物反应。止咳药物不作为常规应用，以免抑制咳嗽反射，影响排痰。若咳嗽严重影响睡眠可按医嘱用药。

（6）给氧：注意哮喘性支气管炎缺氧症状，必要时吸氧。

2. 维持正常体温（参阅本章第 2 节）。

3. 心理护理　应用和蔼语言、抚摸、拥抱等方法，给患儿以安慰，消除患儿的紧张心理，使患儿安静。向家长介绍本病的病因、治疗及护理等知识，减少其焦虑，并能积极配合各项治疗、护理操作。

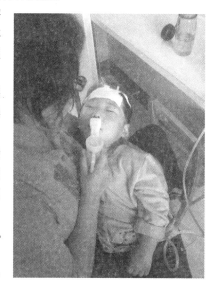

图 10-5　超声雾化治疗

考点：急性支气管炎护理重点

（五）健康指导

向家长介绍急性支气管炎的基本知识、治疗及护理要点，阐述哮喘性支气管炎与支气管哮喘的关系，说明哮喘性支气管炎多数是可以痊愈的，消除恐惧与担忧。阐明预防本病的关键是预防上呼吸道感染，同时积极防止营养障碍性疾病和传染病，按时预防接种。加强营养与锻炼，增强体质。居住环境要经常通风，避免吸入刺激性气体和有害粉尘。

第 5 节　肺炎患儿的护理

案例10-3

患儿，8 个月，人工喂养。4 天前因受凉后出现发热、咳嗽，体温波动在 38～39.5℃之间，曾在当地卫生所给予退热、止咳等处理，效果不佳。今天因咳嗽加重，有痰不易咳出，伴气喘，烦躁不安，而来看急诊。

问题：若你当日值班，首先判断是什么病？

（一）概述

1. 概念　肺炎是不同病原体或其他因素所致的肺部炎症，占我国住院小儿死亡的第一位，被卫生部列为小儿重点防治的"四病"之一（肺炎、腹泻、佝偻病、贫血）。临床以发热、咳嗽、气促、呼吸困难和肺部固定湿啰音为主要表现。一年四季均可发生,以冬春寒冷季节及气候骤变时多见。

考点: 小儿肺炎的主要临床表现

2. 分类

(1) 按病理分类:分为支气管肺炎、大叶性肺炎、间质性肺炎等。

(2) 按病因分类:①感染性肺炎,如病毒性肺炎、细菌性肺炎、支原体肺炎、衣原体肺炎、真菌性肺炎、原虫性肺炎等;②非感染性肺炎,如吸入性肺炎、过敏性肺炎、坠积性肺炎等。

(3) 按病程分类:分为急性肺炎(病程<1个月)、迁延性肺炎(病程1～3个月)、慢性肺炎(病程>3个月)。

(4) 按病情分类:分为轻症肺炎(主要为呼吸系统表现)、重症肺炎(除呼吸系统表现外,有其他系统的表现及全身中毒症状)。

(5) 按临床表现典型与否:可分为典型性肺炎和非典型性肺炎。

(6) 按感染的来源:分为社区获得性肺炎、院内获得性肺炎(住院48小时后发生的肺炎)。

链接

非典型性肺炎即是 SARS 吗?

非典型性肺炎是指由支原体、衣原体、立克次体及其他微生物引起的肺炎。其临床特点为起病隐匿,多为干咳,肺部较少阳性体征;胸片主要为间质性浸润。2003年春发生在我国并流行的传染性非典型肺炎,由一种新型冠状病毒引起,世界卫生组织(WHO)将其命名为严重急性呼吸道综合征(简称SARS),其以间质病变为主,传染性强,病死率高。儿童患者表现较成人轻,病死率也较低。故 SARS 只是非典型性肺炎中的一种。

3. 病因 常见病原体为细菌,以肺炎链球菌多见,其次为金黄色葡萄球菌等。病毒中以呼吸道合胞病毒常见,其次为腺病毒、流感病毒等。近年来肺炎支原体、衣原体和流感嗜血杆菌有增加趋势。营养不良、维生素D缺乏症、贫血、先天性心脏病、免疫缺陷等免疫功能低下者易患肺炎,且病情严重,迁延不愈。

考点: 婴幼儿最常见的肺炎类型及病因

4. 发病机制 小儿支气管肺炎最多见,在此重点介绍支气管肺炎的发病机制。病原体侵入呼吸道后,引起支气管、肺泡、肺间质炎症。支气管因黏膜炎症使管腔狭窄甚至阻塞,造成通气障碍;肺泡炎症使肺泡壁充血、水肿、增厚,肺泡腔内充满炎性渗出物,造成换气障碍。通气和换气功能障碍导致缺氧和二氧化碳潴留,从而引起一系列病理生理改变。为代偿缺氧与二氧化碳潴留,患儿出现呼吸与心率增快,因辅助呼吸肌参与呼吸运动,出现鼻翼煽动、三凹征和点头样呼吸。严重者可并发心力衰竭、呼吸衰竭、中毒性脑病、中毒性肠麻痹等。

案例10-3续

患儿入院后,经护理查体:体温39℃,脉搏160次/分,呼吸60次/分,面色苍白,呼吸急促,可见鼻翼扇动及三凹征,两肺有痰鸣音及密集的中细湿啰音。心音低钝,肝肋下3.5cm,双下肢无明显水肿。化验报告显示:血常规为白细胞$16×10^9/L$,嗜碱粒细胞0.68,嗜酸粒细胞0.32,血红蛋白102g/L。胸片示:双肺中下野可见大小不等的片状阴影。结合患儿病情,医生初步诊断:支气管肺炎并心衰。

问题:1. 请你根据此时状况,提出其主要护理诊断。

2. 请说出患儿哪些表现说明合并了心衰。

3. 请列出具体的护理措施。

(二) 护理评估

1. 健康史 询问患儿有无与呼吸道感染患者接触、平日身体状况(营养不良、先天性心脏病)、有无护理不当、冷暖失调、室内居住拥护等诱发因素。

2. 身体状况

(1) 支气管肺炎:是小儿最常见的肺炎,多见于婴幼儿,以急性肺炎多见。按病情分为轻、重症两类。表现特点见表10-3。

表10-3 轻、重症支气管肺炎的表现

类型	支气管肺炎表现
轻症肺炎	以呼吸系统症状为主,主要表现为发热、咳嗽、气促 ①发热:多为不规则型,新生儿、重度营养不良患儿可不发热或体温不升 ②咳嗽:早期为刺激性干咳,极期咳嗽减轻,恢复期咳嗽有痰。新生儿则表现为口吐白沫 ③气促:多发生在发热、咳嗽后 ④肺部体征:呼吸加快,达40~80次/分,可有鼻翼扇动、点头呼吸、三凹征(图10-6)。唇周、指(趾)甲等发绀。肺部可闻较固定的中、细湿啰音,以背部两肺底部脊柱旁多见 ⑤全身症状:精神差、食欲不振、烦躁不安、轻度腹泻或呕吐等
重症肺炎	除呼吸系统表现外,还可出现循环、神经、消化系统功能障碍 ①肺炎合并心衰:突然极度烦躁不安,明显发绀,面色发灰,呼吸困难加重,>60次/分,心率增快,婴儿>180次/分,幼儿>160次/分;短时间内肝脏迅速增大,在肋下3cm以上或短期内增大1.5cm;以上3项主要指征不能用发热、肺炎本身和其他并发症来解释。同时心音低钝、奔马律;颈静脉怒张,尿少或无尿,颜面或下肢水肿等 ②肺炎合并中毒性脑病:烦躁或嗜睡,意识障碍,反复惊厥、前囟隆起、瞳孔对光反射迟钝或消失、呼吸节律不齐甚至呼吸心跳分离(有心跳无呼吸)。有脑膜刺激征,脑脊液压力高,其余正常 ③肺炎合并中毒性肠麻痹:常有食欲减退、呛奶、腹泻,发生中毒性肠麻痹时腹胀、呼吸困难加重,肠鸣音消失。重者消化道出血,吐咖啡色样物,大便隐血阳性、柏油样便
并发症	若延误诊断或病原体致病力强,可引起脓胸、脓气胸、肺大泡等并发症,表现为体温持续不退、或退而复升,中毒症状或呼吸困难突然加重。也可发生休克、DIC等

考点:轻、重型肺炎的主要区别点,婴幼儿肺炎合并心衰时呼吸、心率、肝脏3个主要的基本数字

链接

新生儿感染性肺炎特点

多数病情重,表现不典型,故死亡率高。感染常见3条途径:①宫内感染:多在分娩后24小时内发病,且出生时有窒息史,体温不稳定。②产时感染:表现不一,易有全身感染征。③产后感染:体温可高可低或不升,呼吸急促,口唇发绀,口吐白沫,吐奶,初期肺征不明显,严重时肺部可有细小湿啰音。

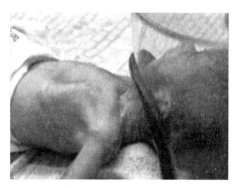

图10-6 三凹征

(2) 几种常见的不同病原体所致的肺炎特点(表10-4)。

3. 心理-社会状况 患儿因发热、咳嗽、害怕打针等,常出现烦躁不安、哭闹、易怒及不合作等。家长则因患儿住院时间长、家庭的正常生活秩序被打乱,同时缺乏肺炎的预防、保健和护理知识等,可产生焦虑、自责、忧虑等心理反应。

表 10-4　几种不同病原体所致肺炎特点

项目	呼吸道合胞病毒性肺炎	腺病毒肺炎	金葡菌肺炎	支原体肺炎
好发年龄	<2岁,或2～6个月多见	6个月～2岁	新生儿及婴幼儿	婴幼儿及年长儿
发热	发热不高或无热	稽留高热	呈弛张热	低热或中度发热
临床特点	起病急,喘憋突出。临床分两类:①毛细支气管炎,全身中毒症状轻;②喘憋性肺炎,全身中毒症状重、呼吸困难明显	起病急,全身中毒症状重;剧烈咳嗽,喘憋重,易发生心肌炎、心衰及中毒性脑病	起病急,病情重,发展快。中毒症状明显,易见皮疹,易复发,并发症多,如脓胸、脓气胸	起病缓慢,以刺激性干咳为突出表现。酷似百日咳,黏痰带血丝。临床特点是症状与体征不一致
肺部体征	以喘鸣为主,肺部多有中细湿啰音	肺征出现晚,多在发热4～5天后出现湿啰音	肺征出现早,两肺有中细湿啰音	肺征不明显
X线检查	肺间质病变为主,常伴肺气肿和支气管周围炎	呈片状阴影或融合成大病灶,吸收慢	易变性,小片浸润阴影,很快出现肺脓肿、肺大泡或脓胸	支气管肺炎改变,间质性肺炎改变,均匀实变影,肺门阴影增浓
白细胞数	正常或偏低	正常或偏低	增高,核左移	正常或偏高
病程	<1周	3～4周或更长	数周至数月	2～4周
治疗	抗病毒	抗病毒	苯唑西林钠等	红霉素有效,疗程较长

考点:不同病原体所致肺炎特点

4. 辅助检查

(1)外周血白细胞检查:病毒感染者白细胞计数正常或偏低;细菌感染者白细胞计数增高,中性粒细胞增高,并有核左移。

(2)胸部X线检查:早期肺纹理增粗,以后出现大小不等的斑片状阴影或融合成片,以双肺下野、中内带及心膈区居多,可伴有肺气肿或肺不张(图10-7)。

(3)病原学检查:取鼻咽拭子或气管分泌物作病毒分离;取气管分泌物、胸腔积液及血液等作细菌培养或免疫学方法进行细菌抗原检测可以明确致病菌。

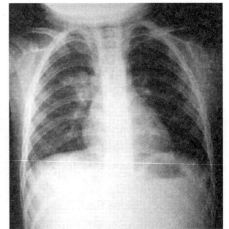

图 10-7　肺炎 X 线胸片

5. 治疗要点　采取综合措施:原则为去除病因、积极控制感染、改善肺通气功能、对症治疗、防止并发症。

(1)一般治疗:注意居室环境,保证患儿安静休息,减少不必要的刺激;饮食营养丰富;保持呼吸道通畅;患儿隔离,防止交叉感染;纠正水电解质紊乱,注意输液量及速度,慎防心衰。

(2)控制感染:①根据不同病原体选用敏感抗生素控制感染。抗病毒可用利巴韦林、干扰素、聚肌胞、乳清液等。②使用原则:早期、联合、足量、足疗程,重症患儿宜静脉给药。③疗程:一般用至体温正常后5～7天,临床症状消失后3天。支原体肺炎至少用药2～3周。金黄色葡萄球菌肺炎总疗程≥6周。

（3）对症治疗：主要是吸氧、吸痰、平喘、退热，防止并发症。

考点：抗生素选择的原则和疗程

（三）护理问题

1. 气体交换受损　与肺部炎症有关。

2. 清理呼吸道无效　与呼吸道分泌物过多、黏稠不易排出有关。

3. 体温过高　与肺部感染有关。

4. 营养失调　低于机体需要量，与摄入不足、消耗增加有关。

5. 潜在并发症　心力衰竭、中毒性脑病、中毒性肠麻痹、脓胸、脓气胸、肺大泡。

6. 知识缺乏　家长缺乏护理本病患儿的知识。

（四）护理措施

1. 改善呼吸功能

（1）环境舒适：保持室内空气新鲜，室温应控制在18～22℃，湿度在50%～60%，每天定时通风2～3次，避免对流。不同病原体肺炎患儿分室居住，以免交叉感染。

（2）注意休息：减少耗氧，尽量使患儿安静休息，避免哭闹，各种操作及护理尽量集中进行。可取半卧位，或抱起患儿并经常翻身更换体位，以利于分泌物排出，减轻肺部淤血和防止肺不张。衣服宽松、被褥轻软以免影响呼吸。

（3）遵医嘱给氧：凡有低氧血症、呼吸困难、喘憋、口唇发绀等情况应立即给氧。给氧前首先要清除呼吸道的分泌物，然后再选择适合于患儿的给氧方法。一般患儿或年长儿多用鼻导管法（图10-8），氧流量0.5～1L/min，氧浓度不超过40%。新生儿、婴幼儿或重症肺炎缺氧严重者，用面罩、头罩或氧帐给氧（图10-9和图10-10），氧流量2～4L/min，氧浓度为50%～60%。若出现呼吸衰竭，则用机械通气正压给氧（人工呼吸器）。

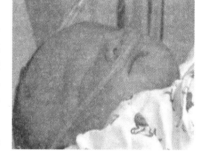

图10-8　鼻导管给氧

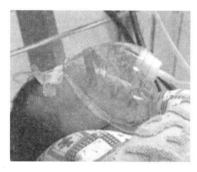

图10-9　面罩给氧

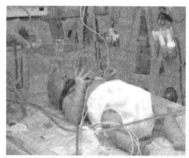

图10-10　头罩给氧

（4）遵医嘱给予抗生素或抗病毒药物，消除肺部炎症，保持呼吸道通畅，促进气体交换。并注意观察疗效及药物副作用。

2. 保持呼吸道通畅

（1）调节室内空气的湿度，并嘱患儿多饮水，避免呼吸道干燥。

（2）及时清除患儿口鼻分泌物，协助患儿更换体位，重症患儿每2小时翻身1次，同时为患儿轻拍背部（图10-11），促使痰液排出。指导和鼓励患儿有效地咳嗽，以促使肺泡及呼吸道

考点：婴幼儿肺炎给氧的主要指征，不同年龄患儿首选给氧的方法、流量、浓度等

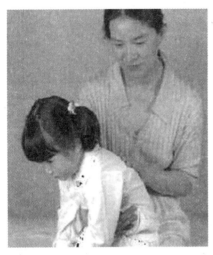
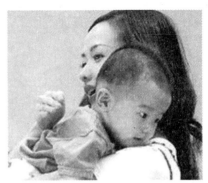

图 10-11 拍背祛痰法

的分泌物排出;病情许可的情况下可进行体位引流。

(3) 对痰液黏稠不易咳出者,可按医嘱给予超声雾化吸入,必要时给予吸痰。吸痰时患儿多因刺激而咳嗽、烦躁,吸痰后宜立即吸氧。

(4) 遵医嘱给予祛痰药如复方甘草合剂等;对严重喘憋者给予支气管解痉药。

链接

拍背祛痰法:五指并拢,掌指关节略屈,自下而上、由外至内,轻拍患儿背部,边拍边指导患儿咳嗽。

超声雾化法:按医嘱在超声雾化器中加入庆大霉素、利巴韦林、地塞米松、胰凝乳蛋白酶等药物,通过呼吸道吸入,每天2次,每次20分钟。

吸痰注意:不能过频,时间不可过长,不宜在喂奶后1小时内进行,以免引起呕吐;吸痰时患儿多因刺激而咳嗽、烦躁,故吸痰后宜立即给氧。

3. 维持体温正常　监测体温变化并警惕高热惊厥的发生。高热者给予降温措施或按医嘱给予退热剂,注意口腔和皮肤护理。详见本章第2节急性上呼吸道感染患儿的护理。

4. 补充水分和营养

(1) 鼓励患儿多饮水,使呼吸道黏膜湿润,利于排痰。

(2) 给予患儿营养丰富、易消化的半流质饮食,少量多餐,防止过饱而影响呼吸。

(3) 哺喂时应耐心,抱起喂食,防止呛咳引起窒息。重症患儿不能进食者,采取静脉营养,输液时应严格控制输液量及滴注速度。

5. 密切观察病情,防止并发症

(1) 预防并监测心力衰竭:如患儿出现烦躁不安、面色苍白、气喘加剧、心率>160~180次/分、肝在短时间内急剧增大等心力衰竭的表现,应立即报告医生,并备好强心、利尿、镇静等药物,协助医生进行抢救(图10-12)。如让患儿保持安静,必要时遵医嘱给予镇静剂,减少刺激,可取半卧位,给氧,控制输液速度在每小时5ml/kg,遵医嘱给予强心、利尿药物。若患儿口吐粉红色泡沫样痰为肺水肿的表现,可给患儿吸入20%~30%乙醇湿化氧气。

考点: 婴幼儿合并心衰的处理要点

136

护考链接

　　患儿,女,6个月,患支气管肺炎,2小时前突然烦躁,喘憋加重,口周发绀,心率188次/分,心音低钝,双肺细湿啰音密集,肝肋下3cm。

1. 患儿可能发生了
　　A. 脓胸　　　　　　B. 脓气胸
　　C. 肺大泡　　　　　D. 肺不张
　　E. 心力衰竭

2. 此时该患儿输液速度应控制在每小时
　　A. 5ml/kg　　　　　B. 8ml/kg
　　C. 108ml/kg　　　　D. 128ml/kg
　　E. 158ml/kg

3. 该患儿的护理措施为
　　A. 保持呼吸道通畅
　　B. 遵医嘱强心、利尿
　　C. 有效抗生素控制感染
　　D. 镇静、吸氧、降温、雾化
　　E. 以上均是

　　分析: 主要考查肺炎并心力衰竭的症状、体征及心力衰竭的护理措施。

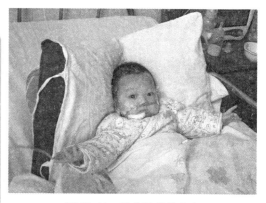

图10-12　重症肺炎并心衰

　　(2)监测中毒性脑病:如患儿出现烦躁或嗜睡、惊厥、昏迷、呼吸不规则等,提示颅内压增高,可能发生了中毒性脑病,应立即报告医生,配合抢救。

　　(3)监测中毒性肠麻痹:若腹胀明显伴低钾者,按医嘱补钾。有中毒性肠麻痹时肠鸣音减弱或消失,给予腹部热敷、肛管排气、禁食、胃肠减压等。

　　(4)监测脓胸或脓气胸:若患儿病情突然加重,出现烦躁不安、剧烈咳嗽、呼吸困难、胸痛、发绀、患侧呼吸运动受限,提示并发了脓胸或脓气胸,应积极配合医生进行胸腔穿刺术或胸腔闭式引流。

考点: 婴幼儿肺炎并发脓胸时的首要治疗

　　6. 心理护理　关心患儿,态度和蔼,建立良好的护患关系,根据患儿年龄和心理特点采用相应的对策,主动与患儿沟通,给予安慰和鼓励,以减少分离性焦虑;稳定患儿情绪,避免哭闹而加重缺氧;向患儿及家长介绍疾病的有关知识,消除其紧张和焦虑心情,让其主动配合各项检查和治疗,确保诊疗护理工作的顺利进行。

案例10-3续

　　该患儿入院后经医务人员积极抗感染、改善肺通气、对症等综合治疗及护理,病情好转后出院。

　　问题: 患儿病愈出院前,请你为患儿及家长进行有效的健康指导。

　　7. 健康指导

　　(1)预防宣教:向家长介绍预防肺炎无特效方法,家庭照护是预防肺炎的重要措施。指导家长合理喂养,避免呛咳,喂养时宜少食多餐;加强体格锻炼;定期体检,按时预防接种;对易患呼吸道感染的患儿,进行防寒、保暖、防病等方面的教育。

　　(2)康复指导:向家长讲解肺炎的病因、临床表现,治疗和护理的要点;指导家长参与患儿的生活护理,向家长示范为患儿更换体位及拍背的方法;教会家长协助观察病情的方法,发现异常及时与医护人员联系;指导年长儿不可随地吐痰,咳嗽时用手帕或纸巾捂住嘴,防止痰飞沫扩散;指导正确用药,让家长了解所用药物的名称、剂量、用法、副作用。

考点: 提示肺炎患儿出现各种并发症的主要临床表现

自测题

A₁型题

1. 下列属于年长儿上感主要症状的是( )
   A. 发热、乏力　　　B. 流涕、咳嗽
   C. 畏寒、呕吐　　　D. 烦躁不安
   E. 头痛、高热惊厥

2. 小儿上呼吸道感染中的疱疹性咽峡炎的病原体是( )
   A. 腺病毒　　　　　B. 流感病毒
   C. 葡萄球菌　　　　D. 柯萨奇病毒
   E. 溶血性链球菌

3. 关于小儿急性感染喉炎症状,哪项是错误的( )
   A. 声嘶　　　　　　B. 喉鸣
   C. 三凹征　　　　　D. 犬吠样咳嗽
   E. 呼气性呼吸困难

4. 关于急性支气管炎哪项正确( )
   A. 常突然起病　　　B. 全身症状不明显
   C. 咳嗽为主要症状　D. 常有气促和发绀
   E. 心肺固定的干湿啰音

5. 慢性肺炎的病程为( )
   A. <1个月　　　　　B. 1个月
   C. 2个月　　　　　　D. 1~3个月
   E. >3个月

6. 小儿细菌性肺炎最主要的病原体为( )
   A. 肺炎杆菌　　　　B. 肺炎链球菌
   C. 肺炎支原体　　　D. 流感嗜血杆菌
   E. 金黄色葡萄球菌

7. 轻症、重症肺炎区别的重要依据是( )
   A. 发热程度　　　　B. 年龄的大小
   C. 呼吸困难程度　　D. 肺部啰音的多少
   E. 除呼吸系统表现外有其他系统受累表现

8. 婴儿心力衰竭的诊断指征为心率( )
   A. >180次/分　　　B. >160次/分
   C. >140次/分　　　D. >120次/分
   E. >100次/分

A₂型题

9. 男孩,1岁半,咳嗽、发热3天入院,起病前有感冒症状,平时易长湿疹,对几种食物过敏,检查提示呼气性呼吸困难,肺部叩诊呈鼓音,两肺布满哮鸣音及少量粗湿啰音。该患儿可能的临床诊断为( )
   A. 急性喉炎　　　　B. 急性咽炎
   C. 急性肺炎　　　　D. 急性疱疹性咽峡炎
   E. 喘息性支气管炎

10. 患儿,男,3个月,2天前受凉后出现发热、鼻塞严重、烦躁不安等上感症状,护士应何时为患儿用5%麻黄碱液滴鼻( )
    A. 哺乳后5分钟　　B. 哺乳前5分钟
    C. 哺乳前15分钟　　D. 哺乳前30分钟
    E. 每小时1次

11. 患儿,女,1岁,3天前因受凉出现发热、咳嗽、喘憋、食欲减退,查体,体温37.5℃,心率140次/分,呼吸58次/分,口周发绀,鼻翼扇动,肺部听诊有中量湿啰音,护士首先应为患儿采取的措施是( )
    A. 药物降温　　　　B. 雾化吸入
    C. 静脉补液　　　　D. 氧气吸入
    E. 止咳药物

12. 患儿,女,1岁。3天前受凉出现发热,咳嗽,轻度喘憋,食欲减退,查体:体温37.5℃,心率140次/分,呼吸58次/分,口周发绀,鼻翼扇动,肺部听诊有中量湿啰音,护士应为患儿鼻导管吸氧,吸氧的流量是( )
    A. 0.5~1L/min　　　B. 1.5~2L/min
    C. 2.0~3L/min　　　D. 3.0~4L/min
    E. 4.0L/min以上

13. 患儿,女,2岁,1天前出现发热、声音嘶哑、喉鸣和吸气性呼吸困难,双肺可闻及喉传导音或管状呼吸音,心率加快,护士考虑该患儿最可能的诊断是( )
    A. 喘憋性肺炎
    B. 支气管哮喘
    C. 急性感染性喉炎
    D. 支气管肺炎合并心衰
    E. 腺病毒性肺炎合并心衰

14. 患儿,男,1岁,2天前受凉后出现发热、犬吠样咳嗽、声音嘶哑、烦躁不安,查体:体温37.9℃,安静时有吸气性喉鸣和三凹征,双肺可闻及喉传导音或管状呼吸音,心率加快,护士应提出的护理诊断是( )
    A. 体温过高　　　　B. 体液不足

C. 低效性呼吸型态　　D. 气体交换受损

E. 清理呼吸道无效

15. 患儿，女，5 个月，体温 37.9℃，呛奶，咳嗽，有痰，咳不出，出现面色发绀，呼吸急促，双肺可闻及散在的干、湿啰音，该患儿目前最需要解决的护理问题是（　　）

A. 营养失调　　　　B. 体液不足

C. 气体交换受损　　D. 清理呼吸道无效

E. 低效性呼吸型态

16. 患儿，女。7 岁，发热、咳嗽、咳痰 6 天，痰液黏稠，不易咳出，食欲差。查体：体温 37.5℃，呼吸 24 次/分，心率 72 次/分，肺部听诊有少量湿啰音。护士应首先采取的护理措施是（　　）

A. 立即降温　　　　B. 少食多餐

C. 雾化吸入　　　　D. 氧气吸入

E. 吸痰

A₃ 型题

(17、18 题共用题干)

患儿，男，2 岁，发热，体温 39.5℃，咳嗽，食欲减退，乏力，初为干咳，现有少量的痰，体检双肺呼吸音粗，可闻及散在的干、湿啰音，胸片示双肺大小不等的片状阴影。

17. 护士首先提出的护理问题应是（　　）

A. 营养失调　　　　B. 体液不足

C. 体温过高　　　　D. 活动无耐力

E. 清理呼吸道无效

18. 护士首先应给予的护理措施是（　　）

A. 立即降温　　　　B. 少食多餐

C. 雾化吸入　　　　D. 氧气吸入

E. 静脉补充高营养

(19~21 题共用题干)

患儿，女，6 个月。因咳嗽，咳痰 2 天，喘息伴发绀 1 小时入院，入院体温 37.9℃，心率 150 次/分，呼吸 68 次/分，呼吸困难，口周发绀、鼻扇、三四征明显，双肺可闻及大量的细湿啰音，胸片示双肺大小不等的片状阴影。

19. 护士考虑该患儿最可能的诊断是（　　）

A. 支气管炎　　　　B. 支气管肺炎

C. 支气管哮喘　　　D. 腺病毒性肺炎

E. 哮喘性支气管炎

20. 护士提出的最主要的护理问题是（　　）

A. 体液不足　　　　B. 活动无耐力

C. 低效性呼吸型态　D. 气体交换受损

E. 清理呼吸道无效

21. 护士首先应给予的护理措施是（　　）

A. 立即降温　　　　B. 少食多餐

C. 雾化吸入　　　　D. 氧气吸入

E. 病室内空气流通，温、湿度适宜

(22~24 题共用题干)

患儿，女，1 岁，3 天前因受凉出现发热，咳嗽，喘憋，食欲减退，遵医嘱给予静脉补液后，突然出现咳粉红色泡沫痰。查体：体温 39.5℃，心率 160 次/分，呼吸 78 次/分，极度呼吸困难，肺部听诊有大量细湿啰音。

22. 护士考虑此患儿为（　　）

A. 心力衰竭　　　　B. 肺气肿

C. 急性肺水肿　　　D. 支气管哮喘

E. 支气管异物

23. 护士应给患儿采取的卧位是（　　）

A. 平卧　　　　　　B. 俯卧

C. 半卧位　　　　　D. 仰卧屈膝位

E. 坐位，双腿下垂

24. 护士应立即给予患儿的治疗是（　　）

A. 间歇吸入 20%~30%乙醇湿化氧气

B. 持续吸入 20%~30%乙醇湿化氧气

C. 间歇吸入 5%~10%乙醇湿化氧气

D. 持续吸入 5%~10%乙醇湿化氧气

E. 持续吸入 50%乙醇湿化氧气

(杨华楔)

第11章

循环系统疾病患儿的护理

引言：你可知道胎儿独特的血液循环特点？胎儿在母体内到底有没有肺循环？胎儿有哪些特殊的通道？而这些特殊的通道又该在什么时间闭合？让我们开始新篇章的学习吧，很快就会明白先天性心脏病的分类，还将懂得先心病患儿的护理，帮助患儿顺利到达手术的年龄，促进患儿早日康复。

第1节　小儿循环系统解剖、生理特点

（一）解剖、生理特点

1. 心脏　出生后心脏的位置随年龄而变化，新生儿和2岁以下婴幼儿的心脏多呈横位，心尖冲动在左侧第4肋间锁骨中线外1～2cm处，心尖部主要为右心室。2岁以后，小儿心脏由横位逐渐转成斜位，心尖部主要为左心室。7岁后心尖冲动下移至左第5肋间锁骨中线以内0.5～1cm。

考点：小儿心率的正常范围和特点

表 11-1　不同年龄心率平均值（次/分）

年龄	心率
新生儿	120～140
<1岁	110～130
2～3岁	100～120
4～7岁	80～100
8～14岁	70～90

2. 心率　小儿新陈代谢旺盛，交感神经兴奋性高，故年龄越小心率越快。心率随年龄增长而逐渐减慢（表11-1）。

小儿心率受其他因素的影响，进食、活动、哭闹、情绪激动等可影响小儿心率，因此应在小儿安静时测量。此外，体温升高可使心率明显增快，一般体温每升高1℃，心率增加10～15次/分。凡脉搏显著增快，而且在睡眠时不减慢，应怀疑有器质性心脏病。

3. 血压

（1）小儿血压特点：心搏出量较少，血管口径相对较粗及动脉壁柔软，故血压较低，以后随年龄增长而逐渐升高。

（2）各年龄小儿正常血压：新生儿收缩压60～70mmHg（8.0～9.3kPa），1岁收缩压70～80mmHg（9.3～10.7kPa）。2～12岁收缩压可以按公式计算，收缩压（mmHg）＝年龄×2＋80mmHg（年龄×0.26＋10.67 kPa），舒张压约为收缩压的2/3。在正常情况下，下肢的血压比上肢约高20mmHg（2.67 kPa）。

（3）小儿异常血压：①高血压：收缩压高于上述正常标准20mmHg（2.67 kPa）；②低血压：收缩压低于正常标准20mmHg（2.67 kPa）。

（4）小儿血压的测量：测量血压时，血压计袖带应为小儿上臂长度的1/2～2/3，袖带过宽 **考点：**小儿测得血压偏低，袖带过窄测得血压偏高。小儿兴奋、哭闹、精神紧张时，血压明显升高，因此， 血压的计算公式和测量的注意事项准确测量血压应在安静时。

（二）胎儿血液循环与出生后的改变

1. 正常胎儿的血液循环　胎儿时期的营养和气体交换是通过脐血管、胎盘与母体之间以弥散的方式进行的。血液在胎盘进行营养和气体交换后，含氧较高的动脉血经脐静脉进入胎儿体内，在肝下缘分成两支，一支入肝与门静脉汇合后由肝静脉进入下腔静脉；另一支经静脉导管直接流入下腔静脉，与来自下半身的静脉血混合，共同流入右心房。来自下腔静脉的混合血（以动脉血为主，氧含量较高）入右心房后，大部分经卵圆孔流入左心房，再经左心室流入升主动脉，主要供应心、脑及上肢，小部分流入右心室。从上腔静脉回流的、来自上半身的静脉血流入右心房后，绝大部分流入右心室再转至肺动脉，由于胎儿肺处

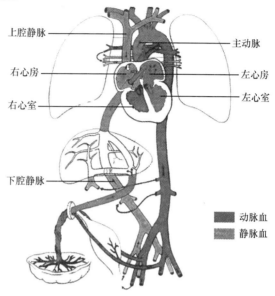

图 11-1　正常胎儿的血液循环

于压缩状态，未扩张，只有少量血液经肺动脉流入肺，并经肺静脉流至左心房，而大部分与升主动脉的血液混合（以静脉血为主，氧含量较低）后，经动脉导管进入降主动脉，供应腹腔器官、躯干及下肢，最后经脐动脉回流至胎盘，再次进行营养物质及气体交换。故胎儿期供应心、脑、肝和上肢的血液的氧气含量要明显高于下半身（图 11-1）。

> **链接**
>
> **胎儿血液循环具有以下特点**
> ①胎儿的营养与气体交换是通过胎盘及脐血管来完成的；②胎儿只有体循环，没有有效的肺循环；③胎儿体内绝大部分是混合血；④静脉导管、卵圆孔及动脉导管是胎儿血液循环的特殊通道；⑤胎儿时期肝的血氧含量最高，其次为心、脑及上肢，下半身血氧含量最低。

2. 生后血液循环的改变

（1）脐血管关闭：出生后脐带结扎脐血管，血流停止而失用，经 6～8 周后完全闭锁。

（2）卵圆孔关闭：生后因脐血管结扎、呼吸建立，肺循环建立，经肺静脉流入左心房的血量增多，其压力随之逐渐增高，当超过右心房时，卵圆孔瓣膜发生功能性关闭，至生后 5～7 个月时形成解剖上关闭，留下卵圆窝。

（3）动脉导管关闭：由于肺循环压力降低，而体循环压力增高，流经动脉导管的血流逐渐减少，最后停止，形成动脉韧带。足月儿 80% 在生后 24 小时内形成功能性关闭，绝大部分小儿于生后 1 年内形成解剖上关闭。若持续不闭者，称为动脉导管未闭，属于先天性心脏病。 **考点：**动脉导管、卵圆孔的闭合时间

第2节　先天性心脏病患儿的护理

案例11-1

　　患儿,3岁,自幼面颊青紫,伴有乏力、气促,常坐下来休息片刻。半小时前游戏时突然晕倒,四肢软,持续10分钟自行缓解,为进一步诊治入院。查体:T 36.4℃,P 120次/分,R 40次/分,身高85cm,体重11kg,生长发育落后,面颊、口唇和指(趾)端发绀,杵状指(趾)。心前区隆起,可触及震颤;心左界位于第4肋间左乳外1cm,心律齐,胸骨左缘第2~4肋间可闻及Ⅳ/6级喷射性收缩期杂音。肝质软,右肋下2cm。胸部X线:心尖圆钝上翘,心影呈"靴状",肺动脉段凹陷,肺门血管影缩小,两侧肺纹理减少,透亮度增加。初步诊断:法洛四联症。

问题:1. 请你找出诊断依据。

　　　　2. 该患儿有哪些护理问题?

　　　　3. 应实施哪些护理措施?

(一)概述

　　1. 概念　先天性心脏病简称先心病,是胎儿时期心脏及大血管发育异常所致的先天畸形,是小儿最常见的心脏病。发病率为活产婴儿的5‰~8‰,严重威胁小儿的生长发育,为小儿先天发育异常导致死亡的重要原因。

　　先心病以皮肤黏膜青紫、气促、呼吸困难、反复呼吸道感染、生长发育迟缓为主要临床表现,可并发心力衰竭、脑血栓等多种并发症。常见的先心病有室间隔缺损、房间隔缺损、动脉导管未闭、法洛四联症等,其中以室间隔缺损最常见。

链接

心脏形成的关键期和影响因素

　　胎儿心脏在胚胎第2周开始形成,第3周末心房有左右之分,第4周开始形成间隔,并有循环作用,第8周室中隔形成,即心脏成为四腔结构。故此认为,在妊娠第2~8周是心脏形成的关键时期,若此期受遗传、环境因素影响,就会导致心脏、大血管发育畸形。

护考链接

　　先天性心脏病病因的环境因素中最主要的是

A. 孕母早期服药史

B. 接触大量放射线

C. 孕妇患代谢紊乱性疾病

D. 宫内感染

E. 妊娠早期饮酒、吸食毒品

　　分析:考点是先心病的病因。

　　2. 病因　目前认为心血管畸形的发生主要是由于遗传和环境因素使心脏的某一部分发育停滞或异常所致,任何影响胎儿心脏发育的因素都可以使心脏的某一部分出现发育停滞和异常。遗传因素:主要是染色体易位与畸变;环境因素:主要是孕早期宫内感染,如风疹、腮腺炎、流行性感冒、柯萨奇等病毒感染。此外还包括孕母患糖尿病、接触过量放射线及服用某些药物如甲苯磺丁脲、抗癌药等。

　　3. 分类　根据左、右心腔或大血管之间有无分流和临床有无青紫,将先心病分为3类:

　　(1) 左向右分流型(潜伏青紫型):是临床最常见的类型,约占先天性心脏病的50%,在左、右心或大血管间有异常通路及血液分流。正常情况下,由于体循环压力高于肺循环,血液从左向右分流,不出现青紫。当患儿屏气、患有肺炎、剧烈哭闹或任何病理情况致肺动脉和右心房压力增高并超过左心压力时,含氧量低的血液从右向左分流而出现暂时性青紫(诱因去除青紫随之消退),故此型又称潜伏青紫型。随着患儿病情的继续发展,肺血流量持续增加导致肺小动脉痉挛,产生动力型肺动脉高压,日久肺小动脉肌层和内膜层增厚(器质性改变),肺循环阻力进行性增加,形成梗阻型肺动脉高压,产生反向分流,患儿出现持续性青紫,称为艾森曼格综合征(此时已经不能手术治疗)。此型常见的有房间隔缺损、室间隔缺损、动脉导管未闭等(图11-2)。

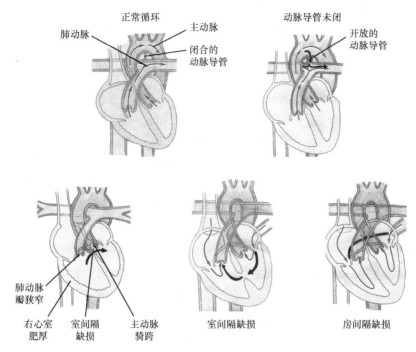

图 11-2　正常及常见先心病的病理生理示意图

(2) 右向左分流型(青紫型):是先心病中最严重的一类,左、右心腔或大血管之间有异常通道及分流,且血液从右向左分流,或大动脉起源异常,使大量含氧量低的静脉血流入体循环出现持续性青紫。常见的有法洛四联症(图11-2)、大动脉错位等。

(3) 无分流型(无青紫型):左、右心或大血管间无异常通路及血液分流,临床上不出现青紫。常见的有肺动脉狭窄、主动脉缩窄等。

考点: 先心病的分类和各类常见疾病

(二)护理评估

1. 健康史　了解患儿母亲在妊娠最初3个月有无病毒感染史、接触放射线和用药史;母亲是否患有代谢性疾病,家族中有无遗传性疾病及先天性心脏病患者。询问患儿出生时、出生后各阶段的发育情况及有无一过性青紫或持续性青紫,有无蹲踞现象及突发性昏厥,有无反复呼吸道感染或心力衰竭等。

2. 身心状况

(1) 左向右分流型(潜伏青紫型)躯体症状:常见的有室间隔缺损、房间隔缺损和动脉导管未闭,其中室间隔缺损最常见。缺损小、分流量少者,一般无青紫,只在体格检查时发现心脏杂音;缺损大、分流量多的患儿呈现青紫(图11-3),临床表现见表11-2。此型先心病易出现反复呼吸系统感染(如肺炎)、心力衰竭、亚急性细菌性心内膜炎等并发症。

143

表 11-2　几种常见先天性心脏病的鉴别

分类		室间隔缺损	房间隔缺损	动脉导管未闭分类	法洛四联症
		左向右分流型			右向左分流型
症状		当剧烈哭闹、屏气、肺炎或心力衰竭时可出现暂时青紫，晚期形成梗阻型肺动脉高压时出现持续性青紫，称为艾森曼格综合征 伴有生长发育落后，体格瘦小，面色苍白，乏力，活动后心悸，多汗，小婴儿喂养困难，易呕吐，疲乏，活动后气促			主要表现为青紫(唇、甲床)、气急，活动后加重，多有蹲踞症状，严重者可突然晕厥。伴有生长发育落后
体征	杂音	胸骨左缘3、4肋间粗糙全收缩期杂音	胸骨左缘2、3肋间收缩期喷射性杂音	胸骨左缘2肋间连续性机器样杂音	胸骨左缘2~4肋间喷射性收缩期杂音
	肺动脉区第二心音	亢进	亢进、固定分裂	亢进	减弱
	其他体征	—	—	周围血管征	杵状指(趾)
X线检查	肺动脉段	凸出	凸出	凸出	凹陷
	肺门舞蹈	有	有	有	无
	肺野	充血	充血	充血	清晰
	肺门阴影	增粗	增粗	增粗	缩小
	房室增大	左心室、右心室、左心房	右心房、右心室	左心房、左心室	右心室大，"靴形"心

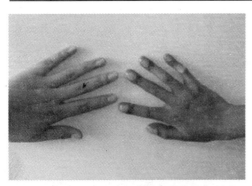

图 11-3　指端发绀及杵状指

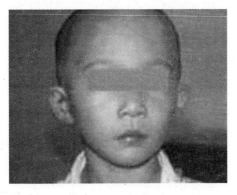

图 11-4　口唇发绀

护考链接

18个月患儿，体重9kg，面色稍苍白，易疲乏，活动后气促，哭闹时出现暂时性发绀。心脏听诊胸骨左缘3~4肋间闻及Ⅲ~Ⅳ级响亮粗糙的收缩期杂音，传导范围广泛。最可能的诊断是

A. 房间隔缺损　　　B. 室间隔缺损
C. 动脉导管未闭　　D. 法洛四联症
E. 肺动脉狭窄

分析：考点是室间隔缺损患儿身体状况的主要特征。

（2）右向左分流型(青紫型)躯体症状：法洛四联症最常见，由以下4种畸形组成：①肺动脉狭窄；②室间隔缺损；③主动脉骑跨，即主动脉骑跨于室间隔之上；④右心室肥厚。其中肺动脉狭窄最重要，临床症状的严重程度与肺动脉狭窄的程度成正比。主要症状：①青紫，为患儿最主要、最突出的表现，多见唇、指(趾)甲床，球结合膜处，啼哭、情绪激动、体力劳动、寒冷即可出现气急、青紫加重。

②蹲踞现象:患儿常于行走或活动时出现蹲踞现象,这是患儿为缓解缺氧采取的一种自我保护性动作,蹲踞时下肢屈曲,下肢受压,体循环阻力增加,使血液右向左分流量减少,动脉血氧含量相对增多,缺氧症状暂时缓解,另外蹲踞使回心血量减少,减轻了心脏负担。③阵发性缺氧发作:婴儿于吃奶、哭闹、贫血、感染时发生阵发性呼吸困难,严重者可引起晕厥、抽搐,甚至死亡,是狭窄的肺动脉漏斗部发生痉挛,引起一过性肺动脉梗阻,导致脑缺氧加重而形成。年长儿常诉头晕、头疼。④杵状指(趾):由于缺氧引起指(趾)端结缔组织增生形成,表现为指(趾)端膨大如鼓槌状。⑤并发症:易并发脑血栓、脑脓肿及亚急性感染性心内膜炎。

考点:法洛四联症的4个畸形组成

(3)体征:①心前区隆起:先心病患儿可有房室增大,视诊时可见心前区隆起。②震颤:除房间隔缺损外,其他几种先心病触诊均有震颤。③心界扩大:先心病患儿发生心力衰竭或心肌肥厚时,叩诊时可发现心界扩大。④杂音及其他体征见表11-2。⑤周围血管征:动脉导管未闭患儿还可出现周围血管征,如毛细血管搏动、水冲脉、股动脉枪击音等。

考点:先心病的躯体症状和常见并发症

3. 心理-社会状况　患儿正常生活、活动均受到限制,年长儿学习受到影响,与同龄儿交往减少及因周围人的怜悯或歧视而产生抑郁、自卑、焦虑、恐惧心理。家长因对患儿心脏畸形及小儿生活中喂养困难、体弱多病、生长发育落后、活动受限以及手术费用和手术效果等的担心而产生紧张、焦虑、恐惧、抱怨。另一方面,如果家长对患儿过度呵护,则可使患儿发展成为依赖、脆弱及以自我为中心的个性。

4. 辅助检查

(1)X线检查:见表11-2。

(2)超声波检查:能显示心脏内部结构的精确图像,确定缺损部位。多普勒彩色血流显像可观察到分流的位置、方向,并能估测分流的大小。对某些先心病可替代心导管及心血管造影检查,帮助确诊。

(3)心导管检查:是先心病进一步明确诊断和手术之前的重要检查方法之一。分左心、右心导管检查两种,临床上以右心导管检查较常用。通过导管检查,了解心腔及大血管不同部位的氧含量及压力变化,明确有无分流和分流的部位。导管若进入异常通道更可以提供重要的诊断资料。

考点:先心病的胸部X线检查特点

(4)其他:如心血管造影、磁共振成像等。

5. 治疗要点与反应

(1)一般治疗:加强护理和营养,防止感染。

(2)病因预防:母亲在孕前或孕期应避免引起先天性心脏病的遗传因素和环境因素。

(3)内科治疗:目的在于维持患儿正常生活、防止并发症,使之能安全达到手术年龄。

(4)外科治疗:常见的左向右分流型及无分流型先心病大部分已能施行根治手术,且效果好。对分流量小的房间隔缺损和动脉导管未闭患儿,可采用心导管介入疗法,取得了较好疗效,手术的适宜年龄一般为4~6岁;右向左分流型先心病,如法洛四联症,患儿大多数于2岁时进行手术;若重度发绀应先做姑息性分流术,2岁时再做选择性根治术。

考点:先心病的适宜手术年龄

(三)护理问题

1. 活动无耐力　与体循环血量减少致血氧饱和度下降有关。

2. 营养失调　低于机体需要量,与喂养困难、体循环血流量减少、组织缺氧有关。

3. 有感染的危险　与机体免疫力低下、肺血流量增多有关。

4. 焦虑　与疾病的威胁和对手术担忧有关。

5. 潜在并发症　充血性心力衰竭、急性脑缺氧发作、脑血栓等。

（四）护理措施

1. 控制和调整活动量

（1）评估患儿活动耐力：安排不同强度的活动（游戏）和活动时间，对患儿耐受程度进行评估。评估方法：活动前测量生命体征，包括呼吸、脉搏、血压；活动时应密切观察其有无缺氧的表现；活动后立即测量生命体征；患儿休息3分钟再测量生命体征，如呼吸、血压恢复到活动前水平，脉率增快不超过每分钟6次，则说明活动适度。如患儿出现面色苍白、精神恍惚、青紫、眩晕、胸闷、心悸等症状时，则说明活动强度过大或时间过长，应立即停止活动，卧床休息，抬高床头并记录。

（2）保证睡眠和休息：安排好患儿作息时间，护理操作集中进行，避免情绪激动及大哭大闹，保证睡眠和休息。每日测脉率或心率2～4次，每次测量时间不少于1分钟。根据其病情安排适当的活动量，无症状患儿可与正常小儿一样生活，定期查体，有症状患儿应限制活动，避免加重心脏负担；重症患儿应卧床休息，其活动应在医护人员或家长监护下进行，准备择期手术。

（3）当法洛四联症患儿出现蹲踞时不要强行拉起，应让患儿自然蹲踞和起立。

2. 满足应用需要，合理喂养

（1）食物选择：提供高蛋白、高维生素、易消化的食物，给适量的蔬菜类粗纤维食品，以保证大便通畅；有水肿时应采用低盐饮食。

（2）正确喂养：先心病常常在吸吮时出现气促、青紫或大汗淋漓而被迫停歇，有时还出现呕吐，所以喂哺时应抱起，取斜位间歇喂乳。喂哺要细心，每次喂乳时间可适当延长，乳头孔可稍大，以免患儿吸吮费力，增加耗氧量，必要时可在喂哺前先吸氧。喂哺时应少量多餐，勿进食过饱。喂乳后取右侧卧位，以免呕吐造成窒息。

3. 预防感染

（1）舒适环境：保持病室内空气新鲜，温度、湿度适宜，避免对流风。根据气候变化随时增减衣服，预防呼吸道感染。

（2）给予保护性隔离：应将患儿与其他感染性疾病患儿隔离，以免交叉感染。

（3）仔细观察患儿口腔黏膜、皮肤有无充血及破损，每日做口腔护理2次。

（4）做小手术（如拔牙、扁桃体切除术等）时，应给予抗生素预防感染，防止发生感染性心内膜炎。

4. 预防和处理并发症

（1）预防心力衰竭：注意适量活动，不宜过劳，饮食少量多餐，适当限盐，吃粗纤维食品，以保持大便通畅，必要时可给予开塞露通便，以免用力加重心脏负担；严格控制输液量和速度；注意病情变化，若出现突然烦躁不安、呼吸困难、脉搏明显加快、吐泡沫痰、青紫加重等心力衰竭的表现，应立即报告医生，置患儿于半卧位，吸氧，并按心力衰竭护理。

（2）预防急性脑缺氧发作：法洛四联症患儿在啼哭、活动后、喂哺及排便时可加重缺氧而诱发肺动脉痉挛，出现青紫或呼吸困难加重，甚至发生突然昏迷、惊厥等脑缺氧表现，因此应严格限制活动，并注意观察，一旦出现脑缺氧发作应将患儿置于膝胸卧位（图11-5），吸氧，并与医生

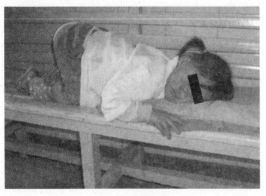

图11-5 膝胸卧位

合作给予普萘洛尔、吗啡等急救治疗。

（3）预防脑血栓形成：法洛四联症患儿在夏季多汗、发热或吐泻时血液浓缩，黏稠度高易形成脑血栓，因此要供给足够的液体，必要时可静脉输液。

5. 心理护理　鼓励患儿进行适当的游戏和活动。有针对性地向患儿及家长进行卫生宣教，使患儿及家长克服焦虑、紧张、悲观、恐惧等心理，积极配合检查和治疗。

考点：法洛四联症脑缺氧的处理方法

（五）健康指导

向家长介绍先天性心脏病的致病因素、主要症状、治疗原则；指导家长掌握先天性心脏病的日常护理，建立合理的生活制度，保证睡眠、休息，根据病情安排适当活动量，减少心脏负担。合理用药，预防感染和并发症，按时进行预防接种，定期复查，调整心功能，使患儿安全到达手术年龄。

考点：先心病患儿的主要护理措施

（六）护理评价

经过治疗和护理患儿活动耐力是否增加，能否满足基本生活所需，能否达到活动后无气促、心悸、乏力的表现；能否获得充足的营养满足生长发育的需要；法洛四联症患儿未出现急性脑缺血发作的情况；病程中未出现反复呼吸道感染的情况；患儿及家长是否了解本病的有关知识，是否积极配合治疗；患儿及家长的焦虑是否缓解。

第3节　病毒性心肌炎患儿的护理

（一）概述

1. 概念　病毒性心肌炎是指病毒侵犯心脏使心肌发生炎性病变，以心脏扩大、心律失常，甚至心力衰竭、心源性休克为临床特征的一种感染性心肌疾病。部分病例可伴有心包炎和心内膜炎。本病好发于学龄期小儿，大多预后良好。

2. 病因　常见病原体：病毒，主要有柯萨奇病毒（B组和A组）、腺病毒、流感和副流感病毒、EB病毒等20余种，其中以柯萨奇B组病毒最常见。

考点：病毒性心肌炎最常见的病原体

（二）护理评估

1. 健康史　询问患儿起病前1～3周是否有呼吸道或消化道病毒感染史，有无发热、咽痛、全身酸痛、腹痛、腹泻等，了解患儿有无心脏症状如心前区不适、胸闷、乏力等。

2. 身体状况　典型病例在发病前1～3周多有病毒感染史，表现为发热、咽痛、全身酸痛、腹痛、腹泻等，心肌受累时患儿常诉乏力、气促、心悸和心前区不适或腹痛。体检发现心脏扩大、心搏异常，安静时心动过速，第一心音低钝，出现奔马律。病毒性心肌炎临床表现轻重不一，轻者可无明显症状，常不被重视，体检时可发现心动过速、期前收缩等；重者可突然出现心源性休克，甚至猝死。

本病病程多在半年以上，患病后机体抵抗力降低，易患呼吸道感染而致心肌炎复发，甚至心力衰竭，有的还可逐渐演变成心肌病。

3. 辅助检查

（1）心电图：呈持续性心动过速，多导联ST段偏移和T波低平、双向或倒置，Q-T间期延长、QRS波群低电压。心律失常以期前收缩多见，尤以室性早搏最常见，尚可见到部分或完全性房室传导阻滞。

（2）血清心肌酶测定：磷酸激酶（CPK）在早期多升高，以心肌同工酶（CK-MB）为主。乳酸脱氢酶（SLDH）同工酶增高，在心肌炎的早期诊断有意义。心肌肌钙蛋白的变化对心肌炎有特异性诊断意义。

（3）X线检查：轻症心影正常；伴心力衰竭者,心影明显增大。

（4）病毒学诊断：病毒分离结合血清抗体检测有助于明确病因。

4. 治疗要点与反应　目前尚无特殊治疗,主要是减轻心脏负荷,改善心肌代谢及功能,促进心肌修复。

（1）休息：一般应休息至症状消除后3～4周,有心脏扩大者休息应不少于6个月。在恢复期应限制活动至少3个月。

（2）保护心肌：可应用大量维生素C、丙种球蛋白、1,6二磷酸果糖(FDP)、辅酶Q、维生素E等。

（3）应用肾上腺糖皮质激素：激素有减轻心肌炎症、改善心肌功能和抗休克作用,一般早期和轻症不用,多用于急重病例。

（4）控制心衰：发生心力衰竭者应用利尿剂、强心剂及血管扩张剂等,心肌炎时对洋地黄类药物较敏感,容易中毒,故剂量应偏小。

（三）护理问题

1. 活动无耐力　与心肌收缩力下降、组织供氧不足有关。

2. 潜在并发症　心律失常、心力衰竭、心源性休克。

（四）护理措施

1. 休息　急性期应卧床休息至热退后3～4周,病情基本稳定后逐渐增加活动量,但总休息不得少于6个月。重症患儿心脏扩大及心力衰竭者,应卧床休息直至心脏大小和心功能恢复正常后(约需半年至1年以上),待心衰控制、心脏情况好转后再逐渐增加活动量,以不出现心悸为宜。

2. 严密监测病情,及时发现和处理并发症

（1）防止心律失常：密切观察并记录心率、脉搏、血压、呼吸、体温及精神状态的变化。有明显心律失常者应进行连续心电监护,发现多源性期前收缩、频发期前收缩、心动过速、心动过缓、完全性房室传导阻滞时应立即报告医生,采取紧急处理措施。护理人员应备好抢救药物和器械,以便抢救。

（2）防止心力衰竭：尽量避免呼吸道感染、剧烈运动、情绪激动、饱餐、寒冷、用力排便等,静脉输液过程中滴速不能太快,以免诱发心力衰竭。一旦发现呼吸困难、咳嗽、颈静脉怒张、水肿、奔马律、肺部湿啰音等表现,应立即通知医生,并置患儿于半卧位,保持安静,给氧,按医嘱使用洋地黄药,并注意观察有无心率过慢、新的心律失常及恶心、呕吐等,如有应暂停用药,并与医生联系进行处理,避免洋地黄中毒。

（五）健康指导

介绍本病的治疗过程和预后,减少患儿和家长的焦虑和恐惧心理；强调休息对心肌炎恢复的重要性,使患儿及家长能自觉配合治疗。急性心肌炎患儿出院后需继续休息,3～6个月后可考虑恢复部分或全部轻体力活动或学习；指导患儿进食高蛋白、高维生素、易消化的饮食,尤其注意补充富含维生素C的食物如新鲜蔬菜、水果,促进心肌代谢和修复,保持大便通畅,防止发生便秘；教会患儿和家长测脉率、节律,若发现异常或出现心悸、胸闷等不适及时复诊；告知患儿和家长预防呼吸道感染和消化道感染的常识,疾病流行期间尽量避免去公共场所；嘱咐患儿出院后定期到门诊复查,出院后分别在1个月、3个月、6个月、1年复诊。

小结

1. 胎儿的营养与气体交换是通过胎盘与及脐血管来完成的;静脉导管、动脉导管、卵圆孔是胎儿血液循环的特殊通道;不同年龄小儿心率不同。心率:新生儿120~140 次/分,1岁以下110~130 次/分,2~3 岁 100~120 次/分,4~7 岁 80~100 次/分,8~14 岁 70~90 次/分;新生儿收缩压平均为 60~70mmHg,1 岁收缩压 70~80mmHg,2~12 岁收缩压(mmHg)年龄×2+80 mmHg,舒张压约为收缩压的 2/3。

2. 先天性心脏病根据血流动力学的改变分为 3 类。左向右分流型在临床最常见,当屏气、剧烈哭闹或右心房压力增高并超过左心时,出现暂时性青紫,常见的有房间隔缺损、室间隔缺损、动脉导管未闭等。右向左分流型是先心病中最严重的一类,持续青紫,代表疾病法洛四联症。无分流型临床上不出现青紫,如肺动脉狭窄。

3. 引起病毒性心肌炎最常见的病原是柯萨奇病毒(B组)。进行健康教育时要特别强调休息对病毒性心肌炎恢复的重要性。

自测题

A_1 型题

1. 胎儿时期血氧含量最高的器官是(　　)
   A. 肺　　　　　　　B. 心
   C. 脑　　　　　　　D. 肝
   E. 上肢

2. 婴儿卵圆孔解剖上闭合时间是生后(　　)
   A. 3~4 个月　　　B. 5~7 个月
   C. 8~10 个月　　　D. 10~12 个月
   E. 1~1.5 岁

3. 大多数小儿动脉导管解剖闭合时间是(　　)
   A. 6 个月　　　　B. 12 个月
   C. 18 个月　　　　D. 24 个月
   E. 36 个月

4. 左向右分流型先心病最常见的并发症是(　　)
   A. 亚急性细菌性心内膜炎
   B. 充血性心力衰竭
   C. 支气管肺炎
   D. 脑栓塞
   E. 咯血

5. 属于右向左分流的先心病是(　　)
   A. 主动脉缩窄　　　B. 室间隔缺损
   C. 房间隔缺损　　　D. 动脉导管未闭
   E. 法洛四联症

6. 先天性心脏病最常见的类型是(　　)
   A. 室间隔缺损　　　B. 房间隔缺损
   C. 动脉导管未闭　　D. 法洛四联症
   E. 肺动脉狭窄

7. 保证青紫型先心病患儿液体入量的目的是(　　)
   A. 防止血栓形成
   B. 防止发生心力衰竭
   C. 防止组织器官血液灌注不足
   D. 防止便秘
   E. 防止肾衰竭

8. 法洛四联症患儿的青紫程度取决于(　　)
   A. 室间隔缺损位置　　B. 室间隔缺损大小
   C. 主动脉骑跨程度　　D. 肺动脉狭窄程度
   E. 右心室肥厚程度

9. 法洛四联症患儿喜蹲踞的原因是(　　)
   A. 增加体循环阻力,减少右向左分流血量
   B. 增加腔静脉回心血量
   C. 休息,使劳累缓解
   D. 缓解漏斗部痉挛
   E. 增加心脑供血量

10. 下列哪项不是法洛四联症的畸形组成(　　)
    A. 室间隔缺损　　　B. 房间隔缺损
    C. 主动脉骑跨　　　D. 肺动脉狭窄
    E. 右心室肥厚

11. 先天性心脏畸形的形成时期是在受孕(　　)
    A. 第 2~4 周　　　B. 第 2~8 周
    C. 第 3~8 周　　　D. 第 4~8 周
    E. 第 4~12 周

12. 胎儿心脏胚胎发育的关键时期是(　　)
    A. 妊娠 2~8 周　　B. 妊娠 8~12 周
    C. 妊娠 20~25 周　D. 妊娠 28 周以后

E. 妊娠 3 个月

13. 先天性心脏病最主要的病因是（　　）
　　A. 宫内感染　　　　B. 遗传
　　C. 药物影响　　　　D. 孕母接受放射线
　　E. 乳母有代谢紊乱性疾病

14. 引起病毒性心肌炎最常见病原是（　　）
　　A. 流感病毒　　　　B. 腺病毒
　　C. 呼吸道合胞病毒　D. 柯萨奇病毒 B 组
　　E. 鼻病毒

15. 病毒性心肌炎患儿的休息时间一般不少于（　　）
　　A. 1～3 个月　　　　B. 3～6 个月
　　C. 6～9 个月　　　　D. 9～12 个月
　　E. 12～18 个月

16. 先天性心脏病右向左分流,最明显的外观特征是（　　）
　　A. 心脏杂音　　　　B. 发育迟缓
　　C. 持续发绀(发紫)　D. 心前区隆起
　　E. 活动耐力下降

17. 室间隔缺损和动脉导管未闭的患儿,出现声音嘶哑的原因是（　　）
　　A. 左心室增大,压迫喉返神经
　　B. 肺动脉显著扩张,压迫喉返神经
　　C. 左右心室扩大,压迫喉返神经
　　D. 右心室增大,压迫喉返神经
　　E. 左心房增大,压迫喉返神经

18. 法洛四联症患儿哭闹时,突然晕厥、抽搐,最常见的原因是（　　）
　　A. 哭闹时耗氧量增加,缺氧加重
　　B. 血液黏稠、血流变慢,引起脑血栓
　　C. 右室流出道肌肉痉挛,引起脑缺氧
　　D. 合并脑脓肿
　　E. 合并脑膜炎

A₂ 型题

19. 4 岁患儿,哭闹或活动后经常出现青紫,喜蹲踞,该患儿最容易出现的并发症是（　　）
　　A. 贫血　　　　　　B. 脑栓塞
　　C. 呼吸道感染　　　D. 心力衰竭
　　E. 肺炎

20. 2 岁女婴,发现双下肢青紫 1 个月,体检时发现:胸骨左缘第 2 肋间可闻及粗糙、响亮的连续性机器样杂音,可考虑为（　　）
　　A. 室间隔缺损　　　　B. 房间隔缺损
　　C. 动脉导管未闭　　　D. 法洛四联症
　　E. 肺动脉狭窄

A₃ 型题

(21～25 题共用题干)

女孩,7 岁,自幼青紫,生长发育明显落后于同龄儿,有杵状指(趾),喜坐少动,有蹲踞现象,因剧烈运动 10 分钟前突然发生呼吸困难,随即晕厥、抽搐来院就诊。

21. 首先考虑的疾病是（　　）
　　A. 肺动脉狭窄　　　　B. 动脉导管未闭
　　C. 法洛四联症　　　　D. 房间隔缺损
　　E. 室间隔缺损

22. 急救时患儿最应采取的体位是（　　）
　　A. 平卧位　　　　　　B. 侧卧位
　　C. 半卧位　　　　　　D. 俯卧位
　　E. 胸膝位

23. 该患儿心脏 X 线检查,可能的改变是（　　）
　　A. 肺动脉凸出　　　　B. 左心房肥大
　　C. 肺门血管影增粗　　D. 肺野充血
　　E. 心尖上翘呈"靴形"

24. 女孩,4 岁,曾于出生后不久诊断为"法洛四联症",剧烈运动时突然出现脑缺氧症状,最应采取的体位是（　　）
　　A. 平卧位　　　　　　B. 侧卧位
　　C. 半卧位　　　　　　D. 俯卧位
　　E. 胸膝位

25. 一名 10 月龄患儿,诊断为"法洛四联症",在一次哭闹后突然出现呼吸困难,随即晕厥、抽搐,最可能的原因是（　　）
　　A. 急性心力衰竭　　　B. 脑脓肿
　　C. 脑栓塞　　　　　　D. 肺栓塞
　　E. 缺氧发作

(刘玉红)

第12章

造血系统疾病患儿的护理

孩子长得聪明、活泼、可爱,是每个家长的心愿。如果一个小儿以前皮肤白里透红,逐渐会笑、会坐,家长很高兴,而近段时间以来发现孩子喂养困难、面色苍白、少哭不笑,越来越没以前那么乖了。你知道引起这些的原因是什么吗? 让我们进入本章学习小儿贫血为什么会出现这些改变,如何治疗和护理,以便使每个孩子都能健康茁壮成长。

第1节　小儿造血和血液特点

一、造　血　特　点

小儿造血分为胚胎期造血和生后造血。

(一)胚胎期造血

1. 中胚叶造血期　约在胚胎第3周开始出现卵黄囊的血岛造血,主要是造原始有核红细胞。从6～8周后,中胚叶造血开始减退,然后消失。

2. 肝、脾造血期　胎儿中期以肝造血为主。约在胚胎第6～8周肝开始造血,第4～5个月达高峰,6个月后逐渐减退。约在胚胎第8周脾开始造血,至5个月后脾停止造红细胞和粒细胞,仅保留造淋巴细胞的功能。

胸腺第6～8周,淋巴结第4个月参与造淋巴细胞。

3. 骨髓造血期　骨髓从胚胎第4个月开始造血,成为胎儿后期主要的造血器官,出生2～5周后骨髓成为唯一的造血器官。

(二)生后造血

1. 骨髓造血　出生后主要是骨髓造血。婴幼儿所有骨髓均为红骨髓,全部参与造血,以满足生长发育的需要。5～7岁开始时,长骨中的红骨髓逐渐被脂肪组织(黄骨髓)所代替,至成年时红骨髓仅限于颅骨、锁骨、肩胛骨、肋骨、胸骨、脊柱、盆骨和长骨近端。黄骨髓具有造血潜能,当需要造血增加时,黄骨髓可转化成红骨髓而造血。小儿在出生后前几年,因缺乏黄骨髓,造血的代偿能力差。当需要增加造血时,容易出现骨髓外造血。

2. 骨髓外造血　在正常情况下,骨髓外造血极少。当严重感染或溶血性贫血等需要增加造血时,肝、脾、淋巴结恢复到胎儿时期的造血功能,表现为肝、脾、淋巴结肿大,外周血液中可见幼稚红细胞和(或)幼稚粒细胞。

考点: 骨髓外造血的概念

二、血　液　特　点

(一)红细胞数和血红蛋白量

由于胎儿处于相对缺氧状态,红细胞数和血红蛋白量较高,出生时红细胞数约为(5.0～

考点：生理性贫血的概念

7.0)×10¹²/L,血红蛋白约为150～220g/L。出生后由于自主呼吸的建立,血氧含量增加,红细胞生成素减少,骨髓造血功能暂时下降;而胎儿红细胞寿命短,且出生后破坏较多(生理性溶血);婴儿生长发育迅速,循环血量增加等因素,红细胞数和血红蛋白量逐渐降低,至2～3个月时,红细胞数降至3.0×10¹²/L,血红蛋白量降至110g/L左右,出现轻度贫血,称"生理性贫血"。生理性贫血呈自限性经过,3个月后,由于红细胞生成素的产生增加,红细胞数和血红蛋白量又逐渐上升,约到12岁达成人水平。

> **护考链接**
>
> 患儿,男,58天。34周早产,出生体重2100g,生后用婴儿奶粉喂养,食欲佳,目前检查血红蛋白100g/L,红细胞数2.8×10¹²/L。护士考虑该患儿是
>
> A. 生理性贫血　　B. 巨幼红细胞性贫血
> C. 营养性缺铁性贫血　D. 再生障碍性贫血
> E. 珠蛋白生成障碍性贫血

考点：中性粒细胞和淋巴细胞两次交叉的时间

细胞比例上升,生后4～6天,中性粒细胞和淋巴细胞形成第一次交叉,两者比例约相等;以后中性粒细胞继续下降达0.35,淋巴细胞继续上升至0.60,到4～6岁时两者又形成第二次交叉,比例相等;以后中性粒细胞比例上升,淋巴细胞比例下降,到7岁以后白细胞分类与成人相似。

（二）白细胞数和分类

出生时白细胞数为(15～20)×10⁹/L,生后6～12小时达(21～28)×10⁹/L,以后逐渐下降,婴儿期维持在10×10⁹/L左右,8岁以后接近成人水平。

白细胞分类主要是中性粒细胞和淋巴细胞比例的变化。出生时中性粒细胞约占0.65,淋巴细胞约占0.30。随着白细胞总数的下降,中性粒细胞比例也逐渐下降,而淋巴

（三）血小板数

血小板数与成人相似,约(150～250)×10⁹/L。

（四）血容量

小儿血容量相对较成人多,新生儿血容量约占体重的10%,平均300ml;年长儿约占8%～10%;成人约占6%～8%。

> **护考链接**
>
> 小儿中性粒细胞与淋巴细胞的比例第二次相等(第二次交叉)发生在
>
> A. 4～6天　　B. 4～6周　　C. 4～6个月
> D. 4～6岁　　E. 6岁以后

第2节　小儿贫血概述

（一）概述

贫血是指外周末梢血中单位容积内红细胞数、血红蛋白量或红细胞比容低于正常。由于小儿的红细胞数和血红蛋白量随年龄不同差异较大,根据世界卫生组织(WHO)的资料,6个月～6岁血红蛋白<110g/L,6～14岁血红蛋白<120g/L(海拔每升高1000m,血红蛋白上升4%),为小儿贫血的标准。我国小儿血液会议对6个月以下婴儿的贫血标准作了补充:新生儿血红蛋白<145g/L,1～4个月血红蛋白<90g/L,4～6个月血红蛋白<100g/L为贫血。

（二）贫血的分度

根据外周血血红蛋白含量或红细胞数可分为4度(表12-1):

表12-1 贫血的分度

	轻度	中度	重度	极重度
血红蛋白量(g/L)	90~120	60~90	30~60	<30
红细胞数(×10^{12}/L)	3~4	2~3	1~2	<1
新生儿血红蛋白(g/L)	120~144	120~90	90~60	<60

考点:小儿贫血的标准,贫血的分度

(三)贫血的分类

1. 病因分类

(1)红细胞和血红蛋白生成不足:①造血物质不足:(如铁、叶酸、维生素 B_{12} 缺乏);②骨髓造血功能障碍:如再生障碍性贫血。

(2)溶血性贫血:①红细胞内在异常:红细胞膜结构缺陷,红细胞酶缺陷;②红细胞外在因素:免疫、感染、物理、化学因素及毒素等。

(3)失血性贫血:包括急性失血如创伤性大出血、出血性疾病;慢性失血如溃疡病、钩虫病等。

2. 形态分类 根据红细胞平均容积(MCV)、红细胞平均血红蛋白(MCH)、红细胞平均血红蛋白浓度(MCHC)的值,将贫血分为 4 类:大细胞性贫血、正细胞性贫血、单纯小细胞性贫血、小细胞低色素性贫血。

护考链接

1 岁患儿,母乳喂养,未加辅食,约 2 个月前发现患儿活动少,不哭、不笑,面色蜡黄,表情呆滞,手及下肢颤抖。检查发现肝、脾增大,红细胞 $1×10^{12}$/L,血红蛋白 50g/L。该患儿可能为

A. 轻度贫血　　　　　B. 中度贫血

C. 重度贫血　　　　　D. 极重度贫血

E. 溶血性贫血

第3节　营养性缺铁性贫血患儿的护理

案例12-1

一位年轻的妈妈抱着一个 1 岁左右的孩子,愁眉苦脸地述说:孩子近 1 个月来吃饭减少,精神不好,面色越来越没血色了。

医生:孩子多大了?

家长:1 岁 3 个月。

医生:从生后到现在怎么喂小儿的?

家长:出生后就没母乳,孩子一直喝牛奶,8 个月以后开始加了一点粥、米糊,1 岁后偶尔吃点鸡蛋。

问题:该患儿最先需要做什么检查?

(一)概述

营养性缺铁性贫血是由于体内铁缺乏引起血红蛋白合成减少所致的一种贫血,临床上以小细胞低色素性贫血、血清铁蛋白减少和铁剂治疗有效为特点。任何年龄都可发生,但最多见于 6 个月~2 岁的婴幼儿,是我国儿童保健重点防治的"四病"之一。

考点:营养性缺铁性贫血的好发年龄,贫血形态的类型

1. 铁的来源

(1)外源性铁:主要来自食物,占人体铁的1/3,分为血红素铁和非血红素铁,血红素铁吸收率比非血红素铁高。动物性食物含铁高而且为血红素铁,如肝、肾、瘦肉、血、蛋黄、鱼等。母乳和牛乳含铁量都低,但母乳中铁的吸收比牛乳高 2~3 倍。植物性食物如黑木耳、黑芝

麻等中虽然含铁量也高,但它是非血红素铁,吸收率低。

考点: 哪些食物可有效地预防缺铁性贫血

(2) 内源性铁:体内红细胞衰老或破坏所释放的血红蛋白铁,占人体铁摄入量的2/3,几乎全部被再利用。

2. 病因

(1) 先天贮铁不足:胎儿从母体获得的铁在妊娠最后3个月最多,所以早产、双胎、多胎、胎儿失血和孕母严重缺铁都可使胎儿贮铁减少。

(2) 铁摄入量不足:这是缺铁性贫血的主要原因。母乳、牛乳、谷物中含铁量都低,如不及时添加含铁丰富的辅食,则容易发生缺铁性贫血。年长儿长期挑食、偏食,摄入动物性食物过少,都可引起缺铁性贫血。

(3) 生长发育快:婴儿期和青春期生长发育迅速,血容量增加较快,未成熟儿如早产儿和低出生体重儿生长发育更快,如不相应添加含铁丰富的辅食,则易发生缺铁。

(4) 铁的吸收利用障碍或丢失过多:食物搭配不合理可使铁的吸收减少,植物纤维、茶、咖啡、牛奶和钙剂可阻碍铁的吸收,慢性腹泻、消化道畸形不仅影响铁的吸收,而且促进铁的排泄;钩虫病、肠息肉可使铁丢失过多;用不经加热处理的鲜牛奶喂养小儿可因过敏而出现肠出血,使铁丢失增多。

考点: 营养性缺铁性贫血的病因

护考链接

患儿,男,10个月。生后一直奶粉喂养,未加辅食。体检:营养差,皮肤、黏膜苍白,化验:血红蛋白60g/L,红细胞$2.0×10^{12}$/L,此患儿确诊为营养性缺铁性贫血,导致该患儿缺铁的主要原因是

A. 铁的丢失过多　　B. 铁的吸收、利用障碍
C. 铁的摄入不足　　D. 生长发育快
E. 铁的储存不足

3. 营养性缺铁性贫血的发病机制 铁是合成血红蛋白的原料,当铁缺乏时,血红蛋白生成减少,使红细胞内血红蛋白含量不足,导致红细胞体积变小,染色较淡,形成小细胞低色素性贫血。铁还是合成体内很多含铁酶的原料,铁缺乏时,含铁酶合成减少,使细胞功能紊乱,从而产生非造血系统的症状。

链接

营养性缺铁性贫血对健康的危害

①缺铁的生化改变:使多种酶活性降低严重影响机体代谢过程的进行,是多系统临床症状发生的生化基础;②对免疫的影响:中性粒细胞吞噬杀菌功能和细胞免疫功能的损害最突出;③对行为和智能的影响:学龄前儿童有学习困难,尤其是语言发育障碍;④胃肠道功能:有十二指肠炎、胃炎、肠黏膜萎缩等多种物质吸收障碍;⑤对内分泌的影响:含铁蛋白P-450在肾上腺皮质中有很高浓度与糖皮质激素合成有关,缺铁损害肾上腺皮质功能。

(二) 护理评估

1. 健康史 询问孕期有无贫血,是否多胎、早产,患儿的年龄,喂养发育情况,患儿有无慢性腹泻、反复感染等病史。

2. 身体状况 任何年龄都可发病,以6个月到2岁最多见。发病缓慢,临床表现随病情轻重而不同。

(1) 一般贫血表现:皮肤、黏膜逐渐苍白,以口唇、口腔黏膜和甲床最为明显。易疲乏,不喜欢活动。年长儿可诉头晕、眼花、耳鸣等(图12-1)。

(2) 骨髓外造血表现:由于髓外造血,肝、脾可轻度肿大;年龄越小、病程越久、贫血越重,肝脾肿大越明显。

（3）非造血系统表现：①消化系统：食欲减退,少数有异食癖,如吃泥土、煤渣、墙皮。还可引起呕吐、腹泻、口腔炎、舌炎、舌乳头萎缩,重者可引起萎缩性胃炎、吸收不良综合征。②神经系统：婴幼儿表现为烦躁不安、委靡不振;年长儿则有注意力不集中、记忆力减退、理解力差而影响小儿的智力和学习。③循环系统：明显贫血时心率增快,严重者心脏扩大甚至发生心力衰竭。④其他:因细胞免疫功能低下,常合并感染;因上皮组织异常而出现反甲。

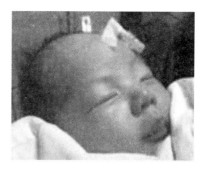

图 12-1　缺铁性贫血患儿的外貌

3. 心理状况　婴幼儿因神经系统受影响,心理发展出现迟缓;病情较重、病程较长,年长儿因记忆力减退、注意力不集中引起学习成绩下降或智力低于同龄儿而产生自卑、焦虑、抑郁或对抗、厌学等心理问题;了解患儿及家长对本病的病因和防护知识的认识程度。

案例12-1续

该患儿抽血查血常规的结果是:血红蛋白 78g/L,红细胞 2.8×10^{12}/L;血涂片:红细胞大小不等,以小细胞为主,中央淡染区扩大。

问题：根据检查结果,初步考虑什么病? 并找出诊断依据。

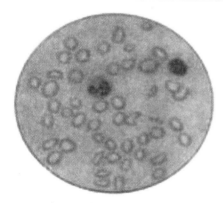

图 12-2　缺铁性贫血的血涂片

4. 辅助检查

（1）血象：末梢血红细胞数和血红蛋白量均低于正常,血红蛋白量降低比红细胞数减少更明显,呈小细胞低色素性贫血。血涂片:红细胞大小不等,以小细胞为主,中央淡染区扩大。网织红细胞数正常或轻度减少。白细胞、血小板一般正常(图 12-2)。

（2）骨髓象：幼红细胞增生活跃,以中、晚幼红细胞增生为主;胞质量少,各期红细胞均较小。粒细胞系和巨核细胞系一般正常。

（3）铁代谢的检查：血清铁(SI)$<10.7\mu mol/L$,血清铁蛋白(SF)$<12\mu g/L$,总铁结合力(TIBC)$>$62.7$\mu mol/L$,转铁蛋白饱和度(TS)$<15\%$,红细胞内游离原卟啉(FEP)$>0.9\mu mol/L$。

> 考点:缺铁性贫血血象改变的特点,对评估缺铁性贫血最有力的依据是血清铁下降

5. 治疗要点与反应　治疗原则是去除病因和补充铁剂,必要时输血。

（1）去除病因：是治疗本病的关键,喂养不当应合理安排饮食,增加含铁和维生素 C 丰富的食物,积极治疗原发病。

（2）补充铁剂。

1）常用的铁剂：主要采用口服二价铁,如硫酸亚铁(含铁 20%)、富马酸亚铁(含铁 30%)、葡萄糖酸亚铁(含铁 11%)等。如口服铁剂不能耐受,或因长期腹泻、胃肠手术等导致吸收不良者,可注射铁剂如右旋糖酐铁。

2）补铁的疗程：铁剂用至血红蛋白恢复正常后,还要继续补铁 6～8 周左右才能停药。

（3）输血治疗：一般不需输血。严重贫血时少量多次输注浓缩红细胞或压积红细胞。注意输注的量不能太多,速度不能太快。

> 考点:缺铁性贫血补铁的疗程

（三）护理问题

1. **营养失调** 低于机体需要量,与铁的摄入不足、吸收不良、丢失过多或消耗增加有关。

2. **活动无耐力** 与贫血致组织器官缺氧有关。

3. **有感染的危险** 与细胞免疫功能降低有关。

4. **知识缺乏** 家长及患儿缺乏营养和喂养知识。

案例12-1续

医生给该患儿开了硫酸亚铁和维生素C。

问题: 应该告诉家长给患儿服用铁剂的注意事项有哪些?指导家长怎样喂养小儿?

（四）护理措施

1. **补充铁剂**

考点:早产儿和低体重儿补充铁剂的时间

（1）调整饮食,补充含铁丰富的食物:①指导母乳喂养。②及时添加含铁丰富的食物。③指导家长对早产儿和低体重儿在生后2个月左右给予铁剂预防。

（2）按医嘱补充铁剂,掌握补铁的注意事项。

1）口服铁剂:铁剂是治疗缺铁性贫血的特效药。但铁对胃肠道有刺激,可致恶心、呕吐、腹泻、便秘、厌食等,同时铁剂吸收易受多种因素的影响。所以用铁剂时的注意事项有:①从小剂量开始,逐渐增加剂量,在两餐之间服用。②补铁时最好和维生素C、果汁、稀盐酸等同服,促进铁的吸收。③忌与牛奶、茶、咖啡、钙片等同服,以免妨碍铁的吸收。④液体铁剂可使

考点:补充铁剂的注意事项

牙齿染黑,可用吸管或滴管服用,直接把药液送到舌根部。服用铁剂后大便可变黑或呈柏油样,但停药后可恢复,向家长说明原因,消除紧张心理。

护考链接

营养性缺铁性贫血患儿,在口服铁剂治疗同时,为了有利于铁剂的吸收,可同时服用

A. 维生素B_{12} B. 叶酸

C. 维生素C   D. 维生素B_1

E. 维生素B_2

2）注射铁剂:深部肌内注射,每次更换注射部位,首次注射后应严密观察1小时,以防发生过敏。

3）观察疗效:补铁后最先升高的是网织红细胞,一般在用药后3～4天开始升高,7～10天达高峰;2周后血红蛋白逐渐升高,临床症状随之好转。如用药3～4周仍无效,应查找原因。

2. **注意休息,适量活动** 根据患儿活动耐力下降的程度,制定适当的休息和活动方式。一般不需卧床休息,但应避免剧烈运动。严重贫血患儿可有心悸、气短,活动后症状加重,应卧床休息,必要时吸氧,协助患儿日常生活,定时测量心率。

3. **预防感染** 因患儿细胞免疫功能下降,容易感染,应对其进行保护性隔离:与感染患儿分室居住,避免到人群拥挤的公共场所;做好口腔护理;保持皮肤清洁卫生。

（五）健康教育

1. **预防宣教** 提倡母乳喂养,按时添加含铁丰富的辅食。足月儿在生后4个月,早产儿、低体重儿在生后2个月可给予铁剂预防。年长儿要纠正挑食、偏食的不良习惯。

2. **康复指导**

（1）向患儿家长解释缺铁性贫血的病因。

（2）指导家长合理安排患儿的日常生活,解释患儿适度活动和休息的意义,指导家长观察和调整患儿活动的强度和时间。

（3）指导家长协助病情观察,发现异常及时与医护人员联系。

（4）指导家长正确用药，让家长了解所用药物名称、剂量、用法、副作用和注意事项，尤其是补铁的疗程不能随便改变。

第4节 营养性巨幼细胞性贫血患儿的护理

案例12-2

一位奶奶抱着一个婴儿，很着急地述说：孩子近1个月来，长得很不好，面色不好看，头发又稀又黄，以前还爱笑，现在不哭不笑，原来可以站了，现在连坐都坐不稳了，很担心是不是脑子有问题了？

医生：孩子多大？

家长：10个月。

医生：从出生以后是怎样喂养小儿的？

家长：生后一直喂的是母乳，其他什么都没吃。

医生给患儿体检：面色蜡黄，轻微水肿，头发稀黄、干枯，表情呆滞，反应迟钝，独坐不稳，肝脾轻度肿大。

问题：1.该患儿最先应作哪项检查？

（一）概述

营养性巨幼细胞性贫血是由于缺乏维生素 B_{12} 和（或）叶酸所引起的一种大细胞性贫血。主要临床特点是贫血、神经精神症状、红细胞胞体变大、骨髓中出现巨幼红细胞、用维生素 B_{12} 和（或）叶酸治疗有效。本病好发于6个月至2岁的婴幼儿。

考点：营养性巨幼细胞性贫血诱因

1. 病因

（1）摄入不足：单纯母乳喂养而未及时添加辅食、人工喂养不当、严重偏食的婴幼儿，由于饮食中缺乏肉类、动物肝、肾和蔬菜，可引起维生素 B_{12} 和叶酸缺乏。羊乳中含叶酸量更少，单纯羊乳喂养的小儿，可致叶酸缺乏。

（2）需要量增加：婴儿生长发育迅速，尤其是早产儿，对叶酸、维生素 B_{12} 的需要量增加，严重感染时维生素 B_{12} 的消耗量也增加，需要量相应增加。

（3）吸收代谢障碍：胃壁细胞分泌的糖蛋白（内因子）缺乏可引起维生素 B_{12} 吸收减少；慢性腹泻、小肠病变可致叶酸吸收减少。维生素 C 缺乏可使叶酸消耗增加；严重感染可致维生素 B_{12} 消耗量增加，如供给不足可致缺乏；长期服用广谱抗生素、抗叶酸药物、抗癫痫药等均可导致叶酸缺乏。

考点：营养性巨幼细胞性贫血主要病因；含维生素 B_{12} 和叶酸丰富的食物

2. 发病机制 叶酸经叶酸还原酶的还原作用和维生素 B_{12} 的催化作用变成四氢叶酸，是DNA合成过程中必需的辅酶，当叶酸和维生素 B_{12} 缺乏时，使幼稚红细胞分裂和增殖时间延长，出现细胞核的发育落后于细胞质的发育，而血红蛋白的合成不受影响，使红细胞的胞体变大，形成巨幼红细胞。由于红细胞生成速度变慢，以及巨幼红细胞在骨髓内易被破坏，进入血循环的红细胞寿命也较短，从而出现贫血。

维生素 B_{12} 还与神经髓鞘中脂蛋白形成有关，当维生素 B_{12} 缺乏时可导致中枢和外周神经髓鞘受损，出现神经精神症状。

考点：营养性巨幼细胞性贫血引起神经精神症状的原因

（二）护理评估

1. 健康史 详细询问孕期的营养状况、胎龄和乳母营养状况，患儿的年龄、喂养、发育情况，辅食添加的时间和种类，饮食习惯。

2. 身体状况

(1) 一般贫血表现：起病缓慢，大多呈轻度或中度贫血，患儿皮肤蜡黄，睑结膜、口唇、口腔黏膜、指甲等处苍白。毛发稀疏发黄，颜面轻度水肿，多呈虚胖。常有肝、脾肿大。严重者可有心脏扩大，甚至发生心力衰竭。

(2) 神经精神症状：可出现烦躁不安、易怒等症状。维生素B_{12}缺乏表现为表情呆滞，嗜睡，目光发呆，反应迟钝，少哭不笑，智力及动作发育落后甚至倒退。重者可出现不规则震颤、手足无意识运动，甚至抽搐、感觉异常、共济失调、踝阵挛和巴宾斯基征阳性等。神经精神症状是本病的特征性表现。

(3) 其他：常有食欲不振、厌食、恶心、呕吐、腹泻和舌炎等。

3. 心理状况 本病病程长会影响神经、精神的发育，小儿心理行为发展也可出现异常，有震颤的患儿不能正常游戏，常出现烦躁、易怒、哭闹。家长担心病情对患儿将来的影响而出现焦虑、内疚等心理活动。

案例12-2续

该患儿抽血查血常规：血红蛋白80g/L，红细胞1×10^{12}/L；血涂片：红细胞大小不等，以大细胞为主，颜色加深，中央淡染区缩小。

问题：2. 根据检查结果，初步考虑什么病？并找出诊断依据。

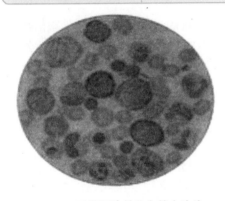

图12-3 巨幼细胞性贫血的血涂片

考点：评估营养性巨幼细胞性贫血的最好依据：骨髓检查

(3) 血清维生素B_{12}和叶酸测定：血清维生素B_{12}<100ng/L（正常值为100~200ng/L），血清叶酸<3μg/L（正常值为5~6μg/L）。

5. 治疗要点 主要是去除病因、加强营养、防止感染、补充维生素B_{12}和叶酸。

(1) 一般治疗：注意营养，及时添加含维生素B_{12}和叶酸丰富的辅食，加强护理，防止感染。

(2) 补充维生素B_{12}和叶酸。

1) 维生素B_{12}：肌内注射，每次100μg，每周2~3次，连用数周，直至临床症状好转、血象恢复正常为止。

4. 辅助检查

(1) 血象：末梢血红细胞数、血红蛋白量均低于正常，红细胞数比血红蛋白量减少更明显，呈大细胞性贫血。血涂片：红细胞大小不等，以大细胞为主，中央淡染区不明显。中性粒细胞分叶过多，网织红细胞、白细胞、血小板计数常减少（图12-3）。

(2) 骨髓象：骨髓增生活跃，以红细胞系增生为主，粒、红系均出现巨幼样变，表现为胞体变大，核染色质粗而松，副染色质明显。细胞核的发育落后于细胞质。中性粒细胞的细胞质空泡形成，核分叶过多。巨核细胞的核有过度分叶现象。

护考链接

患儿，8个月，单纯母乳喂养，从未添加辅食。近来面色蜡黄，表情呆滞，舌面光滑，有轻微震颤，肝肋下4cm，血常规检查：血红蛋白90g/L，红细胞2×10^{12}/L，血清维生素B_{12}降低。

1. 该患儿最适宜的治疗是给予

A. 输血   B. 铁剂＋维生素C

C. 维生素B_{12}＋叶酸   D. 泼尼松

E. 补钙剂

2. 预防该疾病应强调

A. 预防感染   B. 多晒太阳

C. 按时添加辅食   D. 培养良好的饮食习惯

E. 加强体格锻炼

2）叶酸：口服，每次 5mg，每日 3 次，连续数周直到临床症状好转、血常规恢复正常为止。

（3）其他：重症贫血并发心力衰竭或严重感染时输入红细胞，有明显肌肉震颤时可用镇静剂。

案例12-2续

　　该患儿在检查的过程中，突然出现舌头、口唇和手不自主颤抖，大约 10 秒钟。

问题：3. 患儿出现颤抖，说明肯定缺乏哪种物质？该患儿主要的护理诊断是什么？患儿出院后应向家长进行哪些健康教育？

（三）护理问题

1. 营养失调　低于机体需要量，与维生素 B_{12} 和（或）叶酸摄入不足、吸收不良有关。

2. 活动无耐力　与贫血致组织器官缺氧有关。

3. 有受伤的危险　与肢体或全身震颤及抽搐有关。

4. 生长发育改变　与营养不足、贫血及维生素 B_{12} 缺乏，影响生长发育有关。

（四）护理措施

1. 补充维生素 B_{12} 和叶酸

（1）调整饮食，改善喂养方法：及时添加含维生素 B_{12} 丰富的食物，如肝、肾、肉类、蛋类、海产品等；给予富含叶酸的食物，如新鲜蔬菜、水果、酵母、谷类、动物肝肾等。年长儿纠正偏食、挑食的习惯。指导家长烹调的方法，尤其是叶酸不耐热，一经加热很容易被破坏，所以不可过度加热。

（2）遵医嘱补充维生素 B_{12} 和叶酸：一般用药 2～4 天后患儿精神症状好转、食欲增加，随后网织红细胞升高，大约 2～6 周时红细胞和血红蛋白恢复正常，但神经精神症状恢复较慢。单纯维生素 B_{12} 缺乏时，不宜用叶酸，以免加重神经精神症状。同时口服维生素 C，帮助叶酸的吸收，在恢复期，由于红细胞增加，对铁的需要量增多，应补充铁剂。

2. 注意休息，适当活动　根据患儿的活动耐受情况安排休息与活动。一般不需卧床休息，当严重贫血时应适当限制活动量，协助患儿的日常生活所需。烦躁、震颤、抽搐者可遵医嘱使用镇静剂。

3. 防止外伤　由于维生素 B_{12} 缺乏的患儿可出现全身震颤、抽搐、感觉异常、共济失调等，应严密观察患儿的病情进展。震颤严重的按医嘱给予镇静剂、维生素 B_{12}。在上、下门齿之间垫上牙垫或用纱布包裹的压舌板，防止舌咬伤；限制活动防止发生外伤。

（五）健康教育

1. 预防宣教　向家长宣传营养知识和喂养的科学方法，说明从孕期开始就应注意补充维生素 B_{12} 和叶酸，以增加胎儿体内的贮存量。告诉家长不管是母乳喂养还是人工喂养，都应及时添加富含维生素 B_{12} 和叶酸的辅食。强调饮食要多样化，不能挑食、偏食，对小儿尤其要注意动物性食物的摄入。

2. 健康指导

（1）向患儿家长解释营养性巨幼细胞性贫血的病因。

（2）指导家长加强对患儿的护理，防止发生感染。做好口腔护理，鼓励患儿多饮水，保持口腔清洁卫生，防止口炎。

（3）指导家长协助病情观察，因维生素 B_{12} 缺乏可引起动作、智力发育落后甚至是倒退现象，告诉家长要有足够的耐心，加强对患儿的教养和训练，同时要注意观察有无震颤、抽搐，如发现，要及时通知医护人员。

（4）指导家长正确用药，让家长了解所用药物名称、剂量、用法、疗程、注意事项及副作用。

小结

1. 小儿造血分为胚胎期造血和生后造血。生后主要的造血器官是骨髓，当需要造血增加时可出现骨髓外造血。

2. 不同年龄，血液中血细胞的正常值不同。在2～3个月时可出现生理性贫血。中性粒细胞和淋巴细胞有两次交叉。

3. 营养性缺铁性贫血是因缺乏铁而使血红蛋白合成减少的一种小细胞低色素性贫血，其临床特点为皮肤黏膜苍白、骨髓外造血及组织器官缺氧。治疗原则是去除病因，应用铁剂。护理的主要措施是改善喂养方法、遵医嘱使用铁剂、预防感染。

4. 营养性巨幼细胞性贫血是因缺乏维生素 B_{12} 和（或）叶酸而引起的一种大细胞性贫血。主要表现是贫血，特征性表现是神经精神症状。治疗的主要方法是补充维生素 B_{12} 和叶酸。护理的主要措施是去除病因、改善喂养方法和防止外伤、遵医嘱补充维生素 B_{12} 和叶酸。

自测题

A_1 型题

1. 为预防缺铁性贫血，早产儿于生后何时给予铁剂（　　）
   A. 立即
   B. 1个月
   C. 2个月
   D. 3个月
   E. 4～6个月

2. 预防小儿营养性缺铁性贫血强调（　　）
   A. 母乳喂养
   B. 牛乳喂养
   C. 及时添加蔬菜、水果
   D. 及时添加蛋黄、豆类、肉类
   E. 及时添加淀粉类食物

3. 营养性缺铁性贫血铁剂治疗需用至（　　）
   A. 症状消失
   B. 血红蛋白量恢复正常
   C. 血红蛋白量及红细胞数均恢复
   D. 血红蛋白量恢复正常后再用1个月
   E. 血红蛋白量恢复正常后2个月

4. 下列哪些情况下易发生营养性巨幼细胞性贫血（　　）
   A. 进食新鲜绿叶、黄叶蔬菜及水果
   B. 进食动物性食物：肝、肾、禽蛋
   C. 长期用煮沸牛乳或奶粉、羊奶喂养
   D. 进食丰富的含维生素C的食物
   E. 以上都不是

A_2 型题

5. 患儿，8个月，母乳喂养，未加辅食，面色苍白，精神差，肝肋下2cm触及，心前区可闻及吹风样杂音，初诊为缺铁性贫血。口服铁剂时，以下哪项不正确（　　）
   A. 最好于两餐间服用
   B. 与维生素C同服
   C. 加服橙子以利吸收
   D. 宜与牛奶、茶水同服
   E. 观察服药后的不良反应

6. 12个月小儿，面黄来诊，一直羊奶喂养，未加辅食，诊断为营养性巨幼红细胞性贫血，下列处理最重要的是（　　）
   A. 增加辅助食品
   B. 使用维生素 B_{12}、叶酸
   C. 口服铁剂
   D. 口服维生素C
   E. 输血

7. 10个月女孩，母乳喂养，未添加辅食，近2个月来出现面黄，食欲下降，查体提示小细胞低色素性贫血，最先考虑的护理诊断是（　　）
   A. 活动无耐力
   B. 有受伤的危险
   C. 有感染的危险
   D. 营养失调：低于机体的需要量
   E. 慢性意识障碍

8. 10个月小儿，面黄来诊，诊断为营养性小细胞性贫血。下述处理哪项是不必要的（　　）
   A. 设法增进食欲
   B. 口服铁剂
   C. 口服维生素C
   D. 肌内注射维生素 B_{12}
   E. 预防发生心功能不全

9. 小儿,9 个月,面色蜡黄,虚胖,手足颤抖,肝肋下 2cm,红细胞 $2.3\times10^{12}/L$,血红蛋白 90g/L。问首要护理诊断问题是什么( )
   A. 有感染的危险
   B. 生长发育有改变
   C. 营养失调:低于机体需要量
   D. 活动无耐力
   E. 知识缺乏

10. 患儿,1 岁,牛乳喂养,未加辅食,近 3 个月来面色苍白,由嬉笑顽皮转为呆滞,舌唇颤抖,肝肋下 3cm,脾肋下 1cm,血象:红细胞 2×10^{12}/L,血红蛋白 90g/L,血涂片:红细胞大小不均,以大者为主。此患儿最适宜的治疗是( )
    A. 地西泮   B. 叶酸+维生素 C
    C. 输血   D. 泼尼松
    E. 维生素 B_{12}+叶酸

11. 3 个月小儿,查体见口唇及睑结膜稍有苍白,红细胞 3.0×10^{12}/L,血红蛋白 110g/L,该患儿可能是( )
    A. 缺铁性贫血   B. 感染性贫血
    C. 生理性贫血   D. 再生障碍性贫血
    E. 营养性巨幼细胞性贫血

12. 1 岁患儿,母乳喂养,未加辅食,约 2 个月前发现患儿活动少,不哭、不笑,面色蜡黄,表情呆滞,手及下肢颤抖,检查发现肝脾增大,红细胞 1×10^{12}/L,血红蛋白 65g/L,血清铁、叶酸正常,血清维生素 B_2 降低。预防该疾病应强调( )
    A. 预防感染   B. 多晒太阳
    C. 加强锻炼   D. 促进小儿食欲
    E. 按时添加辅食

13. 某 8 个月男婴,早产儿,生后牛乳喂养,未加辅食,近 1 个月来面色渐黄,肝肋下 2cm,脾肋下 0.5cm,血红蛋白 80g/L,红细胞 3.0×10^{12}/L,红细胞体积小,中央淡染区扩大。有利于药物吸收的是( )
    A. 餐前服用   B. 与钙片同服
    C. 与橙汁同服   D. 与牛乳同服
    E. 及时添加瘦肉、蛋黄

14. 患儿,18 个月,面色苍黄,毛发稀疏,诊断为营养性巨幼红细胞性贫血,应添加的主要食物是( )
    A. 饼干   B. 蛋糕
    C. 水果   D. 瘦肉

E. 乳类

15. 患儿,3 岁,诊断为缺铁性贫血,血红蛋白为 80g/L,为改善贫血症状最佳的食物是( )
    A. 牛奶及乳制品
    B. 鱼、虾及高热量饮食
    C. 动物肝脏及高蛋白饮食
    D. 紫皮茄子及高蛋白饮食
    E. 海带、紫菜及低蛋白饮食

A_3 型题

(16、17 题共用题干)

患儿,8 个月,单纯母乳喂养,从未加辅食,近来面色蜡黄,表情呆滞,舌面光滑,有轻微震颤,肝肋下 4cm,血常规:血红蛋白 90g/L,红细胞 2×10^{12}/L,血清维生素 B_{12} 降低。

16. 考虑该患儿可能发生的疾病是( )
    A. 营养性巨幼红细胞性贫血
    B. 营养性缺铁性贫血
    C. 营养性混合性贫血
    D. 溶血性贫血
    E. 感染性贫血

17. 预防本病应重点强调( )
    A. 预防感染   B. 多晒太阳
    C. 按时添加辅食   D. 培养良好饮食习惯
    E. 加强体格锻炼

A_4 型题

(18、19 题共用题干)

患儿,女,52 天。33 周早产,出生体重 2150g,生后用婴儿奶粉喂养,食欲较佳,目前检查血红蛋白 100g/L,红细胞数 2.6×10^{12}/L。

18. 护士指导家长对该患儿补充铁剂的时间是( )
    A. 出生后即给   B. 出生后 2 周
    C. 出生后 1 个月   D. 出生后 2 个月
    E. 出生后 3 个月

19. 护士对家长进行铁剂的用药指导中错误的是( )
    A. 在饭前服用
    B. 应从小剂量开始
    C. 长期服用可致铁中毒
    D. 可与维生素 C 同时服用
    E. 铁剂补充至血红蛋白正常后 2 个月左右停药

(王晓菊 白永旗)

第13章

泌尿系统疾病患儿的护理

引言:宝宝的眼睑及全身水肿,尿液变成红色,这可急坏了爸爸妈妈,怎么办啊?让我们进入本章,学习小儿为什么容易患急性肾小球肾炎、原发性肾病综合征,得了这样的泌尿系统疾病如何治疗与护理,如何呵护宝宝健康成长!

第1节　小儿泌尿系统解剖、生理特点

(一)解剖特点

1. 肾　小儿的肾相对较大,而且位置较低,且腹壁肌肉薄而松弛,故两岁以下健康小儿肾脏(尤其是右肾)较年长儿容易扪及。

2. 输尿管　婴幼儿输尿管长而弯曲,管壁肌肉和弹力组织发育不全,易被压扁或扭转而引起梗阻,出现尿潴留而诱发感染。

3. 膀胱　婴儿膀胱位置较高,充盈时可进入腹腔,故腹部触诊时易触到充盈的膀胱。随着年龄增长膀胱逐渐降入盆腔内。膀胱容量(ml)约为(年龄+2)×30。

4. 尿道　女婴尿道较短,1～3cm,外口暴露且接近肛门,易受污染引起上行感染。男婴尿道长,5～6cm,但常有包茎,易发生污垢积聚,亦可引起上行细菌感染。

(二)生理特点

1. 肾功能　婴儿肾小球滤过率低,肾小管的重吸收、排泄、浓缩和稀释等功能均不成熟,对水及电解质平衡的调节较差,故易发生水、电解质紊乱及酸中毒等。婴幼儿对药物的排泄功能差,故用药种类和计量均应慎重选择。

2. 排尿特点

(1)排尿次数:生后最初几日每日排尿4～5次,1周后排尿逐渐增加至每日20～25次,1岁时每日排尿15～16次,学龄前和学龄期每日6～7次。

(2)尿量:小儿每日排尿量与饮食、气温、活动量及精神等因素有关。正常婴儿每昼夜排尿量约为400～500ml,幼儿500～600ml,学龄前儿童600～800ml,学龄儿童800～1400ml。当学龄儿童每日尿量<400ml,学龄前儿童<300ml,婴幼儿<200ml,即为少尿;若每日尿量<50ml为无尿。

3. 尿液特点

(1)尿色及酸碱度:正常小儿尿色淡黄,pH多为5～7。新生儿出生最初几天尿液较深,稍浑浊,放置后有红褐色沉淀,为尿酸盐结晶。婴幼儿尿液在寒冷季节放置后可有盐类结晶析出,呈乳白色,属生理现象。

(2)尿比重:新生儿时较低,为1.006～1.008;以后逐渐增高,1岁后接近成人,平均为1.011～1.025。

（3）尿蛋白:正常小儿尿中含微量蛋白,蛋白定性为阴性。

（4）尿沉渣检查:正常情况下,红细胞<3 个/高倍视野(HP),白细胞<5 个/高倍视野(HP), **考点**:尿液 无管型。12 小时尿沉渣计数(Addis 计数):红细胞<50 万,白细胞<100 万,管型<5000 个。　特点

第 2 节　急性肾小球肾炎患儿的护理

案例13-1

　　患儿,男,5 岁。2 周前患扁桃体炎。2 天来晨起眼睑水肿,尿少,食欲不振,小便洗肉水样 2 次, 前来就诊。查体:体温 37.8℃,脉搏 84/分,呼吸 20 次/分,血压 130/90mmHg,查体:眼睑水肿,尿少, 呈洗肉水样,心肺正常,下肢非凹陷性水肿。尿常规:尿蛋白(＋＋),大量红细胞,少量白细胞和管 型。医生以急性肾炎收入院。
　　问题:1. 作为责任护士,如何进行护理评估?
　　　　　　2. 护理问题有哪些?
　　　　　　3. 其中哪项为首优护理诊断,如何实施护理措施?

（一）概述

　　1. **概念**　急性肾小球肾炎简称急性肾炎,是不同病原体感染后免疫反应造成的急性弥 漫性肾小球损害的疾病。本病多见于各种细菌、病毒感染之后,其中多数为 A 组 β 溶血性链 球菌感染所致。该病好发于 5~14 岁小儿,2 岁以下少见,男女之比为 2：1。临床多有前驱 感染,急性起病,以血尿、水肿、蛋白尿、高血压为特点。

　　2. **发病机制**　溶血性链球菌感染后,抗原抗体结合形成免疫复合物嵌顿在肾小球基底 **考点**:急性 膜,补体激活引起肾小球局部免疫炎症反应,基底膜损伤,出现血尿、蛋白尿、管型尿;同时由 肾炎的主要 于炎症刺激导致肾小球内皮细胞肿胀、增生,肾小球滤过下降,钠、水潴留,产生高血压、水肿、 病因与病机 少尿等症状。

（二）护理评估

　　1. **健康史**　了解患儿发病前 1~3 周有无链球菌感染史,如扁桃体炎、咽炎、猩红热、脓疱 疮等。呼吸道感染致肾炎发病约 1~2 周,皮肤感染所致者间隔时间稍长,约 2~4 周。了解 水肿开始的时间、发生的部位,尿量的多少及 24 小时排尿的次数等。

　　2. **身体状况**

　　（1）一般表现:起病时常有全身不适、发热、乏力、食欲减退等一般症状,部分患儿可见呼 吸道感染或皮肤感染病灶。

　　（2）典型表现:链球菌感染后 1~3 周发病,主要表现为水肿、血尿和高血压及不同程度的 肾功能损害。

　　1）水肿少尿:约 70％患儿以水肿为首发症状。常表现为晨起眼睑及颜面水肿,重者波及 全身,呈非凹陷性。水肿同时伴少尿,一般在 1~2 周内水肿逐渐消退,尿量随之增多。

　　2）血尿:起病时均有血尿,轻者仅有镜下血尿,约 50％~70％患儿有肉眼血尿。酸性尿 时呈浓茶色或烟蒂水样,中性或碱性尿时呈红色或洗肉水样。肉眼血尿多在 1~2 周内消失, 镜下血尿持续 1~3 个月或更长时间。并发感染或运动后血尿可暂时加剧。

　　3）高血压:30％~70％可有高血压,轻中度增高,常为(120~150)/(80~110)mmHg,可 伴有头晕、眼花、恶心等,一般在 1~2 周内随尿量增多而降至正常。

案例13-1分析

患儿晨起眼睑水肿,尿少,食欲不振,排洗肉水样小便2次,查体:血压130/90mmHg,急性肾小球肾炎的典型表现。

(3)严重表现:少数患儿在起病的1~2周内(尤其是第1周),可出现下列严重症状,应提高警惕,早期发现,及时治疗。

1)严重循环充血:由于水、钠潴留,血浆容量增加所致。轻者仅有呼吸增快,肝大,严重者出现呼吸困难、端坐呼吸、频繁咳嗽、咳粉红色泡沫痰、双肺满布湿啰音、颈静脉怒张、心脏扩大甚至出现奔马律、肝大而硬、水肿加剧。危重病例可因急性肺水肿于数小时内死亡。

2)高血压脑病:血压骤升(150~160/100~110mmHg),使脑组织血液灌注急剧增多而致脑水肿,患儿出现剧烈头痛、恶心、呕吐、复视或一过性失明,甚至惊厥、昏迷等。若能及时控制高血压,脑病症状可迅速消失。

3)急性肾衰竭:急性肾炎患儿在少尿或无尿同时出现暂时性氮质血症、代谢性酸中毒及电解质紊乱等。一般持续3~5日,在尿量增多后,病情逐渐好转。

(4)不典型表现。

1)无症状肾炎:患儿有尿改变而无临床症状,血清链球菌抗体可增高,补体C_3降低。

2)肾外症状肾炎:以水肿和(或)高血压起病,严重者以高血压脑病或循环充血症状起病,而尿改变轻微或无改变。

3)肾病综合征肾炎:以大量蛋白尿、低蛋白血症和高胆固醇血症为突出表现。

3. 心理-社会状况 患儿多为年长儿,个性、心理及心理社会行为的发展已趋完善,开始注意他人对自己的态度和评价,所以压力源较多。常因医疗上对活动及饮食的严格限制、与家人及伙伴的分离及学习生活的中断等,产生焦虑、抑郁、失望、对抗等心理,表现为情绪低落、烦躁、易怒等。同时,家长因缺乏本病的有关知识,可产生焦虑、自责等心理,表现为烦躁、不知所措、渴望寻求治疗方法,愿意接受健康指导并与医务人员合作。

4. 辅助检查 尿沉渣镜检可见较多红细胞,早期可见白细胞(并非感染),有透明、颗粒、红细胞等多种管型。尿蛋白(+~+++),与血尿的程度平行。血常规常见血沉增快,少尿期有轻度氮质血症,尿素氮、肌酐暂时升高,肾小管功能正常。

考点:急性肾炎典型表现

护考链接

患儿,男,10岁。因水肿、尿少、尿色加深1周,烦躁、气促入院。体检:体温36.6℃,血压135/83mmHg,端坐呼吸,口唇微绀,心率110次/分,两肺底少量细湿啰音,肝肋下2.5cm,血红蛋白108g/L,白细胞正常。尿蛋白(++),红细胞20~30个/HP,白细胞0~2/HP。血尿素氮5.8mmol/L,血胆固醇5.2mmol/L,诊断应考虑

A. 急性肾小球肾炎合并肺炎

B. 慢性肾炎急性发作

C. 急性肾小球肾炎,循环充血

D. 肾炎性肾病,合并肺炎

E. 病毒性肾炎,合并肺炎

5. 治疗要点与反应 本病无特异治疗方法,主要是休息、控制钠及水的入量、对症处理及防止严重表现。

(1)控制链球菌感染和清除病灶:常用青霉素、红霉素,避免使用肾毒性药物。

(2)对症治疗:有明显水肿、少尿或高血压及全身循环充血者,应用利尿剂,可选氢氯噻嗪口服,重症用呋塞米静脉注射;血压持续升高,经休息、限制钠、水摄入及利尿后不缓解者,给予硝苯地平和卡托普利口服,高血压脑病首选硝普钠缓慢静脉滴注。

(三)护理问题

1. 体液过多 与肾小球滤过减少致水、钠潴留有关。

2. 营养失调　低于机体需要量,与水肿、限盐致食欲下降有关。

3. 活动无耐力　与水肿、高血压有关。

4. 焦虑　与医疗性限制、病程长及知识缺乏有关。

5. 潜在并发症　急性肾衰竭、高血压脑病、严重循环充血。

(四)护理措施

1. 减轻及消除水肿

(1) 休息:症状明显者起病 4～6 周内常需卧床休息,避免心力衰竭和减轻肾脏负担。直至水肿消退、血压降至正常、肉眼血尿消失,可下床轻微活动;病后 2～3 个月若离心尿红细胞<10 个/HP,血沉恢复正常可上学,但仍需避免体育活动;Addis 计数正常后方可恢复正常生活。

(2) 饮食:给予高糖、高维生素、适量蛋白和脂肪的低盐饮食。起病 1～2 周内,每日食盐 1～2g,水肿退后,每日 3～5g,低盐饮食阶段,可调换饮食口味,用糖醋调料代替食盐,停止进食香蕉、橘子等含钾高的食物。水肿严重、尿少、氮质血症者应限制水和蛋白质的摄入。 **考点:休息、饮食护理**

(3) 准确记录 24 小时出入量:用有刻度的容器正确测量液体量,对无法留尿的患儿,可测量尿布重量估计尿量。为确保尿液不被倒掉或入液量不被遗漏,可在患儿床头放一个醒目的标志作提示。

(4) 腰部(肾区)热敷及保暖:每日热敷 1 次,每次约 15～20 分钟,因热敷可解除肾血管痉挛,增加肾小球滤过,减轻水肿。

(5) 观察并记录患儿水肿变化情况:每日或隔日测体重 1 次,每次测量要在同一时间、用同一体重计测量,最好在早餐前测量。

(6) 按医嘱使用利尿药:常用氢氯噻嗪和呋塞米,应用利尿剂前后注意观察患儿体重、尿量及水肿的变化并记录;观察药物起效的时间和不良反应,如氢氯噻嗪口服 60 分钟后开始利尿,呋塞米静脉注射 15 分钟(口服 30 分钟)后开始利尿。口服氢氯噻嗪对胃肠道有刺激,应餐后服用。呋塞米静脉注射后注意观察有无脱水,电解质紊乱如低钾血症、低钠血症等现象。

2. 调整饮食　选择适当食物:尿少水肿时期要低盐饮食,有氮质血症时要限制蛋白质的入量,每日 0.5g/kg,提供高糖、高维生素饮食以满足小儿机体需要,脂肪要适量,同时限制含钾多的食物如柑橘、香蕉、马铃薯等。尿量增加、水肿消退、血压正常后逐渐过渡到正常饮食。

3. 控制活动量　起病 4～6 周内卧床休息,待水肿消退、血压正常、肉眼血尿消失后,可下床轻微活动或到户外散步;3 个月内避免剧烈活动;尿内红细胞减少(<10 个/HP)及血沉正常方可上学;Addis 计数正常后可恢复正常活动。

4. 密切观察病情变化

(1) 注意观察尿量、尿色及水肿情况,按医嘱准确留取尿标本送检。若持续少尿甚至无尿,提示可能发生急性肾衰竭,及时报告医生。

(2) 监测血压变化,如血压突然升高、剧烈头痛、呕吐、惊厥等,提示可能发生高血压脑病,立即报告医生并配合救治。常用硝普钠,应注意药液要新鲜配制,放置 4 小时后不能再用;整个输液系统须用黑纸或铝箔包裹,以免药物遇光失效;药液不要漏到血管外,以免引起组织坏死。用药时应严密监测血压,随时调整滴注速度,每分钟不宜超过 8μg/kg,以防发生低血压。

(3) 观察患儿呼吸、心率、肝脏大小和精神状态,警惕发生严重循环充血,如患儿出现呼吸困难、不能平卧,应将患儿安置于半卧位、吸氧,并报告医生配合治疗。

5. 缓解焦虑

(1) 为患儿创造良好的环境,病室布置应适合小儿心理特点,体现人文关怀,医护人员态度要和蔼、亲切,使患儿在和谐的氛围中接受治疗和护理。

(2)向患儿解释限制活动的原因,避免患儿误认为被惩罚。同时根据患儿年龄特点提供其喜爱的床上娱乐物品,如图书、画报、MP₄、拼装玩具等,且病房配有电视机,以缓解长时间卧床所致的焦虑。

(五)健康指导

向患儿及家长宣传本病是一种自限性疾病,强调休息、限制饮食是控制病情进展的重要措施,尤以前两周最为关键。同时说明本病的预后良好,避免或减少链球菌感染是本病预防的关键,一旦发生扁桃体炎、皮肤脓疱疮等要及时彻底治疗。出院后 3 个月内限制剧烈活动,定期复查尿常规,随访时间一般半年。

第 3 节　肾病综合征患儿的护理

案例13-2

6 岁男孩,2 天前颜面水肿,逐渐波及全身,尿量减少而就诊。查体:血压 90/60mmHg,颜面、眼睑高度水肿,心率 80 次/分,肺无啰音,腹饱满,腹水征(+),阴囊及双下肢凹陷性水肿。化验:尿常规:尿蛋白(++++),红细胞 2~3 个/HP,血白蛋白 23g/L。门诊以"肾病综合征"收入病房。

问题:1. 你作为责任护士,当前现存的护理诊断有哪些?

2. 你如何实施护理计划?

3. 如何对该患儿及家长进行健康教育?

(一)概述

1. 概念　肾病综合征简称肾病,是一组以肾小球基底膜通透性增高为主要病变,导致血浆内大量蛋白从尿中丢失的临床综合征。其临床特点是全身高度水肿、大量蛋白尿、低蛋白血症及高脂血症,即"三高一低"四大特征。

2. 病因及发病机制　本病病因尚不十分清楚,一般认为与机体免疫功能异常有关。肾病综合征分原发性、继发性和先天性三大类,小儿时期绝大多数为原发性肾病,原发性肾病又分单纯性肾病和肾炎性肾病两型,其中单纯性肾病较多见。

当肾小球滤过膜受损时,其对血浆蛋白的通透性增加,血浆蛋白大量漏出,原尿中蛋白含量增多,超过近曲小管回吸收量,形成大量蛋白尿。大量白蛋白自尿中丢失形成低白蛋白血症。低白蛋白血症,血浆胶体渗透压下降,水分进入组织间隙是造成水肿的主要原因。血浆蛋白低下,肝脏代偿性合成蛋白质时,脂蛋白的合成亦随之增加,导致高脂血症。

(二)护理评估

1. 健康史　评估患儿起病的急缓,有无明显诱因,如感染、劳累等,患儿是否为过敏体质;既往有无相同病史,即是初发还是复发;发病后是否用药治疗及用药反应等。

2. 身体状况　患儿起病前多有病毒或细菌感染。

(1)单纯性肾病:最多见,发病年龄多为 2~7 岁,起病缓慢,常无明显诱因,主要表现为全身呈凹陷性水肿,始于眼睑,逐渐遍及全身,以颜面、下肢、阴囊最为明显,可伴有腹水和胸腔积液(图 13-1 至图 13-3)。患病初一般状态尚好,继之出现面色苍白、乏力、食欲不振、易激惹、嗜睡等,一般无血尿及高血压。

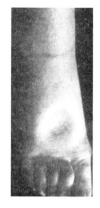
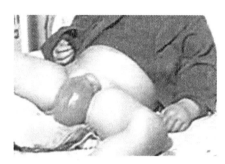
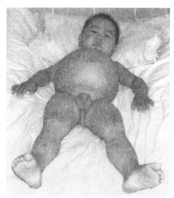

图 13-1　凹陷性水肿　　　　图 13-2　阴囊水肿　　　　图 13-3　腹水

案例 13-2 分析

颜面水肿,逐渐波及全身,血白蛋白 23g/L,尿蛋白(＋＋＋＋),血压 90/60mmHg,属于单纯性肾病综合征的表现。

(2) 肾炎性肾病:发病年龄多在学龄期,水肿一般不严重,除具备肾病四大特征外,还有明显的血尿、高血压、血清补体降低和不同程度的氮质血症。

(3) 并发症

1) 感染:是主要的并发症,由于免疫功能低下,多用糖皮质激素和(或)免疫抑制剂治疗,常合并各种感染,以上呼吸道感染最多见,感染可使病情加重或疾病复发。

2) 电解质紊乱:长期忌盐、大量使用利尿药、感染、呕吐和腹泻等引起低钠、低钾血症和低钙血症。

3) 血栓形成:肝脏合成的凝血因子增加,尿中丢失抗凝血酶,高脂血症等原因使低蛋白血症患儿的血液常处于高凝状态,易发生血栓。肾静脉血栓最常见,还可出现下肢深静脉血栓、下肢动脉血栓、肺栓塞、脑栓塞等。

4) 低血容量性休克:多见于起病或复发时,或大量应用利尿剂后易出现。

5) 急性肾衰竭:多数为低血容量所致的肾前性肾衰竭,少数为肾组织严重的增生性病变引起。

6) 生长迟缓:主要见于频繁复发和长期接受大剂量糖皮质激素治疗的患儿。

3. 心理社会状况　由于病程较长,学龄期患儿因与同伴分离、学习中断易产生焦虑心理,出现抑郁、烦躁等表现,又因长期使用肾上腺糖皮质激素治疗引起满月脸、向心性肥胖、多毛等形象的改变会产生自卑心理。年龄较小的患儿主要是分离性焦虑。家长因知识缺乏,对患儿的严重水肿非常担忧,同时担心激素治疗造成的副作用对将来健康有影响,渴望获得相关知识,愿意与医护人员配合。

4. 辅助检查

(1) 血液检查:血浆总蛋白及清蛋白明显减少,白/球比例(A/G)倒置;胆固醇或三酰甘油血浓度升高;血沉增快。肾炎性肾病者可有血清补体 C_3 减少,有不同程度的肾功能障碍及氮质血症。

(2) 尿液检查:蛋白定性多为(＋＋＋～＋＋＋＋),24 小时尿蛋白定量＞0.05～0.1g/kg。肾炎性肾病患儿尿内红细胞可增多。

考点: "三高一低"四大特征

167

护 考 链 接

患儿,男,4岁,发热、咳嗽1周,尿少、水肿2天,尿蛋白:(＋＋＋)～(＋＋＋＋),尿色清,应进行哪些检查较有诊断意义

　　A. 血沉和肾功能

　　B. 血清蛋白电泳和胆固醇

　　C. 血沉和抗溶血素"O"(ASO)

　　D. 血沉和补体

　　E. ASO和补体

5. 治疗要点　糖皮质激素为肾病的首选药,效果欠佳者可考虑使用免疫抑制剂。

（1）一般治疗:休息、限制盐的摄入;水肿较重尤其有腹水时,可配合使用利尿剂,多用氢氯噻嗪口服或呋塞米肌内注射;一旦发生感染应积极选用抗生素控制感染。

（2）肾上腺皮质激素治疗:初始患儿易采用泼尼松,国内目前多采用中、长程疗法:开始2mg/(kg·d),最大剂量每日不超过60mg,分3～4次口服,尿蛋白转阴再巩固2周后开始减量,改为隔日早餐后顿服,使用4周后,每2～4周减量1次,每次减2.5～5mg,直至停药。总疗程:短程疗法为8周(国内少用,易复发),中程疗法为6个月,长程疗法为9个月。

考点: 原发性肾病的特效治疗药物

（3）难治性肾病的治疗:对于复发、激素耐药、依赖的患儿常加用免疫抑制剂,常用药物为环磷酰胺,口服疗程8～12周,静脉滴注连续2天为1个疗程,每2周重复1个疗程。此外,也可用长春新碱、环孢素A、抗凝治疗等。

（三）护理问题

1. 体液过多　与血浆蛋白减少及钠、水潴留有关。

2. 营养失调　低于机体需要量,与蛋白丢失、消化功能降低致食欲下降有关。

3. 有感染的危险　与水肿及免疫力低下有关。

4. 潜在并发症　药物治疗的副作用。

5. 焦虑　与病程长、学习中断、形象改变及知识缺乏等有关。

（四）护理措施

1. 适当休息　高度水肿和高血压患儿需卧床休息,以减轻心脏和肾脏的负担,但在床上需经常变换体位,以防血管栓塞等并发症。腹水严重时,应采取半坐卧位,缓解患儿呼吸困难症状,使患儿舒适。病情缓解后可逐渐增加活动量,但不可劳累。

2. 调整饮食

（1）重度水肿或高血压患儿应适当限制钠、水的入量,一般不必过分限制,因本病患儿水肿是由于血浆渗透压降低引起,限制钠、水的入量对减轻水肿无明显的作用,且易造成电解质紊乱及食欲低下。

（2）大量蛋白尿期间,应控制蛋白质的摄入量,以每日2g/kg为宜,因摄入过量蛋白质可造成肾小球高滤过,加重肾脏负担。

（3）在尿蛋白消失后长期应用糖皮质激素治疗期间,应多补充蛋白质,多食高生物效价的优质蛋白;为减轻高脂血症,应少食动物脂肪,以植物性脂肪为宜;注意补充富含钾的食物及维生素D和钙剂。

3. 预防感染

（1）保护性隔离:首先向患儿及家长解释预防感染的重要性,肾病患儿与感染性疾病患儿分住,病房每日进行空气消毒,严格执行探视管理制度,避免患儿到人多的公共场所。

（2）加强皮肤护理:保持床铺清洁松软,减轻局部压力,如在外踝、足跟、肘部等受压部位衬棉垫,帮助患儿每1～2小时翻身1次。注意皮肤清洁、干燥,每日用温水清洗皮肤,擦干后在皮肤皱褶处撒爽身粉,阴囊水肿时可用丁字带托起,防止皮肤破损。帮助患儿勤剪指甲,避

免抓伤皮肤。

（3）监测体温及白细胞计数：密切注意患儿有无感染表现，如有发热、咳嗽、白细胞计数增高，及时报告医生应用抗生素。

（4）严格执行无菌操作原则，避免医源性感染。重度水肿时尽量少用肌内注射法，以防药物外渗，减少皮肤感染机会。

考点：肾病综合征患儿预防感染的措施

4. 观察药物疗效及副作用

（1）激素疗效判断：激素治疗期间注意水肿进退、每日尿量、尿蛋白变化及血浆蛋白恢复情况。

（2）激素副作用：长期应用激素可引起高血压、消化性溃疡甚至上消化道出血、库欣综合征，如满月脸、多毛、向心性肥胖、皮肤紫纹、骨质疏松等表现。

考点：糖皮质激素不良反应

（3）应用利尿剂时注意观察尿量，定期查血钾、血钠，尿量过多时应及时与医生联系，防止血容量不足，出现低血容量性休克或静脉血栓形成。

> **链　接**
>
> **如何判断糖皮质激素的治疗效果？**
>
> 激素敏感：8 周内水肿消退，尿蛋白转阴。激素耐药：治疗 8 周，尿蛋白仍在（＋＋）以上。激素依赖：对激素敏感，但停药或减量后在 2 周内复发，再次用药后尿蛋白转阴，并重复 2 次以上者。复发：尿蛋白转阴，停用激素 4 周以上，尿蛋白又大于（＋＋）为复发。

（4）使用免疫抑制剂时，要注意白细胞下降、脱发、胃肠道反应及出血性膀胱炎等，用药期间要多饮水和定期查血象。

5. 心理支持及减轻焦虑　关心、爱护患儿，鼓励患儿说出内心感受。指导家长多给患儿心理支持，使其保持良好的情绪。恢复期可组织一些轻松的娱乐活动，适当安排学习，增强信心。对由于形象改变而引起焦虑者，应多给予解释。

（五）健康指导

（1）说明本病的病程长，不正规的用药易使病情复发，长期使用肾上腺糖皮激素治疗可能出现的副作用都是暂时的，使家长及患儿树立信心，配合治疗和护理。

（2）讲解对本病患儿活动及饮食的要求，说明不能剧烈活动，否则病情可加重或复发；饮食虽不过分限制，但高蛋白、高脂饮食可致病情复发及发生并发症。讲解如何自我观察并发症的早期表现，及时处理。

（3）出院时指导家长做好家庭护理，每半个月随访 1 次，对药物减量方法进行指导，以免造成复发。向患儿及家长说明感染和劳累是造成复发的主要诱因，讲解预防的注意事项，如避免患儿到人多的公共场所，病情缓解后不能参加剧烈活动。另外，应注意患儿预防接种要待停药 1 年后方可进行，否则可能引起肾病复发。

考点：指出肾病综合征易复发的原因

第 4 节　泌尿道感染患儿的护理

（一）概述

1. 概念　泌尿道感染是指病原体直接侵入尿路而引起的感染。临床上可分为上尿路感染（肾盂肾炎）和下尿路感染（膀胱炎或尿道炎）。两岁以下小儿发病率高，女孩多见。

2. 病因　引起尿路感染的病原体以细菌为多，其中绝大多数是革兰阴性菌，大肠埃希菌最多。致病菌侵入的途径主要是上行感染，也有经血行、淋巴或直接蔓延感染者，有泌尿道畸形者易反复感染。

考点：常见病原菌及感染途径

为什么女孩易发生泌尿道感染?

从泌尿道解剖特点来看,女孩尿道短,尿道外口接近肛门,排便后未擦净肛门而污染内裤,或擦肛门时从后向前擦污染尿道外口,可造成感染;女童穿开裆裤,尿道外口直接与外界接触而感染;异物进入尿道,如泥土、沙子等可引起尿道感染;肠道蛲虫引起的尿道感染;使用尿不湿,导致会阴部潮湿,透气性差,也可造成尿道感染。

(二)护理评估

1. 健康史　了解患儿有无抵抗力降低的诱因,如受凉、营养不良及长期使用免疫抑制剂等。有无会阴污染、留置导尿管、尿路损伤或异物等易感因素。慢性感染者注意有无泌尿道畸形。

2. 身体状况

(1)急性尿路感染:新生儿临床表现极不典型,以全身症状为主,可有发热、体温不升、拒奶、腹泻、嗜睡和惊厥等,症状轻重不一,可为无症状菌尿或呈严重的败血症表现。婴幼儿表现也是全身症状为主,以发热最突出,部分患儿可有膀胱刺激征如尿线中断、排尿时哭闹、夜间遗尿等。年长儿表现与成人相似,下尿路感染以膀胱刺激症状如尿频、尿急、尿痛为主,全身症状轻微;上尿路感染多有发热、寒战、腰痛、肾区叩击痛及肋脊角压痛等。

考点:尿路感染的典型临床表现

(2)慢性尿路感染:指病程在6个月以上,主要是间歇出现上述表现,反复发作者可有贫血、发育迟缓,重症者肾实质损害,出现高血压及肾功能减退。

3. 辅助检查

(1)尿常规检查:取清晨首次中段尿离心后镜检,白细胞≥5个/HP,有时脓细胞成堆或有白细胞管型。膀胱炎者可有较多红细胞。

(2)尿细菌学检查:尿培养及菌落计数时取中段尿培养,菌落计数≥10^5/ml可确诊,菌落数在10^4～10^5/ml为可疑,菌落≤10^4/ml为污染。尿涂片找菌取新鲜尿1滴直接涂片染色,油镜下观察细菌,每个视野≥1个细菌表明尿中菌落计数≥10^5/ml。

(3)肾功能:慢性感染者可有不同程度肾功能损害,以尿浓缩功能受损为主,尿量多、比重低,晚期出现血尿素氮及肌酐升高。

(4)影像学检查:对反复感染或迁延不愈者可检查有无泌尿系畸形和膀胱输尿管反流,常用B型超声检查、静脉肾盂造影加断层摄片、排泄性膀胱造影、肾核素造影和CT扫描等。

4. 治疗要点　治疗关键是控制感染、祛除病因、缓解症状、防止复发和保护肾功能。一般首选对革兰染色阴性杆菌有效的抗菌药物,如上行感染选磺胺类药,连服7～10天;全身症状重或血行感染多选用青霉素类、氨基糖苷类或头孢菌素类药物,疗程共10～14天。开始治疗后应连续3天进行尿细菌培养,若24小时后尿培养阴性,表示所用药物有效,否则应按尿培养药敏试验的结果调整用药。

(三)护理诊断及合作性问题

1. 体温过高　与感染有关。

2. 排尿障碍　与泌尿道炎症刺激有关。

3. 知识缺乏　患儿及家长缺乏有关泌尿系统感染的预防及护理知识。

(四)护理措施

(1)急性期注意休息,鼓励患儿多饮水,通过增加尿量以冲洗尿路,减少细菌在尿路的停留时间,并促进细菌毒素和炎症分泌物的排出。给易消化富营养的流质或半流质饮食,高热者给予物理降温。

(2)尿路刺激症状明显者,可应用654-2等抗胆碱药解痉止痛,提供合适的排尿环境,因患儿有尿急、尿频的表现,故要将患儿安排在离厕所较近的床位或将便器放在易取的位置,并做好消毒和消臭的处理。观察患儿排尿频率、尿量,排尿时的表情及尿液性状并记录。

（3）按医嘱取尿培养标本时,要做到无菌操作,无论男孩女孩均先用肥皂将外阴清洗干净,然后再用 0.1‰ 苯扎溴铵溶液冲洗 2 次方可取尿。若 30 分钟未留到尿液,需再次消毒。由于细菌在尿液中繁殖很快,标本要在 30 分钟内送检,否则应放在 4℃ 冰箱内保存。

（五）健康指导

（1）要特别强调勤给患儿换尿布,尿布用开水烫洗、晒干。

（2）保持会阴部清洁,尽早穿合裆裤,大便后清洗臀部时要自前向后擦洗,以减少尿道口的污染,每日冲洗会阴部 1～2 次,清洗时要自前向后擦洗。

（3）解释取中段尿标本时,洗净外阴并进行消毒的目的是防止细菌污染尿液,干扰检查结果,指导家长配合取尿。

（4）出院时对患儿及家长说明出院后的随访时间和次数,一般急性感染疗程结束后每月随访 1 次,做中段尿培养,连续 3 个月,如无复发可认为治愈,反复发作者每 3～6 个月复查 1次,共两年。

 小结

急性肾小球肾炎是泌尿系统最常见的疾病,多继发于链球菌感染。主要表现为水肿、少尿、血尿和高血压,重者可合并严重循环充血、高血压脑病、急性肾衰竭。肾病综合征的发病仅次于急性肾炎,临床具有高度水肿、大量蛋白尿、低蛋白血症、高脂血症四大特征。泌尿道感染的发病仅次于前两种,位居第三。无论是急性肾炎、还是肾病综合征或泌尿系感染,均需全面评估致病因素,提出护理诊断,确定护理目标,并针对体液过多、潜在并发症、排尿异常的护理诊断采取有效的护理措施,如强调休息、按医嘱用药、调整饮食、预防感染、避免药物副作用等。同时,加强对家长及患儿的健康教育,告知休息和饮食的重要性,特别是肾病患儿需定期随诊,不能随意将激素减量或停药。

自测题

A_1 型题

1. 酸性尿液中,血尿的颜色多为（　　）

　　A. 淡黄色　　　B. 深蓝色　　C. 浓茶水样

　　D. 洗肉水样　　E. 鲜红色

2. 急性肾炎患儿恢复上学的标准是（　　）

　　A. 尿常规正常　　　B. 血压正常

　　C. 血沉正常　　　　D. Addis 计数正常

　　E. 血尿消失

3. 单纯性肾病水肿症状描述中正确的是（　　）

　　A. 多为凹陷性水肿

　　B. 水肿与肾小球滤过率有关

　　C. 手足皮肤硬性水肿

　　D. 体内水、钠潴留导致血压明显升高

　　E. 为减轻水肿必须严格限制钠盐摄入

4. 肾病综合征患儿用激素治疗的减量阶段饮食宜

选用（　　）

　　A. 高蛋白　　B. 高脂肪　　C. 高糖

　　D. 低钾　　　E. 低钙

5. 泌尿系感染途径多是（　　）

　　A. 血行感染　　B. 上行感染　　C. 下行感染

　　D. 直接蔓延　　E. 淋巴感染

6. 泌尿道感染患儿正确的护理措施是（　　）

　　A. 每日消毒会阴部 1～2 次

　　B. 尿培养标本在 1 小时内送检

　　C. 清洗会阴时要自后向前擦洗

　　D. 鼓励患儿多饮开水

　　E. 取尿培养标本时为避免污染可下导尿管取尿

7. 学龄儿童少尿的标准为每昼夜少于（　　）

　　A. 100ml　　B. 200ml　　　C. 300ml

　　D. 400ml　　E. 500ml

8. 小儿无尿是指每昼夜尿量少于（　　）
   A. 30ml　　B. 50ml　　C. 80ml
   D. 120ml　　E. 100ml

9. 不属于进行性肾小球肾炎的临床特点是（　　）
   A. 水肿　　B. 血尿　　C. 低蛋白血症
   D. 尿少　　E. 高血压

10. 急性肾小球肾炎患儿无盐或低盐饮食一直到（　　）
    A. 尿常规正常
    B. 血压正常,水肿消退
    C. 尿12小时尿细胞计数正常
    D. 血沉、补体正常
    E. 肾功能正常

11. 肾炎性肾病不具有（　　）
    A. 持续低补体血症　　B. ASO增高
    C. 氮质血症　　D. 血尿
    E. 高血压

12. 原发性肾病综合征最主要病理生理改变为（　　）
    A. 水肿　　　　　　B. 大量蛋白尿
    C. 高胆固醇血症　　D. 低蛋白血症
    E. 氮质血症

A₂型题

13. 患儿,男,9岁,眼睑水肿3天,伴茶色尿,血压120/90mmHg,2周前有发热、咽痛,尿常规:蛋白（＋＋）,红细胞40～50个/HP,白细胞:8～10个/HP,该患儿最可能的临床诊断是（　　）
    A. 急性肾盂肾炎　　B. 肾炎性肾病
    C. 急性肾炎　　　　D. IgA肾病
    E. 狼疮性肾炎

14. 男孩,8岁,尿少、水肿、尿色加深3天,伴头痛、呕吐,今突然惊厥1次,嗜睡,无发热,下列哪项检查应优先进行（　　）
    A. 脑脊液检查　　B. 脑电图检查
    C. 脑膜刺激征　　D. 头颅CT检查
    E. 血压测量

15. 患儿,男,10岁。以急性肾炎收入院,目前血压140/95mmHg,昨日尿量300ml,今日主诉头痛、眩晕、恶心、眼花,应考虑（　　）
    A. 电解质紊乱　　B. 颅内出血　　C. 脑疝
    D. 高血压脑病　　E. 脑积水

16. 患儿,男,6岁。因颜面水肿2周以"肾病综合征"收住院。现患儿阴囊皮肤薄而透明,水肿

明显,对该患儿首要的护理措施是（　　）
    A. 绝对卧床休息
    B. 高蛋白饮食
    C. 严格控制水的入量
    D. 保持床铺的清洁、柔软
    E. 用丁字带托起阴囊并保持干净

17. 患儿,女,7个月。近2日发热,在排尿时哭闹,尿液内有絮状物,略有臭味,初步诊断:尿路感染。为该患儿留取尿培养标本,下列哪项正确（　　）
    A. 直接放置留尿器取中段尿
    B. 清洗会阴后,放置留尿器取尿
    C. 清洗会阴,并用乙醇消毒后取尿
    D. 30分钟未取到尿,须再次消毒
    E. 30分钟内不能送检,标本须放冰箱里冷冻

18. 患儿,男,10岁,因全身水肿、肉眼血尿1周入院。入院前1个月曾患猩红热。尿常规:蛋白:＋＋＋,红细胞满视野,血沉:42mm/h,C₃:30mg/dl。入院后给青霉素、无盐饮食,2周后水肿消退,但尿蛋白＋＋～＋＋＋,红细胞:20～30个/HP,血胆固醇:10.5mmol/L,血清白蛋白:25g/L,补体C3:50mg/dl（50～100mg/dl）,最可能的诊断是（　　）
    A. 急进性肾炎　　B. 具肾病表现的急性肾炎
    C. 肾炎性肾病　　D. 普通型急性肾炎
    E. 单纯性肾病

19. 男孩,8岁,浮肿5天,伴血尿、尿少3天入院。体检:颜面、双下肢明显浮肿,烦躁、气促,呼吸32次/分,心率:110次/分,两肺底可闻及少量湿啰音,血压:120/80mmHg,肝肋下1cm,尿常规:蛋白＋,红细胞20～30/HP,目前应首先采取的措施是（　　）
    A. 应用止血药物　　　B. 应用甘露醇
    C. 应用呋塞米（速尿）　　D. 应用降压药
    E. 应用洋地黄类药物

20. 男孩,10岁,诊断为肾病综合征两年,激素治疗尿蛋白转阴,但1年内蛋白反复至（＋＋＋）以上3次,治疗应考虑选用（　　）
    A. 免疫抑制剂　　　　B. 中药
    C. 中药＋免疫抑制剂　　D. 中药＋利尿剂
    E. 激素＋免疫抑制剂

21. 男孩,4岁,发热、咳嗽1周,尿少、水肿2天,尿蛋白（＋＋＋）～（＋＋＋＋）,尿色清,应进行

哪些检查较有诊断意义（　　）

 A. 血沉和肾功能

 B. 血清蛋白电泳和胆固醇

 C. 血沉和抗溶血素"O"（ASO）

 D. 血沉和补体

 E. ASO 和补体

22. 男孩，7岁，因尿少、水肿、肉眼血尿诊断为急性肾炎入院，入院当天出现头痛、呕吐、惊厥1次，嗜睡，眼眶周围见针刺状出血点，此时最可能的并发症是（　　）

 A. 癫痫   B. 高血压脑病

 C. 急性肾衰竭 D. 心力衰竭

 E. 败血症

23. 3岁小儿，浮肿1个月，尿蛋白＋＋＋，红细胞2～4个/HP，血白蛋白25g/L，胆固醇9.6mmol/L，其诊断最可能是（　　）

 A. 急性肾炎 B. 单纯性肾病

 C. 肾炎性肾病 D. 单纯性蛋白尿

 E. 营养不良性水肿

24. 男孩，10岁。因水肿、尿少、尿色加深1周，烦躁、气促入院。体检：体温 36.6℃，血压 135/83mmHg，端坐呼吸，口唇微绀，心率：110 次/分，两肺底少量细湿啰音，肝肋下 2.5cm，血红蛋白108g/L，白细胞正常。尿蛋白（＋＋），红细胞20～30个/HP，白细胞0～2/HP。血尿素氮5.8mmol/L，血胆固醇5.2mmol/L，诊断应考虑（　　）

 A. 急性肾小球肾炎合并肺炎

 B. 慢性肾炎急性发作

 C. 急性肾小球肾炎，循环充血

 D. 肾炎性肾病，合并肺炎

 E. 病毒性肾炎，合并肺炎

25. 6岁女孩，因尿频、尿急、尿痛就诊，无发热，腰酸，尿常规：白细胞满视野，红细胞：3～5个/HP，血沉正常，C-反应蛋白阴性，应考虑（　　）

 A. 上尿路感染 B. 下尿路感染

 C. 尿频综合征 D. 肾结核

 E. 出血性膀胱炎

26. 10岁女孩，因尿频、尿急就诊，查尿常规：白细胞10～20个/HP，应首选何种治疗（　　）

 A. 复方新诺明口服

 B. 氨苄西林静脉滴注

 C. 第三代头孢菌素静脉滴注

 D. 阿米卡星肌内注射

 E. 庆大霉素口服

A₃ 型题

（27～29题共用题干）

  男孩，8岁，水肿5天，尿少、肉眼血尿2天入院。2周前，患化脓性扁桃体炎，用青霉素治疗5天。体检：眼睑、双下肢水肿，呈非凹陷性，血压：120/90mmHg，尿蛋白（＋＋），红细胞：满视野，白细胞：8～10个/HP，少量红细胞管型，肾功能正常。

27. 下列哪一种诊断较符合患儿的病情（　　）

 A. 药物性肾炎 B. 急性链球菌感染后肾炎

 C. 急性肾盂肾炎 D. IgA 肾炎

 E. 肾炎性肾病

28. 进一步需作哪项检查对诊断有意义（　　）

 A. 血沉和抗链球菌溶血素"O"的测定

 B. 抗链球菌溶血素"O"和补体的测定

 C. 胆固醇和蛋白电泳的测定

 D. 肾脏B超

 E. 中段尿培养

29. 入院后可采取下列治疗措施，但除外（　　）

 A. 低盐饮食 B. 卧床休息

 C. 应用利尿剂 D. 青霉素治疗

 E. 高蛋白饮食

（30、31题共用题干）

  男孩，7岁，反复眼睑水肿2个月。尿常规：尿蛋白（＋＋＋），红细胞：20～30个/HP，诊断为肾炎性肾病。

30. 实验室检查可表现为，但除外（　　）

 A. 血胆固醇 10.6mmol/L

 B. 血清总蛋白 4.5g/L

 C. 血白蛋白 2.5g/L

 D. α₂ 球蛋白降低，γ 球蛋白增高

 E. BUN，Cr 增高

31. 进一步给予该患儿足量激素治疗，治疗初期，水肿消退明显，尿量多，出现纳差，乏力，四肢无力，腹胀，膝反射减弱，应考虑合并（　　）

 A. 低钠血症 B. 低钾血症 C. 低钙血症

 D. 败血症 E. 氮质血症

（桂　兰）

第14章

神经系统疾病患儿的护理

引言:宝宝"感冒"了,妈妈带去看医生,医生却是紧张得不得了,说是"脑膜炎",非住院不可。小家伙每天被抽很多血,又作腰穿,妈妈的心揪得难受,日夜不安,担心宝宝智力、听力会受损害。让我们学习本章内容,用科学知识帮助宝宝早日康复,解除妈妈的担心与烦恼。

第1节　小儿神经系统解剖、生理特点

(一)脑、脊髓

小儿出生时脑皮质细胞数已与成人相同,3岁时脑细胞的分化基本完成。生后3个月形成脑神经髓鞘,4岁后形成周围神经髓鞘,所以婴幼儿对外来刺激反应慢且易泛化,遇强刺激时容易发生昏迷或惊厥。小儿出生时脊髓末端位于第3~4腰椎水平,4岁时上移到第1~2腰椎间隙,故对小儿行腰椎穿刺时进针位置要低,以第4~5腰椎间隙为宜,4岁以后同成人(图14-1)。

考点:4岁以内小儿腰椎穿刺的部位

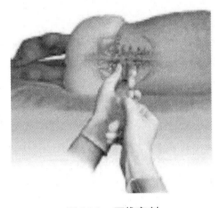

图14-1　腰椎穿刺

(二)脑脊液

新生儿脑脊液量少,压力低,以后逐渐增多,压力升高。正常脑脊液外观透明,压力 0.69 ~ 1.96kPa,细胞数$(0~10)\times10^6/L$,蛋白量 200~400mg/L,氯化物 118~128mmol/L,糖含量 2.8~4.5mmol/L。

考点:出生时即存在的永久反射有哪些

(三)神经反射

1. 出生时即存在的永久反射　角膜反射、结膜反射、瞳孔反射、咽反射及吞咽反射等。这些反射减弱或消失均提示神经系统有病理改变。

2. 出生时存在以后逐渐消失的反射　拥抱反射、觅食反射、吸吮反射、握持反射、颈肢反射等。出生时存在,生后3~6个月消失。这些反射若在新生儿时期减弱或到该消失时仍存在均为病理状态。

3. 出生时不存在以后逐渐出现的永久反射　提睾反射、腹壁反射、各种腱反射,在新生儿时期不易引出,到1岁时才稳定。这些反射该出现时引不出,或减弱则为异常。

4. 病理反射　正常2岁以内婴儿可呈现巴宾斯基征阳性。布鲁津斯基征、凯尔尼格征等,因小儿屈肌张力紧张,故生后3~4个月表现阳性时无病理意义。

5. 脑膜刺激征　包括颈强直、凯尔尼格征、布鲁津斯基征阳性。

174

第2节　化脓性脑膜炎患儿的护理

案例14-1

　　患儿，男，15个月，平时体弱多病，特别爱感冒。最近几天咳嗽、流涕、发热，在社区医院按上感治疗。今天上午反复呕吐，突然双眼凝视、肢体抽搐，家长急忙抱患儿入院。查体：表情淡漠，前囟膨隆有搏动，颈抵抗，布鲁津斯基征、凯尔尼格征阳性。辅助检查：白细胞$22×10^9$/L，嗜碱粒细胞0.91，红细胞$3.7×10^{12}$/L，血红蛋白92g/L，脑脊液外观为米汤样，白细胞数为$4700×10^6$/L，检菌阴性，蛋白定量20g/L。临床诊断：①化脓性脑膜炎；②轻度贫血(营养性)。

问题：1. 你能说出临床诊断的依据吗？
　　　　2. 该患儿存在哪些护理问题？

（一）概述

　　化脓性脑膜炎是由各种化脓性细菌感染引起的脑膜炎症。婴幼儿时期多见，病死率5％～15％，约有1/3幸存者留有神经系统后遗症。

　　本病的病原体与年龄有关。新生儿及2个月以下的小婴儿，致病菌多为革兰阴性杆菌和金黄色葡萄球菌，最常见的是大肠埃希菌；3个月至儿童期以流感嗜血杆菌、脑膜炎奈瑟菌、肺炎链球菌为主；12岁以上患儿以脑膜炎奈瑟菌、肺炎链球菌为最常见。细菌大多由呼吸道侵入，也可由皮肤、黏膜或新生儿脐部侵入，经血行到达脑膜引起脑膜和脑组织的炎性改变。少数化脓性脑膜炎可因患乳突炎、中耳炎、头颅骨折时，细菌直接侵入到脑膜所致。

考点：不同年龄化脓性脑膜炎的病原体

（二）护理评估

　　1. 健康史　　多急性起病，部分患儿病前有上呼吸道或消化道感染史，新生儿要评估有无脐部感染史。

　　2. 身体状况　　90％的病例在生后1个月至5岁发病。一年四季均有发生。

　　(1)暴发型：多由脑膜炎奈瑟菌引起，患儿起病急，有发热、头痛、呕吐、烦躁、抽搐，脑膜刺激征阳性。皮肤迅速出现出血点或淤斑，有意识障碍、血压下降、弥散性血管内凝血、进行性休克的症状，治疗不及时24小时内死亡。

　　(2)亚急型：发病前数日常有呼吸道或胃肠道感染史，病原菌多为肺炎链球菌、流感嗜血杆菌。典型表现为头痛、发热、意识逐渐改变，烦躁或精神委靡，嗜睡直至惊厥、昏迷。神经系统可出脑膜刺激征(颈项强直、布鲁津斯基征、凯尔尼格征)阳性，颅内压增高(剧烈头痛，频繁呕吐呈喷射状，婴儿前囟饱满、颅缝增宽，甚者发生脑疝)的表现。

考点：化脓性脑膜炎的典型表现

护考链接

　　患儿，女，3个月。因发热2天，抽搐1天入院，入院时体温39.3℃，出现抽搐并伴有喷射性呕吐，体检：前囟饱满，双侧瞳孔反射不对称。脑膜刺激征阳性。脑脊液检查：外观浑浊，白细胞$2000×10^6$/L，中性粒细胞为主，该患儿可能患

　　A. 高热惊厥　B. 电解质紊乱　C. 低钙惊厥　D. 癫痫发作　E. 化脓性脑膜炎

　　分析：考点是化脓性脑膜炎典型表现，为发热、抽搐、颅内压增高、脑膜刺激征阳性。脑脊液浑浊，白细胞明显增高可确诊。

　　3个月以下尤其是新生儿起病隐匿，病原菌多为大肠埃希菌和葡萄球菌。表现为体温升高或降低，面色青灰，吸吮力差，拒乳、呕吐、哭声高尖，不典型性惊厥发作(两眼凝视、面肌抽

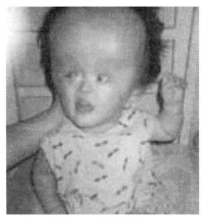

图 14-2　脑积水患儿

动、眼皮跳动、口部吸吮或咀嚼动作,呼吸暂停、肢体强直)。神经系统表现为嗜睡、前囟饱满膨隆,头围增大或颅骨缝裂开,但脑膜刺激征不明显。

（3）并发症:①硬脑膜下积液:发生率较高,1 岁以下婴儿多见。常规治疗 48～72 小时后,脑脊液好转,但发热、意识改变、颅内压增高等表现无改善,应首先怀疑本病的可能性。②脑积水:由脑膜炎症造成的脑脊液循环障碍所致。表现为头颅进行性增大,颅缝裂开,患儿额大面小,眼呈落日状,头颅破壶音和头皮静脉扩张(图 14-2)。③脑室管膜炎及脑神经受累造成的耳聋、失明、面瘫,脑实质病变产生瘫痪、智力低下等。

3. 心理社会状况　本病病情严重,家长多担心疾病会危及患儿生命及留有后遗症,应注意评估家长对本病的认知程度、焦虑或恐惧程度及应对方式。

4. 辅助检查

（1）血常规:白细胞增高可达(20～40)×10^9/L,以中性粒细胞为主。

（2）脑脊液检查:是确诊本病的重要依据。典型表现为压力增高、外观浑浊、白细胞数达 1000×10^6/L 以上,以中性粒细胞为主,糖降低,蛋白质增多,涂片和细菌培养可进一步明确病因(表 14-1)。

表 14-1　不同病原体引起的脑膜炎脑脊液的鉴别

类型	压力(kPa)	外观	白细胞(10^6/L)	蛋白(g/L)	糖(mmol/L)	氯化物(mmol/L)
正常	0.69～1.96	清	0～10	0.2～0.4	2.8～4.5	117～127
化脓性脑膜炎	增高	浑浊脓性	数百～数千,以中性粒细胞为主	增高	明显减少	降低
结核性脑膜炎	增高	毛玻璃样	数十～数百,以淋巴细胞为主	增高	减少	降低
病毒性脑膜炎	增高	多清	正常～数百,以淋巴细胞为主	正常或稍高	正常	正常

考点: 化脓性脑膜炎的血象及脑脊液检查典型表现

案例 14-1 分析:

化脓性脑膜炎的诊断依据是典型表现:发热、头痛、呕吐及意识改变等症状,脑膜刺激征阳性、颅内压增高,尤其是脑脊液化脓性改变的特征。

细菌多由上呼吸道侵入,先在鼻咽部隐匿、繁殖,继而进入血流,直接抵达营养中枢神经系统的血管,由于小儿防御、免疫功能均较成人弱,病原菌容易通过血-脑屏障到达脑膜引起化脓性脑膜炎。

5. 治疗要点与反应

（1）抗生素治疗:本病病情严重,进展迅速,治疗时应及时采用可通过血-脑屏障的抗生素,原则是联合、早期、足量、足疗程静脉给药,力争在用药 24 小时内将脑脊液中致病菌杀灭。在病原菌未查明之前,目前主张选用第三代头孢菌素,如头孢曲松钠或头孢噻肟钠。待病原菌明确后再根据药物敏感试验结果选用敏感的抗生素。

用药疗程:流感嗜血杆菌、肺炎链球菌引起的脑膜炎应由静脉滴注用药 10～14 天;脑膜炎奈瑟菌用药 7 天;革兰阴性杆菌和金黄色葡萄球菌疗程应在 21 天以上。有并发症者应延长给药时间。

（2）肾上腺皮质激素治疗:肾上腺皮质激素能抑制多种炎性因子的产生,降低毛细血管

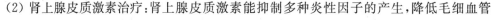

的通透性,使脑水肿和颅内高压症状得以减轻,并利于退热。一般选用地塞米松连续 2～3 天。

(3) 并发症治疗:①硬脑膜下积液:大量液体积聚可使颅内压增高,还可压迫损伤脑组织,影响远期预后,采用硬膜下反复穿刺的方法(放液量每次每侧 15ml 以内),多数患儿的积液可逐渐减少而治愈;②脑室管膜炎:采用侧脑室穿刺引流减压,同时还可选用适宜的抗生素行脑室内注药;③脑积水:可行正中孔粘连松解、导水管扩张、脑脊液分流手术进行治疗。

(4) 对症治疗:降低颅内压、高热给予物理降温、惊厥者给予镇静,保持呼吸道通畅。

(三) 护理问题

1. 体温过高　与细菌感染有关。

2. 疼痛:与颅内压增高有关。

3. 有受伤的危险　与惊厥发作、偏瘫有关。

4. 潜在的并发症:脑疝。

(四) 护理措施

1. 维持正常体温　保持病室温度 18～22℃,湿度在 50%～60%。监测体温每 4 小时 1 次,鼓励患儿多饮水,必要时给予静脉补液。当体温超过 38.5℃时,应及时给予物理降温(头枕冰袋、乙醇擦浴、温水浴)或药物降温,在 30 分钟内使体温降至正常水平,以减少大脑的耗氧量,防止惊厥。遵医嘱定时给予抗生素。做好口腔护理,每日 2～3 次。

2. 降低颅内压

(1) 防止颅内压增高:病室应尽量保持安静,避免光线刺激,患儿可采取侧卧位,将床头抬高 15°～30°利于静脉回流,以减轻头痛;防止呕吐物吸入呼吸道,各项护理操作最好集中进行,避免多次刺激。

(2) 按医嘱用药:应用 20% 甘露醇,先缓慢静脉推注后静脉滴注,降低颅内压,注意药物不要漏出血管外,避免刺激局部引起水肿。静脉输液的速度不宜过快,以免加重脑水肿。

(3) 密切观察病情变化:15～30 分钟巡视病房 1 次,定时监测生命体征及神志、瞳孔的变化,做好急救准备工作。如患儿出现意识障碍、囟门紧张、瞳孔扩大、频繁呕吐、肢体发紧等惊厥先兆说明有脑水肿;若出现呼吸节律不规则、瞳孔忽大忽小、对光反射迟钝、血压增高则说明出现脑疝,遵医嘱及时给予镇静、脱水、利尿等抢救措施。

3. 加强安全保护　惊厥发作时防止坠床、舌咬伤,将患儿头偏向一侧,及时清理呕吐物,保持呼吸道通畅,避免窒息,必要时应给予镇静剂。

护考链接

患儿,男,11 个月,出现喷射性呕吐,前囟饱满,诊为化脓性脑膜炎,其不正确的护理措施为

A. 严密观察患儿生命体征及瞳孔的变化

B. 保持室内安静,避免一切刺激

C. 将患儿头肩抬高 15°～30°,侧卧位

D. 给予甘露醇治疗

E. 增加补液量

分析:考点是针对颅内压增高宜脱水利尿减轻脑水肿,不宜增加补液量,静脉输液宜慢,防止出现更严重的脑疝。

考点:颅内压增高的护理要点

案例14-1续

针对上述病例给予头孢曲松钠联合万古霉素抗感染及对症支持治疗后很快好转。治疗第 10 天时,需复查腰穿,判断疗效,患儿家长很担心反复腰穿会影响小孩的身体和智力发育。

问题:此时护士应怎样应对患儿家长的担心?

（五）健康指导

（1）指导昏迷患儿家长观察呼吸、脉搏、神志等情况，示范帮助患儿翻身、清洁皮肤、口腔、鼻腔等操作，指导患儿家长在患儿臀部及骨突出部位下垫海绵垫防止发生压疮。

（2）行腰椎穿刺的患儿，穿刺前向家长说明检查脑脊液的目的及安全性，穿刺后嘱家长让患儿去枕平卧4～6小时，防止发生头痛。硬脑膜下积液需穿刺放液的患儿，应向家长解释其治疗意义，消除家长恐惧心理。术后让患儿平卧1小时，注意观察术后反应。

案例14-1续分析

诊断脑膜炎必须进行脑脊液检查（腰穿），这项检查是常规检查，只要穿刺伤口干燥，不渗血，不渗液，一般没有危害。腰穿后注意平卧4～6小时，防止头痛。

（3）指导家长对恢复期患儿继续观察是否发生并发症及后遗症，如每日测量头围，观察患儿的反应和肢体活动情况，如有异常及时复诊。对有后遗症的患儿，积极进行各种功能训练，以减轻后遗症。

（4）预防化脓性脑膜炎，首先预防细菌引起的上呼吸道感染，同时注意皮肤、黏膜、脐部的清洁护理，防止感染。

第3节　病毒性脑膜炎、脑炎患儿的护理

（一）概述

病毒性脑膜炎、脑炎是由多种病毒引起的中枢神经系统急性感染性炎症。主要侵袭脑膜，则临床表现为病毒性脑膜炎；若病变主要累及脑实质，则以病毒性脑炎为特征；若病毒侵犯脑膜同时亦侵犯脑实质，则形成脑膜脑炎。

考点：病毒性脑膜炎的主要病因

多种病毒均可引起脑炎、脑膜炎，80％为肠道病毒，主要为柯萨奇病毒、艾柯病毒等；其次是虫媒病毒、腮腺炎病毒、疱疹病毒等。本病多为散发，暴发流行罕见，多具有自限性。

> **链接**
>
> **小儿化脓性脑膜炎、病毒性脑膜炎传染吗？**
>
> 小儿化脓性脑膜炎的致病菌多为革兰阴性杆菌、金黄色葡萄球菌和流感嗜血杆菌；病毒性脑膜炎主要由肠道病毒引起。两者发病无明显的季节性，多散发而不引起流行，不属于传染病。

（二）护理评估

1. 健康史　了解患儿近1～3周有无消化道及呼吸道感染史，有无接触动物或被昆虫叮咬史，以及其他病毒感染史；预防接种史；社会流行情况等。

2. 身体状况

（1）病毒性脑膜炎：起病急，患病前多有上呼吸道及胃肠道感染史，表现为发热、恶心、呕吐，软弱，嗜睡。婴儿哭闹烦躁、易激惹。年长儿常诉头痛。但意识清楚，无惊厥，可有颈项强直等脑膜刺激征。病程多在1～2周，有自限性，预后良好，多无并发症。

（2）病毒性脑炎：发热为首发症状，随后出现不同程度意识障碍、惊厥及颅内压增高。

1）前驱症状：全身感染症状，如发热、头痛、呕吐、腹泻、疲倦多睡等。

2）中枢神经系统表现：①意识障碍：轻者表情淡漠、反应迟钝、嗜睡或烦躁，重者谵妄、昏迷；②惊厥：多表现为全身性抽搐，严重者可呈惊厥持续状态；③颅内压增高：头痛、呕吐，婴儿前囟饱满，若出现呼吸节律不规则或瞳孔不等大，要考虑颅内高压并发脑疝可能性；④运动功能障碍：中枢神经系统由于受损部位的不同，可出现偏瘫、单瘫、不自主运动、共济失调等；

考点：病毒性脑膜炎、脑炎的主要表现

⑤精神障碍:病变累及额叶底部、颞叶边缘系统,可发生幻觉、狂躁、失语以及定向力、计算力与记忆力障碍等精神情绪异常。

3. 心理状态　重症脑炎容易发生急性期死亡或后遗症,患儿家长出现焦虑和恐惧。

4. 辅助检查

(1)脑脊液检查:外观清亮,压力正常或增高。白细胞总数轻度增多,早期以中性粒细胞为主,后期以淋巴细胞为主。蛋白质轻度升高,糖和氯化物在正常范围之内。

(2)病原学检查:部分患儿取脑脊液进行病毒分离及特异性抗体检测均为阳性。恢复期血清特异性抗体滴度高于急性期 4 倍以上有诊断价值。

(3)脑电图:病程早期脑电图即出现慢波,提示脑功能异常。

> **护考链接**
>
> 患儿,男,5 岁,1 周前流涕。继之高热、头痛、嗜睡、意识清楚、脑膜刺激征阳性。口唇有疱疹。白细胞正常。实验室检查脑脊液基本正常。首先应考虑
>
> A. 结核性脑膜炎　B. 化脓性脑膜炎
>
> C. 病毒性脑膜炎　D. 脑脓肿
>
> E. 病毒性脑炎
>
> **分析:** 考点是各种脑膜炎的共有表现,如发热、头痛、脑膜刺激征阳性,但脑脊液检查可反映不同病原体引起的脑膜炎,只有病毒性脑膜炎脑脊液检查基本正常。

5. 治疗要点与反应

(1)药物治疗:抗病毒治疗常选用阿昔洛韦,每次 5~10mg/kg,每 8 小时 1 次。或其衍生物更昔洛韦,每次 5mg/kg,每 12 小时 1 次。对单纯疱疹病毒作用最强,对其他如水痘-带状疱疹病毒、巨细胞病毒、EB 病毒也有抑制作用。两种药物均需连用 10~14 天,静脉滴注给药。由柯萨奇病毒或埃可病毒引起的病毒性脑膜炎一般采用激素地塞米松静脉滴注控制炎性反应。

(2)对症治疗:由于病程自限性,急性期正确的支持与对症治疗,是保证病情顺利恢复、降低病死率和致残率的关键。如降温、控制惊厥(可选地西泮、苯妥英钠等)、降低颅内压(用甘露醇、呋塞米等脱水剂);卧床休息,供给充足的营养;也可给胞磷胆碱、维生素 B_6、维生素 E、吡拉西坦等促进脑细胞代谢的药物。

(三)护理问题

1. 体温过高　与病毒血症有关。

2. 急性意识障碍　与脑实质炎症有关。

3. 躯体移动障碍　与昏迷、瘫痪有关。

4. 营养失调　低于机体需要量,与摄入不足有关。

5. 潜在并发症　颅内压增高症。

(四)护理措施

1. 高热护理　监测体温,观察热型及伴随症状。体温上升阶段,寒战时注意保暖;发热持续阶段,体温超过 38.5℃时给予物理降温,或药物降温;退热阶段及时更换汗湿衣物,防止受凉。

2. 昏迷患儿的护理　保持呼吸道通畅,头偏向一侧,及时吸痰、排痰,必要时行气管切开或使用人工呼吸机;每 2 小时翻身 1 次,防止压疮的发生;可抬高床头 30°,利于静脉回流,降低颅内压;密切观察瞳孔和呼吸,防止因移动体位致脑疝形成和呼吸骤停;尽早给予鼻饲,保证热量供应;保持镇静,因任何躁动不安均能加重脑缺氧,可使用镇静剂。

3. 促进肢体功能尽快恢复

(1)细心的生活护理:协助患儿做好洗漱、进食、大小便、个人卫生等生活护理。对于清

醒的患儿,更要多关心,经常交流,促进其语言功能的恢复。

（2）恢复肢体功能:保持瘫痪肢体处于功能位置;及早进行肢体肌肉按摩及伸缩运动;对恢复期患儿鼓励和协助其进行肢体的主动功能锻炼,活动时要循序渐进,加强保护措施,防止碰伤等意外。

4. 饮食指导　进食清淡、易消化的食物,如瘦肉、稀饭、面条、果汁、青菜汤等。

5. 密切观察病情变化　观察体温、脉搏、呼吸、血压,观察瞳孔大小。如患儿出现烦躁不安,意识障碍,头痛、呕吐,婴儿前囟饱满、颅缝增宽等症应考虑颅内压增高;如发生呼吸不规则,两侧瞳孔不等大、对光反射迟钝,提示脑疝及呼吸衰竭。出现上述情况及时通知医生,尽快处理。

考点:颅内压增高、脑疝的特征

（五）健康指导

向家长介绍病情及治疗护理过程,说明本病大多在2～3周内可以恢复。若伴发脑炎可能出现后遗症,如偏瘫、失语、学习障碍和癫痫发作等,指导家长做好智力训练和瘫痪肢体功能训练的方法。指导预防措施,主要是注意小儿个人卫生,预防呼吸道、消化道感染,注意避免蚊虫叮咬,以防发生本病。

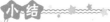

小结

1. 小儿年龄不同神经反射的特点也不同,婴幼儿腰穿位置为第4～5腰椎间隙。

2. 化脓性脑膜炎患儿护理是本章的重点;引起脓性脑膜炎的细菌与患儿的年龄有关,新生儿及2个月以下的小婴儿,多为大肠埃希菌和金黄色葡萄球菌;3个月至儿童期以流感嗜血杆菌、脑膜炎奈瑟菌、肺炎链球菌为主。脓性脑膜炎主要表现是发热、头痛、呕吐、烦躁、嗜睡、惊厥、脑膜刺激征,尤其脑脊液化脓性改变为特征,脑脊液检查是确诊本病的重要依据。

3. 颅内压增高的护理要点是:取侧卧位,头肩抬高15°～30°利于静脉回流,防止呕吐窒息;按医嘱应用20%甘露醇静脉推注降低颅内压;密切观察,及时发现脑疝症状并处理。

4. 病毒性脑膜炎、脑炎80%由肠道病毒引起。病毒脑炎较重,表现为发热、意识障碍、惊厥及颅内压增高等,抗病毒治疗多用阿昔洛韦。

自测题

A_1 型题

1. 属于脑膜刺激征的是（　　）
   A. 布鲁津斯基征阳性　B. 巴宾斯基征阳性
   C. 前囟饱满　　　　　D. 嗜睡、昏迷
   E. 双侧瞳孔不等大

2. 2个月正常婴儿不存在的神经反射（　　）
   A. 拥抱反射　B. 角膜反射　C. 觅食反射
   D. 提睾反射　E. 吸吮反射

3. 出生时存在,以后永不消失的神经反射有（　　）
   A. 拥抱反射　B. 角膜反射　C. 腹壁发反射
   D. 握持反射　E. 吸吮反射

4. 出生时不存在,以后逐渐出现的反射有（　　）
   A. 腹壁反射　B. 瞳孔反射　C. 咽反射

   D. 拥抱反射　E. 觅食反射

5. 病毒性脑膜炎患儿的主要护理问题为（　　）
   A. 体温过高　　　　B. 颅内高压（潜在并发症）
   C. 急性意识障碍　　D. 有受伤的危险
   E. 躯体移动障碍

6. 可出现在化脓性脑膜炎脑脊液检查结果中的是（　　）
   A. 外观清亮　　　　　B. 糖含量正常
   C. 淋巴细胞大量增多　D. 蛋白质明显增多
   E. 氯化物含量正常

7. 病毒性脑膜炎患儿的脑脊液检查结果中可出现（　　）
   A. 外观浑浊　　　　B. 压力降低
   C. 细胞数减少　　　D. 蛋白质明显增高

E. 糖和氯化物正常

8. 新生儿化脓性脑膜炎最常见的致病菌是(　)
   A. 葡萄球菌　　B. 肺炎双球菌
   C. 大肠埃希菌　D. 脑膜炎奈瑟菌
   E. 铜绿假单胞菌

A_2 型题

9. 某患儿,女,2 个月。体检示:角膜反射灵敏,腹壁反射未引出,双侧巴宾斯基征阳性,应属于(　)
   A. 正常　　　　B. 中枢神经系统感染
   C. 发育迟缓　　D. 需报告医生查找原因
   E. 口服促进脑细胞代谢药物

10. 患儿,女,3 个月。因发热 2 天,抽搐 1 天入院,入院时体温 39.3℃,出现抽搐并伴有喷射性呕吐,体检:前囟饱满,双侧瞳孔反射不对称。脑膜刺激征阳性。脑脊液检查:白细胞 $2000 \times 10^6/L$,中性粒细胞为主,该患儿可能患(　)
    A. 高热惊厥　B. 电解质紊乱　C. 低钙惊厥
    D. 癫痫发作　E. 化脓性脑膜炎

11. 患儿,男,1 岁,发热 3 天,呕吐数次,患儿精神委靡,前囟饱满,怀疑化脓性脑膜炎,拟行腰椎穿刺,穿刺部位应选择(　)
    A. 1～2 腰椎间隙　B. 2～3 腰椎间隙
    C. 3～4 腰椎间隙　D. 4～5 腰椎间隙
    E. 第 5 腰椎与第 1 骶椎间隙

12. 患儿,男,5 岁,1 周前流涕。继之高热、头痛、嗜睡、意识清楚、脑膜刺激征阳性。口唇有疱疹。白细胞正常。实验室检查脑脊液基本正常。首先应考虑(　)
    A. 结核性脑膜炎　B. 化脓性脑膜炎
    C. 病毒性脑膜炎　D. 脑脓肿
    E. 脑栓塞

13. 患儿,男,6 个月,诊断化脓性脑膜炎,经抗生素治疗 1 周后热退,病情好转,复查脑脊液细胞数由 $1500 \times 10^9/L$ 降至 $50 \times 10^9/L$。近两天又开始发热,体温 39.8℃,并出现频繁呕吐,可能并发了(　)
    A. 硬膜下积液　　B. 脑性瘫痪
    C. 胶质细胞瘤　　D. 蛛网膜下腔出血
    E. 神经母细胞瘤

14. 患儿,男,5 个月,3 天前出现哭闹、右耳流脓,现体温 39.5℃,神志不清,出现喷射性呕吐,初步诊断为化脓性脑膜炎,需作腰椎穿刺,此时重要的护理是(　)
    A. 固定患儿于屈曲位
    B. 对患儿讲明腰椎穿刺的目的和意义
    C. 给患儿备皮
    D. 安慰家长并说明此项操作的意义和安全性
    E. 准备腰椎穿刺包

15. 患儿,2 岁,化脓性脑膜炎,入院后出现意识不清,呼吸不规则,两侧瞳孔不等大,对光反射迟钝。该患儿可能出现的并发症是(　)
    A. 脑疝　　　B. 脑脓肿　　C. 脑积水
    D. 脑室管膜炎　E. 脑神经损伤

16. 患儿,男,11 个月,出现喷射性呕吐,前囟饱满,诊为化脓性脑膜炎,其不正确的护理措施为(　)
    A. 严密观察患儿生命体征及瞳孔的变化
    B. 保持室内安静,避免一切刺激
    C. 将患儿头肩抬高 15°～30°,侧卧位
    D. 给予甘露醇
    E. 增加补液量

A_3 型题

某患儿,女,8 个月。5 天前咳嗽、发热后出现烦躁、惊厥,神经系统检查脑膜刺激征阳性,诊断为化脓性脑膜炎,护士巡视时发现患儿出现喷射性呕吐、精神委靡、反复惊厥。

17. 患儿此时主要的护理问题为(　)
    A. 体温过高　　　B. 颅内高压
    C. 急性意识障碍　D. 营养失调
    E. 恐惧心理

18. 此时应给予的护理措施是(　)
    A. 保持安静,平卧位
    B. 腰椎穿刺,放出脑脊液
    C. 加快输液速度,防止休克
    D. 输液速度宜慢、量宜少
    E. 各项护理操作分开进行

19. 按医嘱静脉给予甘露醇,下列哪项操作错误(　)
    A. 每次用药前检查药液有无结晶
    B. 不与其他药物混合滴注
    C. 若药液中有结晶须加碱使其消失后再用
    D. 先缓慢推注后静脉滴入
    E. 注射时勿使药液漏到血管外

(武君颖)

第15章

传染性疾病患儿的护理

小儿从小到大需要打很多种疫苗,主要是预防传染病。传染病就像各种各样的"敌人",它们很"厉害",小朋友要是被传染了,有的会出疹子,有的耳朵周围肿了起来,有的甚至会有生命危险⋯⋯是什么样的"敌人"呢? 得病后会给小儿机体造成什么样的影响? 怎样使小儿不得传染病呢? 学习了本章内容,你会知道答案的。

第1节 传染病总论

传染病是由病原微生物和寄生虫感染人体后产生的具有传染性的疾病。

(一)传染过程

传染过程是病原体侵入机体后,病原体与机体之间相互作用、相互斗争的过程。此过程受病原体的致病能力、机体的免疫应答及外界干预的影响。在传染的过程中可产生以下5种不同的结局:病原体被清除、隐性感染(最常见)、显性感染(少见)、病原携带状态、潜伏性感染。

(二)传染病的基本过程

传染病与其他疾病主要区别有下列4项。

1. 有病原体 每一种传染病都有特异性的病原体。在各种病原体中以病毒和细菌感染最多见。

2. 有传染性 是传染病和其他感染性疾病的最主要区别。呼吸道传染病通过空气传播,肠道传染病通过消化道传播。

3. 有流行病学特征 流行性、季节性和地方性。

4. 有感染后免疫 传染病痊愈后,可产生不同程度的特异性免疫。

(三)传染病流行的环节

1. 传染源 是指病原体已在体内生长繁殖并能将其排出体外的人和动物。

2. 传播途径 指病原体离开传染源后到达另一个易感者所经历的途径。传播途径有空气、水、食物、虫媒、手、用具、玩具、血液、土壤、母婴传播等。

考点:传染病流行的环节

3. 人群易感性 是易感者在特定人群的比例。

(四)影响流行过程的因素

受自然因素和社会因素影响。

(五)传染病的临床特点

传染病的病程发展分为4个阶段:潜伏期、前驱期、症状明显期、恢复期。

(六)传染病的预防

1. 管理传染源 对患者的管理,尽可能地做到早发现、早诊断、早报告、早隔离、早治疗。

2. 切断传播途径 经呼吸道传播的有:麻疹、水痘、风疹、腮腺炎、白喉、流脑等。经消化道传播的有:中毒性痢疾、脊髓灰质炎等。经虫媒传播的有:流行性乙型脑炎等。

3. 保护易感人群　有主动免疫和被动免疫。

（七）小儿传染病的护理管理

由于小儿免疫功能低下,传染病仍是小儿时期常见的疾病,做好小儿传染病的护理管理极为重要。

1. 建立预诊制度　患儿经预诊后,按不同病种分别在指定的诊疗室进行诊治,发现传染病及时送到隔离诊室。

2. 严格执行消毒隔离制度　隔离与消毒是防止传染病播散和院内感染的重要措施。医护人员应严格遵守传染病消毒隔离制度,使传染病患儿和其他小儿分开,防止传染病的传播。传染病患儿应在特定场所隔离,采用适宜的消毒方法,切断传播途径。

3. 及时报告疫情　护理人员是传染病的法定报告人之一,一旦发现传染病,及时向防疫机构报告疫情,并采取相应的隔离措施,防止传染病的播散。

4. 密切观察病情　小儿传染病的病情重、进展快、变化多端,护士应该密切观察病情变化,尤其注意观察发热及出疹情况、生命体征的变化、有无并发症等,作出正确的判断,采取有效的护理措施,做好各种抢救的准备工作。

> **链接**
>
> **我国法定传染病疫情报告时间**
>
> 甲类:城镇要求发现后 6 小时内上报,农村不超过 12 小时。乙类:城镇要求发现后 12 小时内上报,农村不超过 24 小时。

5. 做好日常护理　急性期患儿应卧床休息,保持病室安静、清洁、舒适。根据患儿的饮食习惯按病情要求给予流质、半流质或软食,保证热量和水分的摄入,不能进食者可鼻饲或静脉补充营养。

6. 传染病常见症状的护理　发热的护理重点是休息、适当的降温措施、饮食护理、口腔及皮肤护理。高热伴循环不良时,禁用乙醇擦浴及冷敷,以免加重循环障碍。加强对皮疹的观察和护理,保持皮肤清洁,有瘙痒者给予止痒药,防止皮肤抓伤引起继发感染。

7. 加强心理护理　当小儿患传染病后,需住院隔离治疗,易出现分离性焦虑心理,家长也会产生焦虑、内疚。护理人员应该重视与患儿及其家长的沟通,取得他们的信任与配合。

8. 预防和控制院内感染　勤洗手和正确洗手。当护士可能接触血液、体液、分泌物或排泄物时,应戴手套或其他防护用品以免受污染。污染物品要正确清洁与消毒,正确处理废弃物品。

9. 开展健康教育　健康教育是搞好传染病管理的重要环节。护理人员根据传染病的流行特点,采用各种方式向患儿及家长宣传传染病的相关知识,使他们学会护理和预防方法,防止交互感染。

第 2 节　麻疹患儿的护理

案例15-1

> 患儿,男,3 岁,4 天前开始出现发热、流涕等症状,家长诉患儿所在幼儿园近日出现 1 例麻疹患儿。查体:体温 38.2℃、脉搏 130 次/分、呼吸 43 次/分。急性病容,神志稍差,发育正常,面色潮红,眼结膜充血,咽充血,在两颊黏膜各有 1 个灰白色小点,周围有红晕,心肺及腹部查体未见异常。血常规:白细胞 $8.0×10^9/L$,淋巴细胞增多。
>
> **问题:** 1. 应从哪些方面对该患儿进行评估?
>
> 　　 2. 应提出哪些护理诊断?
>
> 　　 3. 如何预防感染的传播?

（一）概述

1. 概念　麻疹是麻疹病毒所致的一种急性呼吸道传染病。临床表现主要有发热、上呼吸道炎（咳嗽、流涕）、结膜炎、口腔麻疹黏膜斑及皮肤斑丘疹。

2. 病因和发病机制　麻疹病毒属副黏液病毒，不耐热，对日光和消毒剂均敏感，但在低温下能长期存活。

麻疹病毒侵入呼吸道上皮细胞及局部淋巴结并繁殖，少量病毒进入血液形成第 1 次病毒血症；此后病毒在全身单核-巨噬细胞系统内大量复制、繁殖，导致大量病毒再次进入血液，造成第 2 次病毒血症，机体出现一系列临床表现，如高热、皮疹等。

3. 流行病学　麻疹一年四季均可发病，以冬春季节多见。好发年龄为 6 个月至 5 岁的小儿。麻疹患儿是唯一的传染源。该病传染性极强，病毒存在于前驱期和出疹期患儿的眼结膜、口、咽及气管等分泌物中。人群普遍易感，但病后能获持久免疫。患儿自出疹前 5 天至出疹后 5 天内均有传染性，主要通过飞沫传播，也可通过污染的生活用品、玩具、衣服等间接传播。自麻疹疫苗普遍接种以来，发病的周期性消失，发病年龄后移，青少年及成人发病率相对上升。

（二）护理评估

1. 健康史　询问发病之前有无与麻疹患者的接触史、麻疹疫苗的接种史、既往有无麻疹或其他慢性疾病史，评估皮疹的出疹时间、出疹部位和出疹顺序等。

2. 身体状况

（1）潜伏期：一般为 6～18 天，平均为 10 天左右。

（2）前驱期（出疹前期）：一般为 3～4 天。主要表现有：①发热：为首发症状，多数为中度以上，且逐渐增高达 40～40.5℃。②上呼吸道炎：发热同时出现咳嗽、流涕、喷嚏、咽部充血等卡他症状，眼结膜充血、流泪、畏光及眼睑水肿是本病的特点。③麻疹黏膜斑（又称柯氏斑，Koplik's spot）：90％以上的患儿有麻疹黏膜斑，为早期诊断依据。发疹前 24～48 小时，在两颊下白齿相对应的颊黏膜上可出现 0.5～1.0mm 大小的灰白色小点，周围有红晕，出疹后 1～2 天逐渐消失。④其他症状：部分患儿常伴有精神委靡、食欲下降、呕吐及腹泻等。

（3）出疹期：一般为 3～5 天。皮疹多在发热 3～4 天后按耳后发际、面、颈、躯干、四肢、手掌及足底顺序出现。开始为淡红色的斑丘疹，呈充血性，皮疹略高出皮肤，压之褪色，直径约 2～4mm，散在分布。皮疹痒，疹间皮肤正常，以后可融合成片，颜色加深呈暗红。此期全身中毒症状加重，高热、精神委靡、嗜睡，重者有谵妄、抽搐、咳嗽加剧，肺部可闻及湿啰音。此期易出现肺炎、喉炎等并发症。麻疹与其他出疹性传染病鉴别见表 15-1。

（4）恢复期：一般 3～5 天。出疹 3～4 天后皮疹按出疹顺序消退，并有米糠样脱屑及褐色色素沉着，经 1～2 周消退。若无并发症，体温下降，全身情况好转。

在麻疹病程中患儿易并发肺炎、喉炎、中耳炎、气管炎及支气管炎、心肌炎、脑炎、营养不良和维生素 A 缺乏，并可使原有的结核病恶化。其中肺炎是麻疹最常见的并发症，多见于 5 岁以下患儿，占麻疹死因 90％以上。

链接

疹子"内陷"是怎么回事？

如果麻疹的疹子按出疹的顺序陆续出疹，其他情况良好，为顺疹。如果麻疹的皮疹刚露，色紫发暗，突然隐退，余下无几，稀疏散在，这称为疹子"内陷"，是不正常现象，一般是由于合并了心肌炎、肺炎等其他疾病。另外，也可能是由于患儿高热、进食少、出汗多或腹泻造成体内水分不足，以致血液循环不良而引起。应积极给予透疹等措施，以免加重病情。

考点：麻疹的主要临床表现及并发症

表 15-1 麻疹与其他出疹性传染病鉴别

疾病	病原体	临床特征	皮疹特点	发热与皮疹关系
麻疹	麻疹病毒	全身症状重,呼吸道症状明显,有结膜炎,发疹前24~48小时口腔出现麻疹黏膜斑	红色斑丘疹,疹间皮肤正常,出疹顺序自耳后发际→面部→颈→躯干→四肢→手掌、足底,疹退后有色素沉着及米糠样脱屑	发热 3~4 天出疹,出疹期热更高,热退疹渐退
水痘	水痘-带状疱疹病毒	典型水痘全身症状轻,表现为发热、全身不适、食欲不振等。重症水痘可出现高热及全身中毒症状	皮疹分批出现,按红色斑疹、丘疹、疱疹(感染时为脓疱)、结痂的顺序演变。上述几种皮疹常同时存在	发热第 1 天可出疹
风疹	风疹病毒	全身症状轻,耳后、枕部淋巴结肿大并触痛	淡红色斑丘疹,出疹顺序自面部→躯干→四肢,2~3 天消退,无色素沉着及脱屑	发热后半天至 1 天出疹
幼儿急疹	人疱疹病毒 6 型	全身症状轻,耳后、枕部淋巴结亦可肿大,高热时可有惊厥	红色斑丘疹,颈、躯干部多见,1 天出齐,次日消退	高热3~5天,热退疹出
猩红热	A组乙型溶血性链球菌	全身中毒症状明显,高热,有咽峡炎、草莓舌、杨梅舌、口周苍白圈	皮肤弥漫充血,有密集针尖大小的丘疹,持续3~5天退疹,1周后全身大片脱皮	发热1~2天出疹,出疹时高热

案例 15-1 分析

患儿有明显的接触史,有发热、上呼吸道炎和麻疹黏膜斑的表现,应与其他出疹性传染病鉴别。该患儿为麻疹,应积极治疗、护理,并预防感染的传播。

3. 心理-社会状况 麻疹患儿需要隔离治疗,产生孤独、恐惧、紧张心理,常表现大哭大闹、拒食、拒绝治疗等,影响疾病的康复。多数麻疹患儿需要在家护理,应注意评估家长对疾病的认知程度和护理能力,有无恐惧及焦虑。

4. 辅助检查

(1) 血常规:血白细胞总数减少,淋巴细胞相对增多。若中性粒细胞增多,提示继发细菌感染,淋巴细胞严重减少,常提示预后不良。

(2) 病原学检查:从呼吸道分泌物中分离出麻疹病毒或检测到麻疹病毒,均可作出特异性诊断。

(3) 血清学检查:皮疹出现1~2天内酶联免疫吸附试验检测血清中麻疹 IgM 抗体,有早期诊断价值。

5. 治疗要点与反应

(1) 一般治疗:注意补充维生素,尤其是维生素 A 和维生素 D。鼓励患儿多饮水,维持体液平衡,必要时静脉补液。

(2) 对症治疗:体温>40℃者酌情给予小剂量退热剂(常用量的 1/3~1/2)。伴有烦躁不安或惊厥者给予镇静剂。继发感染可给予抗生素。配合中药治疗,有助于清热、解毒、透疹。

护 考 链 接

早期诊断麻疹最有价值的依据是
A. 发热、呼吸道症状
B. 红色斑丘疹
C. 口腔麻疹黏膜斑
D. 1 周前有麻疹接触史
E. 颈部淋巴结肿大

分析:麻疹黏膜斑(柯氏斑)是麻疹病毒感染机体后,在口腔黏膜发生的特征性改变,具有早期诊断价值。考点为麻疹的身体状况。

（三）护理问题

1. 有传播感染的危险　与呼吸道排出病毒有关。

2. 体温过高　与病毒血症、继发感染有关。

3. 有皮肤完整性受损的危险　与皮肤出疹并有瘙痒有关。

4. 营养失调　低于机体需要量，与消化吸收功能下降、消耗增多有关。

5. 潜在并发症　肺炎、喉炎、心肌炎、脑炎。

（四）护理措施

1. 预防感染的传播　对患儿宜采取呼吸道隔离至出疹后5天，有并发症者延至出疹后10天；接触过患儿的易感儿应隔离观察3周，若接触后接受过被动免疫者延至4周。每天用紫外线消毒患儿房间或通风半小时，患儿衣物在阳光下暴晒。医护人员接触患儿前后应洗手、更换隔离衣或在空气流动处停留半小时。流行期间易感儿应尽量避免去公共场所。托幼机构应加强晨间检查。接触麻疹患儿后5天内注射血清免疫球蛋白可预防发病。8个月以上未患过麻疹者均应接种麻疹减毒活疫苗，7岁时进行复种。

2. 一般护理　绝对卧床休息至皮疹消退、体温正常。病室每日通风两次，保持空气新鲜，避免对流风，防止受凉。室温18～22℃，湿度50%～60%。衣被厚薄适宜，忌捂汗，出汗后及时擦干并更换衣被。

3. 维持正常体温　处理麻疹高热时需兼顾透疹，不宜用药物及物理方法强行降温，禁用冷敷及乙醇擦浴，因体温骤降可引起末梢循环障碍而使皮疹骤然隐退，导致并发症。体温升至40℃以上者，可用小剂量退热剂，防止热性惊厥，可给予物理降温，如少盖衣被或用温水擦浴。

4. 保证营养的供给　发热期间给予清淡、易消化的流质、半流质饮食，如稀粥、牛奶、豆浆、蒸蛋等，少量多餐，无需忌口，以增加食欲利于消化。鼓励患儿多饮白开水及热汤，以利排毒、退热、透疹。恢复期应给予高蛋白、高维生素的食物。

5. 加强皮肤护理　保持床单整洁干燥和皮肤清洁，在保温的情况下，每日用温水擦浴（忌用肥皂），更衣1次，腹泻患儿注意臀部清洁，勤剪指甲以防抓伤皮肤继发感染。如出疹不畅，可用中药或鲜芫荽煎水服用并抹身，以促进血液循环和透疹。

6. 观察病情　出疹期如出现透疹不畅、疹色暗紫、持续高热、咳嗽加剧、呼吸困难、肺部湿啰音增多等表现，可能并发了肺炎，重症肺炎可致心力衰竭；患儿如出现频繁咳嗽、声音嘶哑、吸气性呼吸困难、三凹征等表现，可能并发了喉炎；患儿如出现嗜睡、惊厥、昏迷等表现，可能并发了脑炎。如出现上述并发症，及时报告医生并配合急救，给予相应护理。

考点：麻疹的隔离期及检疫期

（五）健康教育

（1）应向家长介绍麻疹的流行特点、疾病过程、隔离时间，指导切断传播途径的方法，使其有充分的心理准备，积极配合隔离、消毒、治疗和护理。

（2）指导家长对患儿居室定期紫外线消毒，保持室内清洁、空气新鲜、阳光充足。

（3）指导家长做好患儿口、眼、鼻、耳部的护理，多喂白开水，可用生理盐水或2%硼酸液洗漱，保持口腔清洁、舒适。常用生理盐水清洗双眼，再滴入抗生素滴眼液或涂抹眼膏，可服用维生素A预防干眼症。及时清除鼻痂，保持气道通畅。防止呕吐物或泪水流入外耳道，发生中耳炎。

第 3 节　水痘患儿的护理

案例15-2

患儿,女,7岁,发热1天,今日因背部出现许多疹子而就诊。体检:体温 37.5℃,心率 105 次/分,呼吸 32 次/分。胸背部可见红色斑疹、斑丘疹、疱疹,斑疹压之褪色,伴瘙痒,有抓痕,四肢皮疹较少。初步诊断为水痘。

问题:1. 该患儿存在哪些护理问题?
　　 2. 患儿隔离的时间?
　　 3. 应对家长进行哪些健康教育?

（一）概述

1. **概念**　水痘是由水痘-带状疱疹病毒引起的小儿常见的、传染性极强的出疹性疾病。临床特征是分批出现的皮肤黏膜斑疹、丘疹、疱疹和结痂并存,全身症状轻微。

2. **病因和发病机制**　病毒在外界抵抗力弱,不耐热和酸,对乙醚敏感,在痂皮中不能存活。在小儿时期,该病毒原发感染为水痘,恢复后病毒可长期潜伏在体内,可出现带状疱疹。

病毒经呼吸道或眼结合膜进入人体并繁殖,然后进入血液,形成病毒血症,当患者的免疫能力不能清除病毒时,病毒则可到达单核-巨噬细胞系统再次增殖后入血,引起各器官病变。主要损害皮肤、黏膜,偶有累及内脏。由于病毒进入血液呈间歇性,故皮疹呈分批出现。

3. **流行病学**　水痘患儿是唯一的传染源。病毒存在于患儿上呼吸道鼻咽分泌物及疱疹液中,经飞沫传播或直接接触传播。出疹前1~2天至疱疹结痂,均有很强的传染性。感染后可获得持久免疫。本病一年四季均可发生,以冬春季高发,10 岁以内患儿多见。

护考链接

关于水痘的叙述,以下哪项不正确

A. 由水痘-带状疱疹病毒引起

B. 水痘只通过飞沫传播

C. 一年四季均可发病,以冬春季节为高

D. 以全身水疱疹为特征

E. 感染后一般可获得持久免疫力,但可发生带状疱疹

分析:考点为水痘的流行特点。水痘-带状疱疹病毒存在于患儿上呼吸道分泌物及疱疹液中,主要经飞沫传播,也可经直接接触患儿而感染。

（二）护理评估

1. **健康史**　询问近 2~3 周内有无水痘患者或带状疱疹患者接触史,有无肾上腺糖皮质激素和免疫抑制剂等药物使用史,有无水痘-带状疱疹病毒减毒活疫苗接种史。

链接

什么是手足口病?

手足口病是法定报告管理的丙类传染病,主要在手、足、皮肤或口腔黏膜上出现小疱疹。该病是由肠道病毒(主要是柯萨奇病毒)引起的,多发生于 5 岁以下儿童,以夏秋季节患病最多。患儿为主要传染源。通过接触和飞沫传播。托幼机构易发生集体感染。临床表现为急性起病,发热,口腔黏膜出现散在米粒大小疱疹,疼痛明显,疱疹破溃后会形成溃疡。手掌或脚掌部也可出现小疱疹,以脚心部最多。疱疹周围有炎性红晕,疱内液体较少。该病为自限性疾病,无特异治疗方法,多数预后良好。

2. 身体状况　潜伏期多为 2 周,有时达 3 周。

(1) 前驱期:前驱期仅 1 天左右,婴幼儿常无症状或症状轻微,年长儿可有低热、头痛、乏力、食欲不振、咽痛等上呼吸道感染症状。

(2) 出疹期:发热也可以与皮疹同时发生。皮疹特点:①皮疹分批出现,开始为红色斑疹或斑丘疹,迅速发展为清亮、椭圆形小水疱,3～5mm 大小,周围有红晕,无脐眼。经 24 小时疱液由透明变为浑浊,随之凹陷呈脐状,疱壁薄易破,瘙痒感重,2～3 天开始干枯结痂,愈后多不留瘢痕。在疾病高峰期可见到丘疹、新旧水疱和结痂同时存在,是水痘皮疹的重要特征。②皮疹呈向心性分布,躯干多,四肢少,这是水痘皮疹的又一特征。③黏膜疱疹可出现在口腔、咽、眼结膜、生殖器等处,破溃后形成溃疡,疼痛明显。

水痘为自限性疾病,一般 10 天左右自愈。少数体质很弱或正在应用肾上腺糖皮质激素的小儿如果感染水痘,可发生出血性和播散性皮疹,表现为高热,皮疹分布广泛,可融合形成大疱疹或出血性皮疹。

考点:水痘的皮疹特点

水痘患儿常继发皮肤细菌感染,如脓疱疮、蜂窝织炎等。少数病例可发生肺炎、脑炎、心肌炎、肝炎等。

3. 心理-社会状况　水痘疱疹瘙痒感极重,由于身体不适,患儿可能出现烦躁、哭闹。水痘传染性极强,常在托幼机构引起流行,要评估家长、保育人员在水痘预防、护理和隔离、消毒方面的认知水平。

4. 辅助检查

(1) 血常规:白细胞总数大多正常,继发细菌感染时可增高。

(2) 疱疹刮片检查:瑞氏染色可发现多核巨细胞及核内包涵体,可供快速诊断。

(3) 血清学检查:作血清特异性抗体 IgM 检查,抗体在出疹 1～4 天后即出现,2～3 周后双份血清抗体滴度增高 4 倍以上即可诊断。

5. 治疗要点与反应

(1) 对症治疗:高热时给予退热剂,皮肤瘙痒者可局部应用炉甘石洗剂及口服抗组胺药。

(2) 抗病毒治疗:遵医嘱给予抗病毒药物,阿昔洛韦为目前首选药物,治疗越早越好,一般在水痘发病 48 小时内应用才有效。酌情选用干扰素。

(3) 肾上腺皮质激素和免疫抑制剂可使病情加重,尽快减量或停药,以免导致重症水痘。

(三) 护理问题

1. 有传播感染的危险　与呼吸道及疱液排出病毒有关。

2. 皮肤完整性受损　与水痘病毒引起的皮疹及继发感染有关。

3. 体温过高　与病毒血症有关。

4. 潜在并发症　肺炎、脑炎。

(四) 护理措施

1. 预防感染的传播

(1) 无并发症的水痘患儿多在家隔离治疗至疱疹全部结痂。易感儿接触后应隔离观察 3 周。

(2) 保持室内空气新鲜,避免易感者与患儿接触,尤其是体弱儿、孕妇或免疫功能低下者。托幼机构应采用紫外线消毒。

(3) 对已使用大剂量激素、免疫功能受损、恶性病患儿及孕妇,在接触传染源后 3 天内肌内注射水痘-带状疱疹免疫球蛋白或恢复期血清肌内注射,可预防或减轻症状。1 岁以上健康小儿可以接种水痘-带状疱疹病毒减毒活疫苗,可获得持久免疫。

2. 加强皮肤护理　室温适宜,衣被不宜过厚,以免造成患儿不适,增加痒感。保持皮肤清洁、干燥。勤换内衣,剪短指甲,婴幼儿可戴并指手套,以免抓伤皮肤继发感染或留下瘢痕。皮肤瘙痒时,设法分散患儿注意力或用温水洗浴,疱疹破溃前,局部涂 0.5% 冰片炉甘石洗剂或 5% 碳酸氢钠溶液,也可按医嘱口服抗组胺药物。疱疹破溃时涂 1% 甲紫,继发感染者局部用抗生素软膏,或按医嘱给予抗生素治疗。

3. 降低体温　卧床休息至热退、症状减轻。中低度发热者不必用药物降温。如有高热,可用物理降温或适量退热剂,忌用阿司匹林,以免诱发 Reye 综合征(即急性弥漫性脑水肿和肝脏为主的内脏脂肪变性)。饮食宜清淡富含营养,多饮水,保证机体足够的水分和营养。

4. 观察病情　注意观察患儿精神状态、体温、食欲及有无呕吐等。水痘临床过程一般顺利,偶发肺炎、脑炎。如患儿出现发热、咳嗽、肺部湿啰音等,提示可能并发了肺炎;如患儿出现剧烈呕吐、嗜睡、昏迷、惊厥等表现,提示可能并发了脑炎。应密切观察及早发现,并给予相应的治疗及护理。 考点:水痘的皮肤护理、隔离期及检疫期

(五)健康教育

(1)水痘传染性强,护理人员应向家长、保育人员及社区居民讲解水痘的预防知识,流行期间易感儿避免去公共场所。应指导家长隔离水痘患儿至疱疹全部结痂为止。

(2)指导家长做好皮肤护理,注意皮肤清洁,避免抓伤皮肤,向家长示范皮肤护理的方法,防止继发感染。注意观察患儿的情况,发现异常及时到医院就诊。

(3)1 岁以上的健康小儿接种水痘-带状疱疹病毒减毒活疫苗,1～12 岁接种 1 次(0.5ml),大于 13 岁接种两次,间隔 6～10 周。接种疫苗后可获得持久免疫。

案例 15-2 分析

护士应对家长着重进行隔离和止痒的健康教育。

第 4 节　猩红热患儿的护理

(一)概述

1. 概念　猩红热是由 A 组 β 型溶血性链球菌引起的急性呼吸道传染病。其临床特征为急性起病、发热、化脓性咽峡炎、草莓舌、全身弥漫性鲜红色皮疹和疹后脱屑。少数儿童在病后 2～3 周由于变态反应可出现心、肾及关节损害。

2. 病因和发病机制　A 组 β 型溶血性链球菌对热及干燥敏感,加热 56℃ 30 分钟或用一般消毒剂均可将其杀灭,但在痰及脓液中可生存数周。

3. 流行病学　患者和带菌者是主要的传染源。主要经呼吸道飞沫传播,偶可经被污染的日用品及食物等间接传播。本病一年四季均可发病,冬春季发病较多。5～15 岁为好发年龄。 考点:猩红热的病原体

(二)护理评估

1. 健康史　评估患儿有无与猩红热患者接触史,居住环境是否阴暗潮湿、空气不流通,有无发热、咽痛等病史。

2. 身体状况　潜伏期通常 2～4 天。典型病例起病急骤,发热、咽峡炎,第 2 天出现典型的皮疹等,构成猩红热三大特征性表现。

（1）发热：畏寒，高热，多为持续性，体温可达 39℃ 左右，伴有头痛、恶心、呕吐、全身不适、食欲不振等一般中毒症状，婴幼儿可有惊厥。

（2）咽峡炎：表现有咽痛、吞咽痛，咽部和扁桃体充血、肿胀，表面覆有脓性分泌物。软腭黏膜充血，可见红色小点或出血点，称猩红热黏膜内疹，可出现于皮疹之前。

（3）皮疹：发热后第 2 天开始出疹，始于耳后、颈部，很快扩展至胸、背、腹及上肢，24 小时内迅速蔓延至全身。典型皮疹是在弥漫性充血的皮肤上出现分布均匀的针尖大小的丘疹，压之褪色，伴有痒感，严重者可表现为出血性皮疹。皮疹多于 48 小时达高峰，然后体温下降，继之依出疹顺序开始消退，2～3 天内退尽，重者可持续 1 周。在腋下、肘窝、腹股沟等皮肤皱褶处，皮疹密集，因摩擦出血而呈紫红色线状，称为"线状疹"（又称 Pastia 线）。在颜面部位仅有充血而无皮疹，口鼻周围充血较轻，与面部充血相比显得发白，称为"口周苍白圈"。

疹退后开始皮肤脱屑，皮疹越多越密脱屑越明显，以粟粒疹为重，面部及躯干常为糠皮状，手足掌、指（趾）处由于角质层较厚，呈大片状脱皮，可呈指（趾）套状。脱皮持续 1～2 周，无色素沉着。

护考链接

患儿，女，4 岁，因发热、咽痛 2 天，皮肤出疹 1 天而就诊。全身大部分皮肤可见分布均匀的针尖大小的丘疹，压之褪色，触之有砂纸感，并伴有痒感，疹间皮肤弥漫充血，腋下、腘窝有紫红色线状疹。咽充血，扁桃体Ⅱ度大，覆盖有脓性分泌物，草莓舌。该患儿可能患了

A. 水痘　B. 猩红热　C. 麻疹

D. 风疹　E. 幼儿急疹

出疹同时出现舌乳头肿胀，初期舌苔白，舌乳头红肿凸起称为"草莓舌"，2～3 天后舌苔脱落，舌面光滑呈绛红色，舌乳头凸起，称为"杨梅舌"。可作为猩红热的辅助诊断依据。

近年来由于早期应用抗生素使病情得以控制，症状不典型，并发症少见，有化脓性淋巴结炎、中毒性心肌炎、中毒性肝炎及感染性休克等。在病程 2～3 周，可并发风湿热、肾小球肾炎和关节炎，为免疫反应所致。

考点：猩红热的主要表现

3. 心理-社会状况　高热致患儿虚弱、疲惫，皮肤瘙痒使患儿烦躁、睡眠差，在疾病恢复期由于患病部位的皮肤大片脱皮，担心外表形象，会引起患儿恐惧、焦虑。

4. 辅助检查

（1）血常规：白细胞总数增高，多为 $(10\sim20)\times10^9$/L，中性粒细胞比例常在 0.8 以上，严重患者可出现中毒颗粒。

（2）细菌培养：咽拭子或其他病灶分泌物培养可有 β 型溶血性链球菌生长。

（3）免疫荧光检查：可用免疫荧光法检测咽拭子涂片进行快速诊断。

5. 治疗要点与反应　主要是抗菌治疗和对症治疗。

（1）抗菌治疗：青霉素为首选药物，对青霉素过敏者可选用红霉素，每日 20～40mg/kg，分 3 次给药，疗程均为 5～7 天。

考点：猩红热的治疗

（2）对症治疗：卧床休息，高热患儿给予积极降温。中毒症状明显者，除应用大剂量青霉素外，可给予肾上腺糖皮质激素，发生休克者给予抗休克治疗。

（三）护理问题

1. 有传播感染的危险　与呼吸道排出病原有关。

2. 体温过高　与链球菌感染有关。

3. 皮肤完整性受损　与皮疹瘙痒、脱皮等因素有关。

4. 潜在并发症　化脓性感染、风湿热、肾小球肾炎等。

（四）护理措施

1. 预防感染的传播　患儿隔离至临床症状消失后 1 周,咽拭子培养连续 3 次阴性。对接触者进行医学观察 7 天,一旦有咽痛、扁桃体炎表现,给予隔离观察治疗。

2. 一般护理　急性期严格卧床休息 2～3 周,防止猩红热引起肾炎、心肌炎等并发症。病室应良好通风,室温维持在 16～18℃,湿度以 60% 左右为宜。给予高热量、高蛋白、高维生素、易消化的流质或半流质饮食,供给足够的液体,必要时静脉输液。

3. 维持正常体温　有高热者物理降温,或按医嘱采用药物降温。禁用乙醇擦浴,以免刺激皮肤。

4. 保持皮肤黏膜完整性　出疹期皮肤有瘙痒感,局部可涂炉甘石洗剂,勤换内衣裤,忌穿绒布或化纤内衣裤,以免加重痒感。可用温水清洗皮肤,禁用肥皂。剪短指甲,避免抓破皮肤。脱皮时忌用手撕扯,应任其自然脱落,可用消毒的剪刀修剪,以防感染。脱皮时可涂凡士林或液状石蜡。注意口腔护理,用生理盐水或朵贝尔溶液漱口,每日 4～6 次,预防口腔感染。 考点:猩红热的隔离期及检疫期

5. 观察病情变化　应注意观察体温变化、咽痛症状、咽部分泌物变化及皮疹变化。警惕并发症的发生,注意有无其他部位化脓性病灶,定时检查尿常规,及时发现肾损害。

（五）健康教育

1. 病情轻者可在家隔离,指导家长进行皮肤、口腔及用药护理。发热期间给予稀粥、豆浆、蒸蛋等营养丰富的流质或半流质饮食,多饮水,体温较高时正确降温。

2. 告诉患儿及家长急性期严格卧床休息的重要意义,在病程第 2～3 周时要特别注意患儿尿液颜色的变化,并定期到医院化验检查,及时发现肾炎等并发症。

第 5 节　流行性腮腺炎患儿的护理

案例15-3

患儿,女,8 岁,因发热、头痛 2 天,右侧耳垂周围的面颈部肿痛 1 天而就诊。体检:体温 38.0℃,右侧肿大是以耳垂为中心,边缘不清,局部紧张发亮、灼热,未见充血发红,有轻微压痛,左侧未见明显肿大。初步诊断为流行性腮腺炎。经治疗后 1 周,患儿持续发热,并出现头痛、呕吐症状,伴抽搐。

问题: 1. 该患儿出现了什么情况?

　　　2. 应提供哪些护理措施及健康教育?

（一）概述

1. 概念　流行性腮腺炎是由腮腺炎病毒感染引起的急性呼吸道传染病。临床上以腮腺肿大、疼痛为特征,可累及其他腺体组织或脏器,为非化脓性炎症。

2. 病因和发病机制　腮腺炎病毒为 RNA 病毒,存在于患儿唾液、血液、尿液及脑脊液中,对外界抵抗力弱,加热至 56℃ 20 分钟或甲醛、紫外线等很容易使其灭活,但在低温条件下可存活较久。

3. 流行病学　本病一年四季均可发病,但以冬春季为主。早期患者和隐性感染者为传染源。病毒主要通过直接接触、飞沫传播,也可经唾液污染的食具、玩具等间接传播,传染性强。腮腺肿大前 1 天到消肿后 3 天均有传染性。15 岁以下小儿是主要的易感者,感染后可获持久免疫。 考点:流行性腮腺炎的病原体

（二）护理评估

1. **健康史** 评估患儿接触史,有无腮腺炎疫苗接种史。

2. **身体状况** 潜伏期14～25天,平均18天。本病前驱期很短,症状较轻,部分患儿有发热、头痛、乏力、食欲不振等。腮腺肿大是疾病的首发症状,通常一侧先肿大,2～4天后及累及对侧,也有两侧同时肿大或始终限于一侧者。体温可上升达39℃,腮腺肿大的特点是以耳垂为中心,向前、后、下发展,局部皮肤表面发热不红,边缘不清,紧张发亮、疼痛,触之有弹性,咀嚼食物时疼痛加重。在上颌第二磨牙旁的颊黏膜处,可见腮腺导管口红肿,但挤压无脓性分泌物流出。腮腺肿大3～5天达高峰,1周左右逐渐消退。

链接

腮腺炎会影响生殖功能吗?

腮腺炎最严重的并发症是脑炎和生殖器炎,合并生殖器炎就一定会出现无精子症吗?不一定,主要取决于病毒的毒性大小和自身的免疫系统是否强大。此外,青春发育期或成人患者合并生殖器炎的较多,腮腺炎病毒主要侵犯成熟的生殖腺体,只有腺体炎症比较严重时,造成生殖器萎缩,才可能会影响生育功能。儿时患过腮腺炎的人,绝大多数不会对生育造成影响。但也不要掉以轻心,一旦确诊为腮腺炎,应积极对症治疗。最有效的预防措施就是注射疫苗。

考点：流行性腮腺炎腮腺肿大的特点

腮腺炎病毒常侵入中枢神经系统及其他腺体或器官,可使患儿发生脑膜脑炎(较常见)、睾丸炎、急性胰腺炎等并发症。

3. **心理-社会状况** 患儿因发热、肿痛、外表形象的改变及担心学习成绩落后等,产生焦虑、抑郁等心理变化。家长因为孩子患病而焦急,渴望寻求治疗方法。

4. **辅助检查**

（1）血常规:白细胞总数正常或稍低,淋巴细胞相对增多。有并发症时白细胞总数及中性粒细胞可增高。

（2）血清和尿淀粉酶测定:病程早期约90％的患儿血清和尿液淀粉酶增高,其增高程度与腮腺肿大的程度成正向关系。血脂肪酶增高,有助于胰腺炎的诊断。

（3）血清学检查:血清中特异性IgM抗体增高提示近期感染。

（4）病毒分离:患儿唾液、脑脊液、血液及尿液中可分离出病毒。

5. **治疗要点与反应** 本病是一种自限性疾病,大多预后良好,主要为对症处理和支持治疗。急性期卧床休息,清淡饮食。睾丸胀痛可用棉花垫和丁字带托起。对重症或并发脑膜脑炎、心肌炎者,可用地塞米松每日5～10mg,静脉滴注5～7天。发病早期可用利巴韦林每日15mg/kg,静脉滴注,疗程5～7天。

链接

化脓性腮腺炎

本病为化脓性致病菌所引起,发病急骤,常为单侧受累。症状主要为腮腺疼痛,患侧腮腺导管开口处红肿,有脓性分泌物排出。

（三）护理问题

1. **有传播感染的危险** 与患儿排出病原体有关。

2. **疼痛** 与腮腺炎症有关。

3. **体温过高** 与病毒感染有关。

4. **潜在并发症** 脑膜脑炎、睾丸炎、胰腺炎。

（四）护理措施

1. **预防感染的传播** 患儿呼吸道隔离至腮腺肿大完全消退后3天。对患儿呼吸道分泌物及其污染的物品进行消毒。有接触史的易感儿应检疫3周。8个月以上易感儿可接种腮腺炎减毒活疫苗。

2. 减轻疼痛

(1) 饮食管理：鼓励患儿多饮水，给予富有营养的半流质饮食或软食，避免因张口及咀嚼食物而加重疼痛。忌酸、辣、干、硬食物，减少唾液分泌，使疼痛减轻。

(2) 减轻腮腺肿痛：局部冷敷，以减轻炎症充血及疼痛，可用中药如意金黄散调茶水或青黛散调醋局部湿敷，也可用土大黄、仙人掌制成泥状局部湿敷。

(3) 保持口腔清洁：用温盐水漱口，防止继发感染。急性期卧床休息至热退。

3. 病情观察　注意观察有无脑膜脑炎、睾丸炎、胰腺炎等并发症，如出现持续高热、剧烈头痛、呕吐、颈强直、烦躁或惊厥等表现，可能发生了脑膜脑炎；出现睾丸肿大、触痛、睾丸鞘膜积液和阴囊水肿，可能发生了睾丸炎，应用丁字带托起阴囊消肿或局部冰袋冷敷止痛；如出现中上腹剧痛，伴发热、寒战、呕吐、腹胀、腹泻或便秘等，提示可能发生了胰腺炎，应及时报告医生并协助处理。

考点： 流行性腮腺炎的隔离期及检疫期

案例 15-3 分析

患儿出现持续发热、头痛、呕吐、惊厥等表现，是合并了脑膜脑炎的表现。

（五）健康教育

无并发症的患儿在家中隔离治疗，指导家长做好饮食、隔离、用药、止痛等护理，如有并发症表现，及时送医院就诊。做好患儿和家长的心理护理，介绍减轻疼痛的方法，取得患儿配合。腮腺炎流行期间，避免带孩子到人群密集的公共场所。

第 6 节　中毒性细菌性痢疾患儿的护理

（一）概述

1. 概念　细菌性痢疾是由志贺菌属引起的肠道传染病。中毒性细菌性痢疾是急性细菌性痢疾的危重型，临床特征为起病急骤，突发高热，反复惊厥，迅速发生休克及昏迷。

2. 病因　痢疾杆菌，属志贺菌属，为革兰阴性杆菌，对外界抵抗力较强，耐寒、耐湿，但加热至 60℃、10 分钟即可杀死，一般消毒剂均可将其灭活。

3. 流行病学　在环境和个人卫生差的地区发病率明显增高，农村高于城市。一年四季均可发病，以夏秋季多见。急性、慢性痢疾患者及带菌者是主要传染源。主要通过消化道传播，即病原体污染食物、水、生活用品，经口使人感染。流行季节可引起暴发流行。人群普遍易感，2～7 岁平素体格健壮、营养状况好的小儿易患，病死率高。

考点： 中毒性细菌性痢疾的病原体

（二）护理评估

1. 健康史　询问发病前有无不洁饮食史，家庭及周围有无类似患者。了解患儿平时身体状况。

2. 身体状况　潜伏期通常为 1～2 天，短者数小时。起病急骤，患儿突然高热，体温可达40℃以上（少数患儿体温不升），反复惊厥，迅速发生呼吸衰竭、休克或昏迷。肠道症状多不明显。临床上按主要表现分为 4 型：

(1) 休克型（皮肤、内脏微循环障碍型）：主要表现为感染性休克。早期患儿精神委靡、面色苍白、四肢厥冷、脉搏细速、血压下降。随病情进展，出现唇甲发绀、皮肤花纹、心音低钝、少尿或无尿及不同程度的意识障碍。

(2) 脑型（脑微循环障碍型）：以颅内压增高、脑水肿、脑疝和呼吸衰竭为主要表现。患儿出现剧烈头痛、呕吐、血压增高,心率相对缓慢,反复惊厥及昏迷。严重者瞳孔大小不等,对光反射迟钝,呼吸不规则,意识由烦躁、谵妄逐渐进入昏迷。此型较重,病死率高。

(3) 肺型(肺微循环障碍型):主要表现为呼吸窘迫综合征。以肺微循环障碍为主,常由脑型或休克型发展而来,患儿突然呼吸加深加快,呈进行性呼吸困难,直至呼吸停止。病情凶险,死亡率高。

(4) 混合型:同时具有以上两型或三型的征象,病情最为严重。

考点:中毒性细菌性痢疾的临床特点

3. 心理-社会状况 本病来势凶猛,往往在发病48小时内迅速恶化,患儿持续昏迷、频繁惊厥。家庭成员极度焦虑、恐惧。应注意评估家庭成员对本病的认知程度,了解患儿家庭居住条件、卫生习惯及能否积极地配合治疗与护理。

考点:中毒性细菌性痢疾的大便常规及大便培养的意义

护考链接

患儿,4岁,突然出现发热、惊厥,经询问有不洁饮食史,该患儿可能是
A. 急性上呼吸道感染
B. 急性支气管炎
C. 急性喉炎
D. 急性中毒性细菌性痢疾
E. 急性肾小球肾炎

分析:考点是急性中毒性细菌性痢疾的病史和临床表现。患儿有不洁饮食史,突发高热、惊厥,符合该病的病因和发病特点。

4. 辅助检查

(1) 血常规:白细胞总数可达$(10\sim20)\times10^9/L$以上,以中性粒细胞增高为主,可见核左移。

(2) 大便常规:有黏液脓血便的患儿,镜检可见大量脓细胞、红细胞和巨噬细胞。

(3) 大便培养:可分离出志贺菌属痢疾杆菌。

5. 治疗要点与反应 病情凶险,必须积极迅速进行抢救。

(1) 降温止惊:对高热的患儿可综合使用物理降温、药物降温和亚冬眠疗法。如用冷盐水灌肠,既可降温,又能获得大便标本送检;也可用50%乙醇擦浴,冰袋置于枕部、颈侧、腋窝、腹股沟等处降温。惊厥患儿用地西泮,每次 $0.1\sim0.2mg/kg$(最大剂量每次不超过10mg),或用水合氯醛灌肠。

(2) 抗生素治疗:可选用阿米卡星、头孢噻肟钠或头孢曲松钠等静脉滴注,病情好转后改口服。

(3) 防止脑水肿和呼吸衰竭:保持呼吸道通畅,给氧;使用脱水剂降低颅内压,首选20%甘露醇每次 $0.5\sim1g/kg$ 静脉快速注入,每 $6\sim8$ 小时1次,或与利尿剂交替使用,必要时用肾上腺皮质激素。若出现呼吸衰竭及早使用呼吸机。

(4) 防止微循环衰竭:患儿取平卧位,注意保暖,密切监测病情变化。首先用低分子右旋糖酐扩充血容量,疏通微循环;待血压回升后继续输液,维持水、电解质平衡,纠正酸中毒;必要时遵医嘱给予东莨菪碱、酚妥拉明、多巴胺等血管活性药物,改善微循环。

(三)护理问题

1. 潜在并发症 休克、颅内高压症、呼吸衰竭。

2. 体温过高 与痢疾杆菌毒素有关。

3. 焦虑(家长) 与病情危重有关。

(四)护理措施

1. 密切观察病情,积极配合抢救,防止并发症

(1) 每 $15\sim30$ 分钟监测生命体征1次,密切观察神志、面色、体温、脉搏、瞳孔、血压、尿量、呼吸节律变化和抽搐情况。观察患儿排便次数和大便性状,准确记录24小时出入液量,

正确采集大便标本及时送检。

（2）积极配合医生抗休克,迅速建立静脉输液通道,取平卧位或中凹体位,保暖,改善周围循环;按医嘱使用镇静剂、脱水剂、利尿剂等,控制惊厥,降低颅内压;保持呼吸道通畅,作好人工呼吸、气管插管、气管切开的准备,必要时使用呼吸机;实施亚冬眠疗法的患儿,取平卧位,头偏向一侧,减少搬动,防止直立性低血压,应用冬眠药物时,需控制输液速度,以免血压急剧下降。

2. 维持正常体温　保持室内空气流通,控制室温在 25℃ 以下。监测患儿体温变化,每 2～4 小时监测体温 1 次并记录。高热时给予物理降温,控制体温在 37℃ 左右,高热惊厥者给予地西泮、水合氯醛和苯巴比妥钠。

3. 排便异常护理　观察记录大便次数、性质、量,准确采集大便标本及时送检,注意应采取黏液脓血部分化验以提高阳性率。便后及时更换尿布,清洗臀部,保持局部干燥清洁,防止臀红的发生。

4. 减轻家长压力　护理患儿时,要冷静、耐心。主动向家长介绍患儿病情,以热情、理解、关心的态度及时向患儿家长传递相关信息,从而积极配合治疗和护理。经常巡视病房,及时解决患儿的问题。

5. 预防感染的传播　对患儿采取肠道隔离至临床症状消失后 1 周或 3 次大便培养阴性为止。有密切接触者应医学观察 7 天。患儿餐具单独使用,用后煮沸消毒,玩具及用物定期在阳光下暴晒直到隔离期结束。加强对饮水、饮食、粪便管理及消灭苍蝇、蟑螂。

考点：中毒性细菌性痢疾的隔离期和检疫期

（五）健康教育

向家长解释消毒隔离的重要性,介绍菌痢的发生原因、传播方式和预防知识。指导家长注意饮食卫生,如不喝生水,不吃变质、不洁食品等。养成饭前、便后洗手的良好习惯。做好预防接种,菌痢流行期间易感者口服多价痢疾减毒活疫苗,保护率可达 85％～100％,免疫期维持 6～12 个月。

第 7 节　结核病患儿的护理

一、总　　论

（一）概述

1. 概念　结核病是由结核杆菌引起的慢性呼吸道传染性疾病。全身各个脏器均可受累,但以原发型肺结核最常见,严重病例可引起血行播散发生粟粒型肺结核或结核性脑膜炎,后者为小儿结核病的主要死因。近年来由于人类免疫缺陷病毒（HIV）的流行和耐药结核菌株的产生,许多国家结核病发病率有上升趋势。

2. 病因与发病机制　结核杆菌属于分枝杆菌属,为需氧菌,具有抗酸性,革兰染色阳性,抗酸染色呈红色。对人有致病性的主要是人型和牛型,小儿结核病大多数由人型结核杆菌引起。结核杆菌对酸、碱、消毒剂有较强的抵抗力。冰冻 1 年仍保持活力,但对湿热较敏感,经 65℃ 30 分钟即可灭活,干热 100℃ 20 分钟灭活。痰液内结核菌用 5％ 苯酚或 20％ 漂白粉需经 24 小时处理才被杀灭。

小儿接触结核杆菌后是否发病,主要取决于机体的免疫力、细菌的数量和毒力,尤其与细胞免疫强弱相关。人体初次感染结核杆菌 4～8 周后产生细胞免疫,出现组织超敏反应。细菌量少而组织敏感性高时,则形成由淋巴细胞、巨噬细胞和成纤维细胞组成的肉芽肿;细菌量多而组织敏感性高时,导致组织坏死不完全,产生干酪样物质;细菌量多而组织敏感性低时,则引起感染播散和局部组织破坏。机体感染结核杆菌后,在获得免疫力的同时也产生变态反应,结核免疫力和变态反应是同一细胞免疫过程的两种不同表现。适度的变态反应,机体抵抗力最强,病情局限;变态反应过弱,说明机体反应性差;而变态反应过强时,能加剧炎症反应,甚至发生干酪样坏死,造成组织严重损伤或结核菌播散,对机体不利。

3. 流行病学 开放性肺结核患者是主要传染源,正规化疗2~4周后,痰中细菌排出量减少而传染性降低。主要通过呼吸道传播,小儿吸入带结核菌的飞沫或尘埃即可引起感染。少数经消化道传播,如饮用未消毒的被污染的牛奶或其他食物得病,产生肠道原发病灶。小儿是结核病的主要易感者,居住拥挤、营养不良、经济落后等是人群结核病高发的诱因。

(二)诊断

1. 结核菌素试验

(1)试验方法:常用结核菌纯蛋白衍生物(PPD)0.1ml(内含结核菌素5单位)于左前臂掌侧中下1/3交界处行皮内注射。

(2)结果判断:注射后2~3天观察反应结果,测硬结直径,以毫米数表示,先记横径,后记纵径,取两者的平均值来判断,记录时应标记其实际数值而不以符号表示(表15-2)。

> **链接**
> **结核菌素试验抗原制剂**
> 结核菌素试验常用的抗原制品有两种,即旧结核菌素(OT)和结核菌纯蛋白衍生物(PPD)。PPD不像OT含有培养基成分,不产生非特异性反应,因此反应更准确,目前临床主要采用PPD进行结核菌素试验。

(3)临床意义:阳性反应:①强阳性反应者,表示体内有活动性结核病灶;②接种卡介苗后;③年长儿无明显临床症状仅呈一般阳性反应者,表示曾感染过结核杆菌,但不一定有活动病灶;④婴幼儿尤其是未接种过卡介苗者,阳性反应提示体内有新的结核病灶,其年龄越小,活动性结核的可能性越大;⑤近期由阴性转为阳性,反应强度由<10mm增至>10mm,且增幅>6mm,表示有新近感染。

表15-2 结核菌素试验结果判断

判断结果	表示符号	局部反应
阴性	—	无硬结,有时只有轻度发红
阳性	+	红肿,硬结直径5~9mm
中度阳性	++	红肿,硬结直径10~19mm
强阳性	+++	红肿,硬结直径≥20mm
极强阳性	++++	硬结≥20mm,局部有水疱、破溃、淋巴管炎

考点:结核菌素试验的方法、结果判断、临床意义

阴性反应:①未感染过结核;②初次感染结核菌4~8周内;③假阴性反应,由于机体免疫反应低下或受抑制所致,如重症结核病;急性传染病如麻疹、水痘、风疹、百日咳等;体质极度衰弱如重度营养不良、重度脱水、重度水肿等;原发或继发免疫缺陷病;糖皮质激素或其他免疫抑制剂使用期间;④技术误差或结核菌素制剂失效。

2. 实验室检查

(1)结核菌检查:确诊的重要手段是从痰液、胃液、脑脊液、浆膜腔液中找到或培养出结核杆菌。

(2)免疫学诊断及分子生物学诊断:应用酶联免疫吸附试验、核酸杂交、聚合酶链反应等检测结核杆菌抗体及结核杆菌核酸物质。

(3)血沉:结核病活动期血沉增快,可协助判断病灶的活动性。

3. 影像学检查 胸部X线可检查结核病灶的范围、性质、类型和病灶活动或进展情况,定期复查可观察治疗效果,必要时作CT、MRI检查。

4. 其他 纤维支气管镜检查、周围淋巴结穿刺涂片检查、肺穿刺活检或胸腔镜取肺活检对特殊疑难病例诊断有帮助。

（三）治疗

主要是给予抗结核药物治疗。用药原则是早期、适量、联合、规律、全程、分段治疗。

1. 常用的抗结核药物

（1）全杀菌药：如异烟肼(INH)、利福平(RFP)。

（2）半杀菌药：如链霉素(SM)、吡嗪酰胺(PZA)。

（3）抑菌药：常用有乙胺丁醇(EMB)、乙硫异烟胺(ETH)。

2. 化疗方案

（1）标准疗法：主要用于无明显自觉症状的原发型肺结核，每日服用 INH、RFP 和（或）EMB，疗程为 9～12 个月。

（2）两阶段疗法：用于活动性原发型肺结核、急性粟粒型肺结核、结核性脑膜炎。强化治疗阶段：联用 3～4 种杀菌药物。长程疗法一般需要 3～4 个月；短程疗法时一般为 2 个月。巩固治疗阶段：为防止复发，应联用两种抗结核药。长程疗法达 12～18 个月，短程疗法一般为 4 个月。

（3）短程疗法：是结核病现代疗法的重大进展，远期复发少，可选用以下几种 6 个月短程化疗方案：2HRZ/4HR（数字为月数，下同）；2SHRZ/4HR；2EHRZ/4HR。若无 PZA 则将疗程延长至 9 个月。

（四）预防

1. 控制传染源　结核菌涂片阳性患者是主要传染源，故早期发现、合理治疗结核菌涂片阳性的患者是预防小儿结核病的根本措施。

2. 切断传播途径　注意呼吸道及消化道隔离，对患儿呼吸道分泌物、餐具、痰杯及污染的衣物进行消毒处理，室内每日进行空气消毒。

3. 保护易感人群

（1）卡介苗接种：是预防小儿结核病的有效措施，可降低发病率和死亡率。目前我国计划免疫要求在全国城乡普及新生儿卡介苗接种。

（2）预防性用药：服用异烟肼(INH)，每次 10mg/kg，每日 1 次，疗程 6～9 个月。适用于：密切接触家庭内开放性肺结核患者；3 岁以下未接种卡介苗而结核菌素试验阳性者；结核菌素试验新近由阴性转为阳性者；结核菌素试验阳性伴结核中毒症状者；结核菌素试验阳性，新患麻疹或百日咳小儿；结核菌素试验阳性需长期使用糖皮质激素或其他免疫抑制剂治疗者。

二、原发型肺结核

案例 15-4

患儿，女，5 岁，近 2 周发热、咳嗽、食欲减退、疲乏无力。体检：体温 38.2℃，轻度营养不良，双颈部淋巴结肿大，两肺呼吸音增粗，叩诊浊音。胸部 X 线示右肺"双极影"阴影，结核菌素试验＋＋＋。临床初步诊断为原发型肺结核。

问题：1. 应提出哪些护理诊断？

2. 应提供哪些护理措施？

3. 患儿出院后应进行哪些健康教育？

（一）概述

1. 概念 原发型肺结核是结核杆菌初次侵入肺部发生的原发感染,是原发型结核病中最常见的,包括原发综合征和支气管淋巴结结核。前者由肺原发灶、局部淋巴结病变和两者之间的淋巴管炎组成;后者以胸腔内肿大的淋巴结为主。

2. 病因和发病机制 结核杆菌侵入肺部,引起结核性细支气管炎,而后形成结核结节或结核性肺炎。其基本病变为渗出、增殖和坏死。原发型肺结核预后良好,多数吸收好转或钙化,少数可进展为干酪性肺炎、甚至恶化导致急性粟粒型肺结核或结核性脑膜炎。

（二）护理评估

1. 健康史 询问患儿有无与开放性肺结核患者的接触史;小儿出生后是否接种过卡介苗;既往健康状况如何,近期有无患过其他急性传染病(如百日咳、麻疹等),使机体抵抗力降低而诱发潜伏的结核发病。

2. 身体状况 原发型肺结核症状轻重不等。轻者可无症状,仅于 X 线检查时被发现。一般起病缓慢,可有低热、乏力、盗汗、食欲不振等结核中毒症状。婴幼儿及症状较重者可急性起病,表现为高热 39～40℃,但一般情况尚好,与发热不相称,2～3 周后转为低热。若有胸内淋巴结高度肿大可能出现压迫症状:如压迫气管分叉处出现类似百日咳样的痉挛性咳嗽;压迫支气管而出现喘鸣;压迫喉返神经引起声音嘶哑;压迫静脉导致胸部一侧或双侧静脉怒张。部分患儿可有疱疹性结膜炎、皮肤结节性红斑或多发性、一过性关节炎等结核变态反应表现。

体检可见周围淋巴结不同程度肿大,肺部体征不明显,肺部叩诊可能出现浊音,听诊呼吸音减低或有少量的干啰音,婴儿可伴肝脾肿大。

护 考 链 接

以下不符合原发型肺结核的临床特点是

A. 起病缓慢 B. 有结核中毒症状

C. 肺部体征明显 D. 肝脾肿大

E. 有结核过敏表现

3. 心理-社会状况 该病疗程较长,且须隔离治疗,患儿可因活动受限、不能与小朋友玩耍、学习中断等产生焦虑;家长因缺乏结核病的相关知识,会产生焦虑、怨恨或自责等心理反应;因结核病有一定的传染性,友邻可有不同程度的恐惧、躲避和怜悯心理,给患儿及家长造成较大的心理压力。

4. 辅助检查

考点:原发型肺结核的主要表现及辅助检查

(1) 胸部 X 线检查:是诊断小儿肺结核的主要方法之一。原发综合征的典型特征是由肺部原发灶、淋巴管炎和肿大的肺门淋巴结组成的哑铃型"双极影"。支气管淋巴结结核 X 线表现为肺门淋巴结肿大,肺门处有圆形团状阴影。边缘模糊者称炎症型,边缘清晰者称结节型。

(2) 结核菌素试验:呈强阳性或阴性转为阳性。

(3) CT 扫描:对胸部平片正常的可疑病例,可行胸部 CT 扫描有助于诊断。

5. 治疗要点与反应 无明显症状者选用标准疗法;活动性原发型肺结核宜采用直接督导下短程疗法(DOTS)。强化治疗阶段联用 3～4 种杀菌药:INH、RFP、PZA 或 SM,2～3 个月后以 INH、RFP 或 EMB 巩固维持

链 接

小儿肺结核活动性指标

有发热及其他结核中毒症状;结核菌素试验强阳性;3 岁以下尤其是 1 岁以下未接种过卡介苗而结核菌素试验阳性者;痰液或胃液中查到结核菌;胸部 X 线检查有活动性原发型肺结核的改变;纤维支气管镜检查有明显支气管结核病变;血沉加快而无其他原因解释者。

治疗。常用方案为 2HRZ/4HR。

（三）护理问题

1. 营养失调　低于机体需要量，与食欲不振、消耗过多有关。

2. 活动无耐力　与结核杆菌感染有关。

3. 知识缺乏　与家长及患儿缺乏隔离、服药的知识有关。

（四）护理措施

1. 保证营养供给　尽量提供患儿喜爱的食物，注意食物的制作方法，以增加食欲。给予高热量、高蛋白、高维生素和富含钙质的食物，以增强抵抗力，促进机体的修复能力，使病灶愈合。

2. 建立合理的生活制度　室内空气新鲜，阳光充足，保证患儿足够的睡眠时间，适当进行户外活动，但避免劳累；发热或中毒症状重时应卧床休息。盗汗时及时更换衣服并做好皮肤护理。积极防止各种急性传染病，如麻疹、百日咳等，以免结核病情恶化。

3. 预防感染传播　避免继续与开放性结核患者接触，以免重复感染；对活动性原发型肺结核患儿行呼吸道隔离，对患儿呼吸道的分泌物、餐具、痰杯等进行消毒处理，遵医嘱正规、全程抗结核治疗，化疗期间密切观察药物疗效及不良反应。

（五）健康指导

（1）介绍本病的病因、传播途径及消毒隔离方法，说明痰液、食具的消毒方法。指导日常生活护理和饮食护理。指导家长对患儿的居室定期紫外线消毒，每次 10～20 分钟，患儿玩具及用物也可直接在阳光下照射，每次 2 小时。患儿食具与家人分开，每次用完煮沸消毒。痰液用 5％苯酚或 20％漂白粉处理 24 小时。

（2）讲解早治疗和坚持全程正规化疗是结核病治愈的关键，指导家长观察药物的疗效和不良反应。如出现胃肠道反应、耳鸣耳聋、眩晕、视力减退或视野缺损、手足麻木、皮疹等，应及时与医生联系，以决定是否停药。定期到医院检查尿常规、肝功能，复查胸部 X 线。

三、急性粟粒型肺结核

（一）概述

1. 概念　急性粟粒型肺结核又称急性血行播散型肺结核，是结核杆菌经血行播散而引起的肺结核。多见于婴幼儿，常是原发综合征恶化的结果，多在原发感染后 3～6 个月内发生。年幼、麻疹、百日咳、营养不良、机体免疫功能低下，尤其是人类免疫缺陷病毒（HIV）感染可诱发本病。

2. 病因和发病机制　由于婴幼儿免疫功能低下，机体处于高度敏感状态，感染结核后，易形成结核杆菌血症。当原发病灶或淋巴结干酪样坏死发生溃破时，则大量细菌由此侵入血液而引起急性全身粟粒型结核病，可累及肺、脑膜、脑、肝、脾、肾、心、肾上腺、肠、腹膜、肠系膜淋巴结等。

（二）护理评估

1. 健康史　询问患儿有无与开放性肺结核患者的密切接触史，是否接种过卡介苗，有无原发型肺结核病史，是否接受过正规治疗，既往健康状况如何，近期是否患过其他急性传染病，如麻疹、百日咳等。

2. 身体状况　起病急骤，多突发高热，呈稽留热或弛张热，多伴有寒战、盗汗、面色苍白、食欲不振、咳嗽、气促及发绀等全身中毒症状。6 个月以下婴儿患急性粟粒型肺结核时，病情重而不典型,累及器官多,特别是伴发结核性脑膜炎者居多,病程进展快,病死率高。

常缺少明显的肺部体征。表现为症状和体征与X线所示不一致性。肺部可闻及细湿啰音,易被误诊为肺炎;部分病例还伴有肝、脾、淋巴结肿大等,易与败血症、伤寒等混淆;少数患儿主要表现为发热、食欲不振、消瘦、乏力等,临床上易被误诊为营养不良。

护考链接

小婴儿患急性粟粒型肺结核的特点是

A. 病情重而不典型

B. 常可见皮肤粟粒疹

C. 肺部常可闻及湿啰音

D. 症状不典型而体征明显

E. 症状和体征及X线表现一致

考点: 急性粟粒型肺结核的临床特点及辅助检查

3. 心理-社会状况 年长儿因病程长、同学或小朋友的疏远及担心学习受到影响而表现出抑郁、焦虑、烦躁等心理反应。家长认为由于自己对孩子照顾不周、缺乏结核病的预防知识而使孩子患病,感到内疚、自责,又因病情较重,担心预后而表现出焦虑不安。

4. 辅助检查

(1)胸部X线检查:发病2～3周后胸片可见大小一致、分布均匀的粟粒状阴影,密布于两侧肺野。

(2)结核菌素试验:重症患儿可呈假阴性。

5. 治疗要点与反应

(1)常采用INH配以RFP、SM及EBM,分为强化治疗和巩固治疗两阶段,总疗程1年半以上。

(2)肾上腺皮质激素:适用于中毒症状重者,在有效抗结核药物治疗的同时加用肾上腺皮质激素,常用泼尼松每日1～2mg/kg,疗程1～2个月。

(三)护理问题

1. 体温过高 与结核杆菌感染有关。

2. 气体交换受损 与肺部广泛结核病灶影响气体交换有关。

(四)护理措施

1. 维持正常体温 密切观察体温变化,体温超过38.5℃时给予物理降温或遵医嘱给予药物降温,保证充足的营养和水分供给。

2. 改善呼吸功能 保持病室环境舒适,空气流通,温度在18～22℃,湿度50%～60%。保持安静,治疗、护理工作尽可能集中进行。及时清除患儿口鼻分泌物,定时翻身、拍背,鼓励患儿咳嗽,以保持呼吸道通畅。凡有呼吸困难、喘憋、口唇发绀等情况应立即给氧。

(五)健康指导

制定合理的生活制度,保证足够的休息时间,病情允许时可进行适当的户外活动,做好患儿的饮食护理。坚持全程、合理用药,指导家长观察患儿病情及药物副作用,定期复查。避免与开放性肺结核患者接触,以免重复感染,积极防止各种急性传染病。其余同"原发型肺结核"。

四、结核性脑膜炎

(一)概述

1. 概念 结核性脑膜炎简称结脑,是由结核杆菌侵入脑膜引起的炎症,为小儿结核病中最严重的类型,亦是小儿结核病死亡的主要原因,其死亡率和后遗症的发生率较高,在初染结核3～6个月最易发生,3岁以内的婴幼儿多见。各种急性传染病,如麻疹、百日咳等常可诱发本病。

2. 病因与发病机制　结核性脑膜炎常为全身性粟粒型结核病的一部分,由于婴幼儿中枢神经系统发育不完善、血-脑屏障功能不完善,免疫功能低,入侵的结核菌容易经血行播散透过血-脑屏障而形成结核性脑膜炎。少数是由脑内结核病灶破溃所致。

(二)护理评估

1. 健康史　询问预防接种史、结核病接触史、近期急性传染病史。患儿是否患过结核病,是否进行过治疗。有无早期性格改变及呕吐等。

2. 身体状况　典型病例大多起病缓慢,但婴儿可急性起病,临床上大致分为3期:

(1)早期(前驱期):持续1~2周,主要表现为性格改变,如少言、懒动、易疲倦、烦躁、易怒等,可伴有低热、厌食、盗汗、消瘦、便秘及不明原因的呕吐等,年长儿可诉头痛。

(2)中期(脑膜刺激期):持续1~2周,因颅内压增高而导致剧烈头痛、喷射性呕吐、感觉过敏、嗜睡或烦躁不安、惊厥等。脑膜刺激征是本期的主要体征。婴幼儿则表现为前囟膨隆、骨缝裂开。此期可出现脑神经障碍症状,最常见的是面神经瘫痪,其次为动眼神经和外展神经麻痹。部分患儿可出现运动、语言障碍等脑炎的表现。

(3)晚期(昏迷期):持续1~3周,症状逐渐加重,由意识朦胧、半昏迷进入昏迷,惊厥频繁发作。患儿极度消瘦,呈舟状腹,常伴有水、电解质代谢紊乱。最终因颅内压急剧升高致脑疝而死亡。

如治疗不及时,会出现脑积水、脑实质损害、脑出血及脑神经功能障碍等并发症,其中前3种是导致患儿死亡的常见原因。严重后遗症为脑积水、肢体瘫痪、智力低下、失明、失语、癫痫及尿崩症等。

考点:结核性脑膜炎的临床分期特点

3. 心理-社会状况　家长因缺乏结核性脑膜炎的相关知识、担心疾病对孩子生命的影响、误工及家庭负担等,会产生焦虑、恐惧、自责、缺乏信心等心理反应;社会公众因缺乏对此病有关知识的了解,可有不同程度的恐惧心理,对待患儿及其家长表现为怜悯或躲避,给患儿及家长造成较大的心理压力。

4. 辅助检查

(1)脑脊液检查:脑脊液检查是诊断本病的重要依据。压力增高,外观无色透明或呈毛玻璃样;静置12~24小时出现蜘蛛网状薄膜,取之涂片检查可检出结核杆菌;白细胞数(50~500)×10⁶/L,以淋巴细胞为主;蛋白定量增加;糖和氯化物均降低为结核性脑膜炎的典型改变。脑脊液结核菌培养阳性即可确诊。

(2)胸部 X 线检查:约85%结脑患儿胸片有结核病变,其中90%为活动性肺结核,胸片证实有血行播散对确诊结脑很有意义。

(3)其他检查:头颅 CT 或 MRI 检查可显示结核病灶的变化,对估计预后和指导治疗有意义;结核菌素试验阳性反应可帮助诊断,但晚期可呈假阴性。

考点:结核性脑膜炎的脑脊液特点

护 考 链 接

　　患儿,3岁,3个月前患原发型肺结核,近日患儿出现少言、懒动、烦躁等症状。脑脊液检查:压力增高,白细胞总数为100×10⁶/L,以淋巴细胞为主,糖和氯化物均降低。护士考虑该患儿可能发生了

　　A. 化脓性脑膜炎　B. 粟粒型肺结核　C. 结核性脑膜炎　D. 败血症　E. 精神障碍

　　分析:考点为结脑的脑脊液特点。该患儿为原发型肺结核恶化的结果,出现了结脑的早期症状,脑脊液检查符合结脑的特点。

5. 治疗要点与反应 主要抓住两个重要环节,抗结核治疗和降低颅内压。同时注意对症治疗,如控制惊厥、降温等,加强营养支持等。

(1) 抗结核治疗:分阶段治疗。①强化阶段联合使用 INH、RFP、PZA 及 SM,疗程 3~4 个月;②巩固阶段继续应用 INH、RFP 或 EMB,9~12 个月。抗结核总疗程不少于 12 个月,或待脑脊液恢复正常后继续治疗 6 个月。

(2) 降低颅内压:常用脱水剂 20%甘露醇;利尿剂如乙酰唑胺,一般于停用甘露醇前 1~2 天加用。另外,视病情可考虑作侧脑室穿刺引流、腰穿减压、分流术等。

(3) 应用糖皮质激素:一般使用泼尼松,疗程 8~12 周。早期使用可减轻炎症反应,降低颅内压,并可减少粘连,防止或减轻脑积水的发生。

(三) 护理问题

1. 潜在并发症:颅内压增高、脑疝。

2. 营养失调:低于机体需要量 与摄入不足、消耗增加有关。

3. 有皮肤完整性受损的危险 与长期卧床有关。

(四) 护理措施

1. 密切观察病情,防止并发症

(1) 监测生命体征,密切观察患儿神志、瞳孔、尿量、惊厥发作情况,备好抢救物品,一旦出现颅内压增高、脑疝征兆,立即配合医生抢救。

(2) 患儿绝对卧床休息,昏迷者应取侧卧位。保持室内安静,护理操作尽量集中进行,动作轻柔,减少对患儿的刺激。

(3) 惊厥发作时,立即松解衣领,牙齿间放置牙垫,防止舌咬伤。保持呼吸道通畅,呼吸困难者给予氧气吸入,必要时吸痰或进行人工辅助呼吸。

(4) 遵医嘱给予抗结核药物、脱水剂、利尿剂及肾上腺皮质激素等。注意输液的速度和药物的副作用。

(5) 必要时配合医生行腰椎穿刺或侧脑室引流术,减低颅内压,作好术前准备及术后护理,定期复查脑脊液。

2. 营养支持 给予高热量、高蛋白质、高维生素的易消化食物,少量多餐。昏迷患儿可行鼻饲或胃肠外营养,维持体液平衡。

3. 加强皮肤黏膜护理 保持床单位清洁、平整、干燥。及时清除呕吐物,保持口腔清洁;患儿大小便后用温水清洗臀部,及时更换尿布。昏迷及瘫痪患儿每 2 小时翻身、拍背 1 次,以防压疮和坠积性肺炎;眼睑不能闭合者,可涂眼膏并用纱布覆盖,保护角膜。

4. 消毒隔离 采取呼吸道隔离措施。

5. 心理护理 关怀体贴患儿及家长,了解其心理需求。耐心解释疾病的进展情况,给予其心理支持,使其克服焦虑和恐惧心理,积极配合治疗和护理。

(五) 健康指导

(1) 讲解正规治疗的重要性,坚持全程、合理用药,切勿私自停药或换药,以防耐药菌株的产生。指导家长观察患儿病情及药物副作用;定期复查;停药后坚持随访 3~5 年。

(2) 制定合理的生活制度;注意饮食,保证充足的营养。有后遗症者,指导家长康复锻炼的方法,如瘫痪肢体的被动运动与按摩,对失语和智力低下患儿进行语言训练和适当教育。

(3) 避免继续接触开放性结核病患者,以防重复感染。积极预防各种急性传染性疾病。

小结

1. 麻疹由麻疹病毒所致,主要表现有发热、上呼吸道炎、结膜炎、口腔麻疹黏膜斑及皮肤斑丘疹。护理要点是退热、保证营养、加强皮肤护理、预防传播及并发症。

2. 水痘由水痘-带状疱疹病毒引起。临床特征是皮疹分批出现,皮肤斑疹、丘疹、疱疹和结痂并存。护理要点是加强皮肤护理、降低体温、消毒隔离。

3. 猩红热是由 A 组 β 型溶血性链球菌引起。以急性起病、发热、化脓性咽峡炎、草莓舌、全身弥漫性鲜红色皮疹和疹后脱屑为特征。护理要点是退热、保持皮肤黏膜完整性、遵医嘱使用抗生素。

4. 流行性腮腺炎是由腮腺炎病毒引起。临床上以腮腺肿大、疼痛为特征。护理要点是退热、减轻疼痛、预防疾病传播、防止发生并发症。

5. 中毒性细菌性痢疾是由志贺菌属引起的肠道传染病。以起病急骤,突发高热,反复惊厥,迅速发生休克及昏迷为特征,病死率高。护理要点是退热、止惊、防止循环和呼吸衰竭、遵医嘱使用抗生素等药物。

6. 结核病是由结核杆菌引起的慢性呼吸道传染病。以原发型肺结核最常见,包括原发综合征和支气管淋巴结结核,原发综合征的典型胸片特征是哑铃型"双极影"。严重病例可引起粟粒型肺结核或结核性脑膜炎,急性粟粒型肺结核胸片可见大小一致、分布均匀的粟粒状阴影,密布于两侧肺野;结核性脑膜炎为小儿结核病中最严重的类型,其临床特点是颅内压增高和脑膜刺激征,脑脊液检查对本病的诊断极为重要。结核病的治疗原则是早期、适量、联合、规律、全程、分段。护理措施是密切观察病情、加强营养、呼吸道隔离、心理护理及注意药物的毒副作用等。

自测题

A₁ 型题

1. 麻疹的出疹顺序是(　　)

　　A. 四肢—躯干—面部—颈部

　　B. 躯干—四肢—手心—足底

　　C. 上肢—前胸—下肢—背部

　　D. 头面—耳后—躯干—四肢—全身

　　E. 耳后发际—头面—躯干—四肢—手心、足底

2. 小儿患水痘后重返托幼机构的要求是(　　)

　　A. 体温正常　　B. 食欲好转　　C. 皮疹消退

　　D. 疹退后 1 周　　E. 皮疹全部结痂

3. 猩红热的致病菌是(　　)

　　A. 空肠弯曲菌　　B. A 组 β 型溶血性链球菌

　　C. 大肠埃希菌　　D. 金黄色葡萄球菌

　　E. 肺炎链球菌

4. 流行性腮腺炎患儿常见的并发症是(　　)

　　A. 脑膜脑炎　　B. 肺炎　　C. 喉炎

　　D. 心肌炎　　E. 急性胰腺炎

5. 确诊中毒性细菌性痢疾的依据是(　　)

　　A. 黏液脓血便

　　B. 吐、泻、惊厥、昏迷

　　C. 大便镜检可见大量脓细胞

　　D. 夏秋季节,急起高热

　　E. 大便培养发现痢疾杆菌

6. 预防结核病最有效的措施是(　　)

　　A. 隔离患者　　B. 禁止随地吐痰

　　C. 口服抗结核药　　D. 接种卡介苗

　　E. 吃富含维生素的食物

7. 小儿结核性脑膜炎的早期临床表现主要是(　　)

　　A. 反复惊厥　　B. 脑膜刺激征明显

　　C. 喷射性呕吐　　D. 持续性头痛

　　E. 性格改变

A₂ 型题

8. 患儿,1 岁。发热、流涕、咳嗽 3 天,耳后发际处可见红色斑疹,皮疹痒,疹间皮肤正常,诊断为麻疹。该病的主要传播途径是(　　)

　　A. 呼吸道传播　　B. 虫媒传播　　C. 胃肠道传播

　　D. 血液传播　　E. 接触传播

9. 患儿,4 岁,因患麻疹住院治疗 3 天,近日患儿持续高热,咳嗽增多,今晨检查患儿发现大部分皮疹突然消失,且颜色暗紫,余下的稀疏散在。患儿口唇发绀,双肺可闻及较多湿啰音。该患儿可能并发了(　　)

A. 心力衰竭　B. 肺炎　C. 支气管炎
D. 心肌炎　　E. 脑炎

10. 小儿,3岁,于入院前曾与水痘患儿接触,现应采取的措施是(　　)
A. 多饮水　　　　B. 晒太阳
C. 加强晨检　　　D. 静脉滴注抗生素
E. 进行隔离检疫3周

11. 患儿,4岁,发热、咽痛2天,全身皮肤出现针尖大小的丘疹,压之褪色,触之有砂纸感,皮肤弥漫性充血,伴有痒感。护士应首先考虑该患儿可能是(　　)
A. 麻疹　　B. 水痘　　　C. 猩红热
D. 幼儿急疹　E. 风疹

12. 患儿,6岁,发热2天,体温39℃,咽痛,咽部有脓性分泌物,周身可见针尖大小的皮疹,全身皮肤鲜红,诊断为猩红热,护士对家长的健康教育正确的是(　　)
A. 高热时用乙醇擦浴
B. 可用肥皂水清洗皮肤以止痒
C. 病后会有色素沉着
D. 大片脱皮时可让患儿用手撕掉
E. 隔离至症状消失后1周,连续咽拭子培养3次阴性

13. 患儿,5岁,因流行性腮腺炎在家休息,护士指导家长的家庭护理中错误的是(　　)
A. 忌酸、辣、硬而干燥的食物
B. 为减轻腮腺肿痛,采用局部热敷
C. 可用中药湿敷患处
D. 隔离患儿至腮腺肿大完全消退后3天
E. 可采用温水浴进行物理降温

14. 患儿,女,4岁,接种过卡介苗,结核菌素试验呈强阳性提示(　　)
A. 有过结核感染　B. 无结核感染
C. 为变态反应　　D. 体内有活动性结核病灶
E. 接种卡介苗后的反应

15. 小儿,1岁。其母患开放性肺结核,出生时未接种卡介苗,72小时前作OT试验,皮内注射局部红肿、硬结,硬结直径为10mm,恰当的处理是(　　)
A. 加强营养　　　B. 预防性用药
C. 隔离小儿　　　D. 接种卡介苗
E. 严密观察

16. 患儿,6岁,患原发型肺结核,经治疗后好转,护士对其家长进行的健康教育中不恰当的是(　　)
A. 定期复查
B. 给予高热量、高蛋白、高维生素饮食
C. 坚持全程正规服药
D. 对患儿的呼吸道分泌物应消毒处理
E. 坚持全程服药,出现毒副反应亦不可停用

17. 患儿,女,3岁,因患原发型肺结核入院,按医嘱给予抗结核药物治疗。不属于抗结核治疗用药的原则是(　　)
A. 早期　　　B. 联合　　　C. 全程
D. 规律　　　E. 静脉给药

18. 患儿,男,6个月,1周前出现哭闹、盗汗,今日出现神志不清、喷射性呕吐,PPD试验呈阴性,初步诊断为结核性脑膜炎。需进行腰椎穿刺,该患儿的脑脊液改变的特点应是(　　)
A. 外观浑浊　B. 糖和氯化物均降低
C. 压力降低　D. 白细胞数增加,以中性为主
E. 静置24小时外观无改变

19. 患儿,2岁,患原发型肺结核4个月后,因急性粟粒型肺结核入院治疗,其胸部X线改变是(　　)
A. 起病2～3周后可发现两侧肺野的粟粒状阴影
B. 两肺密布云絮状或斑片状阴影
C. 两肺下野可见散在的斑片状阴影
D. 哑铃形"双极影"
E. 以肺间质病变为主,常有肺气肿表现

A₃型题

(20、21题共用题干)

患儿,4岁,2周前有与麻疹患儿的接触史,3天前出现发热、咳嗽、肺部有湿啰音,口腔颊黏膜上出现直径约1.0mm灰白色小点,耳后发际及颈部出现红色斑丘疹,临床初步诊断为麻疹。

20. 该患儿首要的护理诊断是(　　)
A. 体温过高
B. 有传播感染的危险
C. 有继发感染的危险
D. 有皮肤完整性受损的危险
E. 潜在并发症:喉炎、脑炎、心肌炎

21. 该患儿口腔颊黏膜上出现的灰白色小点是(　　)
A. 鹅口疮　B. 口腔溃疡　C. 麻疹黏膜斑
D. 口腔疱疹　E. 食物着色

(李　卓)

第16章

急症患儿的护理

引言:小儿疾病多为常见病、多发病,一般病情较轻,治疗数日即可好转。但部分患儿起病急,病情变化快,进展迅速,且缺乏特异性表现,因此,护理人员需要掌握各种常见急症的相关知识,才能识别提示疾病严重的危险信号,配合医生给予及时恰当的诊疗和护理措施。那就让我们开始下面的学习吧!

第1节　小儿惊厥

(一)概述

1. 概念　惊厥是脑功能暂时紊乱,神经元异常反复放电导致全身或局部骨骼肌群突然发生不自主的收缩,常伴意识障碍。多见于婴幼儿,是儿科常见的急症。

2. 病因与发病机制　惊厥的病因包括感染性疾病和非感染性疾病两大类。其中感染性疾病有:各种颅外感染造成的高热惊厥最常见,其次是中毒性脑病、脑炎、脑膜炎等颅内感染也可引发。非感染性疾病:药物中毒、低血钙、低血镁、低血糖、溺水、缺血缺氧性脑病、心肺严重疾病、颅内占位病变、癫痫、颅脑损伤等。

考点:引发小儿惊厥最常见的原因

(二)护理评估

1. 健康史　主要评估患儿有无引起惊厥的相关病史,如感染及传染病史、中毒史、出生时有无产伤及窒息,既往发作史,评估有无发作诱因,有无先兆表现、发热及伴随症状等。

> **护考链接**
>
> 患儿,10个月,因发热、咳嗽、惊厥来院就诊。体检:体温39.8℃,咽充血,前囟平。该患儿惊厥的原因可能是
>
> A. 癫痫发作　　B. 低钙惊厥　C. 高热惊厥
> D. 中毒性脑病　E. 化脓性脑膜炎

2. 身心状况

(1)躯体表现。

1)惊厥:典型表现为突发全身或局部肌群强直性或阵挛性抽搐,眼球上翻、凝视或斜视,意识丧失。新生儿及小婴儿可仅表现为呼吸暂停、眼球转动、一侧肢体或面肌抽动等。持续数秒至数分钟,可反复发作,抽搐停止后入睡。

2)高热惊厥:多由上呼吸道感染引起。好发于6个月~3岁小儿,持续数秒至数分钟,发作后短暂嗜睡;无神经系统阳性体征。可在以后的发热性疾病时再次发作。

3)惊厥持续状态:意识丧失伴全身肌肉强直阵挛性抽搐,持续超过30分钟或两次发作间歇期意识不能恢复者,称惊厥持续状态。易导致脑损伤、脑水肿,甚至出现颅内压增高、脑疝、呼吸循环衰竭等危重表现。

考点:引发高热惊厥的原因

(2)心理社会状况:患儿家长多表现为惊慌及不知所措,并采取错误的处置方式如大声喊叫、摇晃患儿等。缓解期担心再次发生及预后差。年长儿因担心再次发作,可产生失控感、

自卑、恐惧等心理。

3. 辅助检查　有选择地作相关实验室检查,如血、尿、便常规,脑脊液检查、脑电图用于癫痫的诊断与治疗效果的观察,颅脑超声、CT检查、磁共振成像等可用于颅脑病变的诊断。

案例16-1

患儿,女,15个月。因发热、咳嗽、精神弱,食欲降低,呕吐1天后出现抽搐前来就诊。有惊厥史,查体:体温39.3℃,咽部充血明显,前囟平坦,血钙2.35mmol/L。

问题:1. 引发该患儿惊厥的原因可能是什么?

　　　2. 如何进行急救处理?

4. 治疗要点　惊厥发作时的首要措施是控制惊厥,防止因缺氧引发脑水肿。首选地西

考点:抗惊
厥药物
泮(安定),其次是苯巴比妥、苯妥英钠静脉注射,或10%水合氯醛灌肠。保持呼吸道通畅,给予吸氧。积极治疗原发病,去除病因和诱因,给予对症支持治疗。

(三)护理问题

1. 有窒息的危险　与惊厥发作、意识障碍、咳嗽反射减弱导致误吸有关。

2. 有受伤的危险　与抽搐发作有关。

3. 体温过高　与感染有关。

4. 知识缺乏　家长缺乏有关惊厥的急救知识。

(四)护理措施

1. 防止窒息

(1) 就地抢救:保持安静,避免一切不必要的刺激,以免惊厥加重。切勿大声喊叫或摇晃患儿。

(2) 保持呼吸道畅通:立即让患儿去枕仰卧位,头偏向一侧,松解衣扣,及时清除呼吸道分泌物及口腔呕吐物,必要时吸痰。

考点:防止
窒息的方法
(3) 镇静解痉:惊厥发作时首要处理措施是遵医嘱迅速给予镇静解痉药物如地西泮、苯巴比妥、苯妥英钠等。

2. 防止受伤　上下磨牙之间放置压舌板,防止舌咬伤;设防护床档,在栏杆处放置棉垫;移开周围硬物。切勿用力强行牵拉或按压患儿肢体,以免骨折或脱臼。

3. 防止脑水肿　及时吸氧,以防缺氧造成脑损伤、脑水肿。

4. 高热的护理　可选用酒精擦浴、冰敷等进行物理降温,或遵医嘱给予药物降温,观察降温效果。

5. 心理护理　向家长讲解惊厥的有关知识,消除家长对惊厥发作时的恐慌心理。对年长患儿,在发作后尽量将其安置在单人房间,避免自卑心理的产生。

6. 健康指导　合理安排生活作息,加强营养,适当参加体育锻炼,注意预防感染。对高热惊厥的患儿应及时采取物理或药物降温。惊厥发作时就地抢救,保持呼吸道的通畅,针刺(或指压)人中穴,保持安静,不可摇晃、大声喊叫或搬动患儿。发作缓解后再将患儿送往医院,确定病因。

第2节　急性颅内压增高

(一)概述

颅内压是指颅腔内容物对颅腔壁产生的压力的总和,成人正常颅内压为0.69~1.96kPa

（70～200mmH$_2$O），儿童为 0.49～0.98kPa（50～100mmH$_2$O），新生儿为 0.098～0.14kPa（10～14mmH$_2$O）。由于多种原因引起脑实质容积增大，或颅内液体增加造成颅内压力增高超过 180mmH$_2$O 时，引起严重临床综合征称为颅内压增高，又称颅内高压。颅内压持续增高，可因脑血流量减少造成脑损害，出现相应的症状，严重时形成脑疝，可危及生命。

（二）护理评估

1. 健康史　询问相关病史。

2. 身心状况

（1）躯体表现：头痛、喷射性呕吐、视乳头水肿称为颅内压增高的"三主征"。

1）剧烈头痛：最常见。常为弥漫性、持续性，晨起和晚间较重。婴幼儿表现为烦躁、尖叫或拍打头部，新生儿表现为睁眼不睡和尖叫。

2）喷射性呕吐：呕吐与饮食无关，呕吐后头痛可减轻。

3）眼部表现：视乳头水肿、瞳孔不等大或忽大忽小。

4）生命体征变化：代偿期可出现 Cushing 三联征（意识障碍、瞳孔扩大、血压增高伴缓脉），呼吸深慢不规则等，若不能及时发现与治疗，将很快发生脑疝。 〔考点：三大典型临床表现及生命体征变化〕

5）头部体征：婴儿可有前囟饱满、隆起紧张、颅缝裂开。

（2）心理社会状况：家长因患儿病情危重、担心预后而产生焦虑心理。

3. 辅助检查　脑脊液检查可帮助判断病因，腰椎穿刺可引发枕骨大孔疝，有明显颅内压增高者禁用。颅脑CT、磁共振成像、脑血管造影等检查可查出脑内占位性病变。 〔考点：腰椎穿刺的副作用〕

4. 治疗要点　病因治疗是最根本的治疗原则。降低颅内压首选静脉注入 20％甘露醇0.5～1.0g/kg，必要时可合并使用利尿剂、糖皮质激素、冬眠降温等减轻脑水肿；有脑积水者进行脑室穿刺放液或开颅减压术。 〔考点：颅内压增高治疗要点〕

（三）护理问题

1. 潜在并发症　惊厥、脑疝。

2. 头痛　与颅内压增高有关。

3. 焦虑/恐惧　与家长缺乏相关知识、担心预后有关。

（四）护理措施

1. 控制颅内压力，预防脑疝

（1）防止颅内压骤然升高：保持患儿绝对安静，避免一切刺激如声音、光线、搬动等。抬高患儿头肩部 15°～30°，以利于颅内血液回流。躁动或惊厥者，按医嘱应用止痉剂。

（2）严密监测患儿生命体征、瞳孔变化及眼球运动等，如发现脑疝指征，立即报告医生并作好相应的急救准备工作。

（3）遵医嘱给予甘露醇、山梨醇或甘油等渗透性脱水剂降颅内压，防止发生脑疝。首选快速静脉注入 20％甘露醇，重症或脑疝者可合并使用利尿剂呋塞米（速尿）。应注意：①甘露醇在冬季易产生结晶，使用时需略加温使结晶溶解。②应在 15～30 分钟内静脉推注或快速滴入才能达到高渗利尿的目的。注射过慢，影响脱水效果；注射过快，可产生一过性头痛加重、视力模糊、眩晕及注射部位疼痛。③注射时避免药物外渗引起局部组织坏死。一旦外渗，需尽快用 25％～50％硫酸镁局部湿敷并抬高患肢。

（4）遵医嘱给予补液治疗。一般每日入量应限制在 30～60ml/kg。高热、呕吐或有额外体液丢失者酌情补充，使患儿处于轻度脱水状态为宜。

2. 抗惊厥　遵医嘱按时给予抗惊厥药物，注意观察有无呼吸抑制。

3. 降温　可应用亚冬眠疗法将体温控制在肛温 31～34℃较为理想。

4. 减轻头痛　避免因头部剧烈运动、哭闹、咳嗽、用力大便等引起头痛加重。

（五）健康指导

考点：体位及甘露醇应用的注意事项

向家长介绍病情和预后，增强战胜疾病的信心；介绍日常护理常识，鼓励并指导家长为恢复期患儿坚持进行功能锻炼和智力训练；指导家长对患儿呼吸、脉搏、意识和瞳孔等的观察，如有异常及时报告医生。

第3节　急性呼吸衰竭

案例16-2

患儿，男，8天，早产儿，因"重症肺炎"收住入院。一般情况差，张口呼吸，节律不规则，出现呼吸困难和青紫。肺部听诊：双肺呼吸音减弱，可闻及较多湿啰音。动脉血气分析：PaO_2 48mmHg，$PaCO_2$ 52mmHg。

问题：1. 患儿可能出现了什么严重的并发症？

（一）概述

考点：急性呼吸衰竭的主要病理变化

1. 概念　急性呼吸衰竭简称呼衰，是指呼吸中枢或呼吸器官受累，引发通气或换气功能障碍，出现低氧血症或伴高碳酸血症，及一系列生理功能和代谢紊乱的临床综合征，是小儿时期常见的急症之一。

2. 病因与发病机制

（1）中枢性疾病：中枢神经系统感染、损伤、脑水肿、颅内压增高，一氧化碳、巴比妥类药物或吗啡中毒等可致呼吸节律及频率异常。

（2）周围性疾病：胸廓的创伤或病变，肺炎、喉炎、肺水肿、新生儿肺透明膜病、ARDS等呼吸器官的病变。

（二）护理评估

1. 健康史　询问有无原发疾病及诱发原因。新生儿以窒息、呼吸窘迫综合征、颅内出血等较常见；婴幼儿以支气管肺炎、急性喉炎、异物吸入和脑炎为主；年长儿以肺炎、哮喘持续状态、脑炎常见。

2. 身心状况

（1）躯体表现：除原发病症外，主要为呼吸系统症状及低氧血症和高碳酸血症的症状。

1）呼吸系统表现：主要表现为呼吸困难，可有鼻翼扇动及"三凹征"等。呼吸节律紊乱，早期多为潮式呼吸，晚期出现叹息样、抽泣样呼吸等，甚至出现呼吸暂停。

2）低氧血症表现：①发绀：以口唇、口周及甲床等处较为明显；②消化系统：可出现腹胀、肠麻痹、消化道出血，部分患儿可出现应激性溃疡；③循环系统：早期出现心率增快、血压升高，严重缺氧可出现心律失常；④泌尿系统：尿中可出现蛋白、红细胞、白细胞及管型，有少尿或无尿，甚至肾衰竭；⑤神经系统：早期出现烦躁、易激惹，逐渐出现嗜睡、意识模糊，甚至昏迷、惊厥。

考点：急性呼吸衰竭的主要临床表现

3）高碳酸血症表现：头痛、烦躁、多汗、摇头，呼吸和心率增快等，继而皮肤潮红、四肢暖、口唇樱桃红色、毛细血管扩张、眼结膜充血，严重时出现惊厥、昏迷。

案例分析

案例 16-2 中所述患儿张口呼吸,节律不规则,出现呼吸困难和青紫。肺部听诊:双肺呼吸音减弱,可闻及较多湿啰音。

(2) 心理社会状况:患儿常因呼吸困难和缺氧或气管插管而紧张、恐惧。家长因患儿病情危重、对本症知识缺乏,产生焦虑、恐惧心理。个别家长有放弃治疗的念头。

3. 辅助检查 动脉血气分析:Ⅰ型呼衰(单纯低氧血症型):氧分压(PaO_2)≤50mmHg (6.65kPa),二氧化碳分压($PaCO_2$)正常。Ⅱ型呼衰(低氧血症伴高碳酸血症型):氧分压(PaO_2)≤50mmHg(6.65kPa),二氧化碳分压($PaCO_2$)≥50mmHg(6.65kPa)。

考点:急性呼吸衰竭的血气分析

案例分析

案例 16-2 中所述患儿动脉血气分析:PaO_2 48mmHg,$PaCO_2$ 52mmHg。

4. 治疗要点 给氧,纠正水、电解质和酸碱平衡紊乱;维持重要脏器的功能,预防感染。

案例16-2续

医嘱给予特级护理,报病危,持续给氧。家长因担心预后差及经济负担,有放弃治疗的念头。

问题: 2. 患儿的护理重点是什么?

3. 如何为患儿家长进行心理疏导?

(三) 护理诊断

1. 气体交换受损 与肺通气、换气功能障碍有关。

2. 不能维持自主呼吸 与呼吸肌麻痹、呼吸中枢功能障碍有关。

3. 清理呼吸道无效 与呼吸道分泌物黏稠、无力咳嗽咳痰及呼吸功能受损有关。

4. 潜在并发症 多器官功能衰竭。

5. 焦虑/恐惧 与病情危重有关。

(四) 护理措施

1. 保持呼吸道通畅,改善呼吸功能

(1) 严密观察病情:立即置患儿于半卧位或坐位,密切观察患儿生命体征及血气分析;注意患儿皮肤及口唇颜色,发现异常及时报告医生。

(2) 保持呼吸道通畅:指导并鼓励清醒患儿用力咳嗽;遵医嘱给予雾化吸入,必要时给予吸痰;应用氨茶碱、地塞米松等解除支气管痉挛。

(3) 合理用氧:Ⅰ型呼衰给予高流量吸氧,Ⅱ型呼衰给予持续低流量吸氧。鼻导管法为每分钟 0.5~1L,氧浓度不超过 40%;新生儿或鼻腔分泌物多者,可用面罩、头罩或氧帐,头罩给氧者氧流量为每分钟 2~4L,氧浓度为 50%~60%;严重缺氧紧急抢救时,可用 60%~100% 的纯氧,但持续时间以不超过 4~6 小时为宜。氧疗期间定期作血气分析,一般要求氧分压维持在 65~85 mmHg(8.67~11.33kPa)为宜。

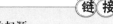

链接

氧疗的起源

18 世纪 80 年代,人类发现氧气的存在,之后便慢慢认识到氧在生命运动中的机制,氧气逐渐被利用到各种疾病的治疗中。1798 年,著名医生 Beddoes 在英格兰创办了肺病研究所,并开始了氧疗。第一次世界大战期间,霍尔丹用氧气成功地治疗了氯气中毒,给受伤士兵吸氧,战士的死亡率大大降低,使氧疗成为医院的重要常规治疗手段。

考点:保持呼吸道通畅,改善呼吸功能

(4) 必要时遵医嘱给予呼吸中枢兴奋药物尼可刹米、洛贝林等。

2.应用辅助呼吸机,维持有效通气　当吸氧的浓度达60％而动脉血氧分压仍＜60mmHg时,应及时建立人工气道,进行机械通气。①根据血气分析结果调整各项参数,每小时检查1次并记录;②注意观察患儿的胸廓起伏、神志、面色、周围循环等,观察有无堵管或脱管现象;③定期清洁、更换气管内套管、呼吸机管道、湿化器等物品;④定时为患儿翻身、拍背、吸痰,注意保持呼吸机管道的固定、畅通;⑤防止继发感染,做好病室空气和地面的消毒,有条件的可设置空气净化装置;护士接触患儿前后要洗手。

3.生活护理　保持病室的安静、舒适和空气清新;保持室内适当的温度和湿度;病室每日用紫外线消毒两次。鼓励患儿多饮水,哺乳时应耐心,年长儿给予营养丰富易消化的流质或半流质饮食,不能进食者遵医嘱给予肠外营养。

4.心理护理　关心体贴患儿,耐心向家长解释各项检查、治疗和护理的重要性,增强其对医护人员的信任及配合。

(五)健康教育

指导家长为患儿翻身、拍背,协助患儿日常生活护理。耐心向患儿及家长介绍病情及并发症的防止方法,指导预防和治疗原发病。

第4节　充血性心力衰竭

案例16-3

患儿,女,2岁,因肺炎入院。在治疗过程中其父母紧急呼叫护士,主诉患儿突然烦躁不安,皮肤青紫加重。体检:呼吸50次/分,脉搏170次/分,心音低钝,两肺满布湿啰音。

问题:1.判断该患儿可能发生了什么?

(一)概述

1.概念　充血性心力衰竭,简称心衰,是指多种原因引起心肌收缩力下降,心排血量减少,器官、组织血液灌注不足,静脉回流受阻出现肺循环和(或)体循环淤血的一种临床综合征。是儿科常见的急症之一,婴儿发生率最高。

2.病因　以先天性心脏病最多见。其次是心肌炎、支气管肺炎、毛细支气管炎、急性肾炎等。严重贫血、感染性心内膜炎等亦可引发。常由呼吸道感染诱发。

3.发病机制　在多种因素作用下,心脏长期负荷过重,心肌收缩力减弱。早期通过加快心率、心肌肥厚和心脏扩大进行代偿,临床无症状。进入失代偿后心输出量进一步下降,出现体循环淤血和肺循环淤血而引发一系列临床表现。

(二)护理评估

1.健康史　询问有无发生心力衰竭的病因及输血输液过多、过快等诱因。

2.身心状况

考点:急性心衰时呼吸困难的临床表现

(1)临床症状:小儿时期的心力衰竭多为全心衰,大多数患儿起病急骤。患儿严重呼吸困难,呈端坐呼吸,年幼儿喜竖抱。大多数患儿有颜面、口唇、甲床青紫及皮肤不同程度的青紫或苍白、湿冷,活动后容易气急。吸乳后易疲乏,长期心力衰竭者可影响生长发育。尿量减少,可出现身体下垂部位水肿,严重者可有胸腔积液、腹水或心包积液等。

案例 16-3 分析

患儿突然烦躁不安,皮肤青紫加重,呼吸 50 次/分。

（2）体征。

1）安静时心率增快,婴儿>180 次/分,幼儿>160 次/分,不能用发热或缺氧解释。

2）呼吸困难、青紫突然加重,安静时婴儿呼吸>60 次/分,幼儿>50 次/分。

3）肝大达肋下 3cm 以上或短时间内较前增大,年长儿可述压痛。

4）心界扩大,心音低钝,可闻及舒张期奔马律。

5）肺部可闻及干啰音或哮鸣音,有时可听到湿啰音,严重者有血性泡沫样痰。

6）突然出现烦躁不安、面色苍白或发灰,不能用原发病解释。

考点:急性心衰的主要诊断依据

7）尿少、下肢水肿,排除营养不良、肾炎、维生素缺乏等原因所致。

上述前 4 项为临床诊断的主要依据。

案例 16-3 分析

患儿突然烦躁不安,皮肤青紫加重。体检:呼吸 50 次/分,脉搏 170 次/分,心音低钝,两肺满布湿啰音。

（3）心理社会状况:因患儿呼吸困难和发绀严重,家长容易紧张、恐惧和沮丧等,比较敏感,常坐立不安,不愿与患儿分离,渴望接受健康指导和心理支持。

3. 辅助检查　胸部 X 线、心电图、超声心动图和中心静脉压测定有助于疾病的诊断和治疗。

4. 治疗要点　积极去除病因和诱因,保持镇静,给予吸氧、强心、利尿、扩血管,纠正代谢紊乱。

案例 16-3 续

案例 16-3 中患儿,医嘱给予一级护理,报病重,持续心电血氧监护,低盐饮食。5% 葡萄糖注射液 10ml＋地高辛注射液 0.125mg(0.5ml)静脉注射,每 8 小时 1 次;呋塞米注射液 10mg(1ml)静脉注射。

问题:2. 患儿可能的护理诊断有哪些?

3. 如何为患儿实施护理?

（三）护理问题

1. 心输出量减少　与心肌收缩力下降有关。

2. 体液过多　与静脉回流受阻、体循环淤血有关。

3. 气体交换受损　与肺循环淤血有关。

4. 焦虑　与病情危重有关。

5. 潜在并发症　强心苷药物中毒。

（四）护理措施

1. 减轻心脏负荷　①安排患儿卧床休息,床头抬高 15°～30°,有明显左心衰竭时,置患儿于半卧位或坐位,双腿下垂,以减少回心血量,减轻心脏负荷;②避免患儿烦躁、哭闹,必要时按医嘱应用镇静药物(地西泮);③限制钠和水的摄入,输液速度应控制在 5ml/(kg·h),即 20～30 滴/分;④避免患儿用力,减少耗氧量;保持大便通畅,必要时给予甘油栓或开塞露通便。

考点:心衰患儿的体位及输液速度

护考链接

患儿,女,6个月,患支气管肺炎,2小时前突然烦躁,喘憋加重,口周发绀,心率188次/分,心音低钝,双肺细湿啰音密集,肝肋下3cm。

1. 患儿可能发生了

A. 脓胸　B. 脓气胸　C. 肺不张　D. 肺大泡　E. 心力衰竭

2. 此时患儿输液速度应控制在每小时

A. 5ml/kg　B. 8ml/kg　C. 10ml/kg　D. 12ml/kg　E. 15ml/kg

3. 护士应给患儿采取的卧位是

A. 平卧　B. 俯卧　C. 半卧位　D. 仰卧屈膝位　E. 坐位,双腿下垂

分析:考点是心力衰竭的体征及减轻心衰患儿心脏负荷的措施。

考点:心衰患儿的氧疗措施

2. 减轻水肿　限制水钠摄入,每日给食盐0.5~1g或无盐饮食,尽量减少静脉输液或输血。遵医嘱给予利尿剂,监测体重及24小时出入液量。

3. 吸氧　及时给予吸氧。急性肺水肿患儿可用20%~30%的酒精湿化给氧,间歇吸入,每次15~20分钟,以降低肺泡表面张力,改善肺泡通气。

4. 用药的护理

(1) 遵医嘱正确应用强心苷类药物。

1) 给药前:用药前测脉率,必要时测心率,若发现脉率缓慢(年长儿<60次/分,幼儿<80次/分,婴儿<100次/分)、脉律不齐应及时与医生联系决定是否继续用药。

2) 给药时:①静脉注射速度要缓慢(每次推注时间大于15分钟),并密切观察患儿脉搏变化;②注意强心苷不能与其他药液混合注射,以免发生药物的相互作用而引起中毒;钙剂与洋地黄制剂有协同作用,应避免同时使用,如需要使用,应减少强心苷药物剂量,并至少间隔4~6小时;③口服时应与其他药物分开。如患儿服药后呕吐,应与医生联系,决定是否补服、补服的量及给药途径。

3) 给药后:用药后1~2小时要监测心率和心律。

护考链接

考点:洋地黄类药物应用注意事项及中毒时的处理

患儿,4岁,患室间隔缺损,病情较重,平时需用地高辛维持心功能。现患儿因上感后诱发急性心力衰竭,按医嘱用毛花苷C(西地兰),患儿出现恶心、呕吐、视物模糊。此时应该采取的措施是

A. 调慢输液速度

B. 禁食以减轻胃肠道负担

C. 密切观察患儿心率变化

D. 给患儿吸入乙醇湿化的氧气

E. 暂停使用强心苷并通知医生

4) 用药期间:①需按医嘱给予氯化钾溶液,多给患儿进食富含钾的食物如香蕉、橘子等,避免因低血钾引起强心苷中毒;②暂停进食高钙食物;③密切观察洋地黄中毒的表现,如心率过慢、心律失常、恶心呕吐、食欲下降、嗜睡、头昏、黄绿视等。若出现毒性反应,应立即停药、严格卧床并及时报告医生,遵医嘱停用排钾利尿药,积极补充镁钾盐,快速纠正心律失常。

(2) 正确应用利尿剂:宜在清晨或上午给予,以免夜间多次排尿影响睡眠;氢氯噻嗪要注意餐后服药,以减轻胃肠道刺激。观察利尿效果,注意有无脱水及电解质紊乱。

考点:应用血管扩张药的注意事项

(3) 血管扩张药:应用硝酸酯制剂应注意观察不良反应的发生,如头痛、面红、心动过速、血压下降等;硝普钠静脉滴注时应严格掌握滴速,严格检测血压,改变体位时动作不宜过快,以防发生直立性低血压。避免药液外渗,以防局部组织坏死。

5. 并发症的护理　保持室内空气流通,注意保暖,防止呼吸道感染;协助长期卧床患儿做下肢被动运动和肌肉按摩,用温水浸泡下肢以促进血液循环,防止下肢静脉血栓形成及脱落引发肺栓塞;监测脉搏,及早发现心律失常。

考点:防止下肢静脉血栓的措施

6. 心理护理　耐心向家长及患儿介绍心力衰竭的防止知识,多关心体贴患儿,缓解家长及患儿的焦虑和恐惧心理,取得合作。

(五)健康教育

协助日常生活护理,指导家长及患儿根据病情适当安排休息、翻身、进食及大便时及时给予帮助,避免情绪激动、哭闹和过度活动。注意营养,防止感冒,先天性心脏病患儿应尽早手术。

第 5 节　心跳呼吸骤停

(一)概述

1. 概念　心跳呼吸骤停是指患儿突然呼吸及循环功能停止。是临床上最危急、最严重的疾病状态。

2. 病因　心跳呼吸骤停的原因很多,窒息是小儿心跳呼吸骤停的主要直接原因,其次是意外事故,如外伤、中毒、淹溺、呼吸道梗阻和电击等。各种严重感染、电解质与酸碱平衡紊乱、严重的心脏疾病、中枢神经系统等疾病也可引起。

考点:小儿心跳、呼吸骤停的主要直接原因

3. 发病机制　心肌收缩功能减低、冠状动脉灌流量减少、血流动力学剧烈改变和心律失常均可引发心搏骤停,心搏骤停又可导致机体缺氧和二氧化碳潴留,脑组织对缺氧耐受性很差,迅速出现脑缺氧和脑水肿,引起昏迷,并在 4～6 分钟内开始出现脑细胞死亡。无氧糖酵解增加引起酸中毒。

考点:出现脑细胞死亡的时间

(二)护理评估

1. 健康史　紧急抢救,心肺复苏后再收集资料,尽快明确引发心跳呼吸骤停的原因。

2. 身心状况

(1)躯体表现:心跳呼吸骤停,表现为:①呼吸及有效心搏停止,8～12 秒后突发意识丧失或抽搐;②心音消失或心动过缓,年长儿心率<30 次/分,婴幼儿<80 次/分,新生儿<100 次/分,大动脉(颈、股动脉)搏动消失,测不到血压;③30～40 秒后瞳孔开始散大、对光反射消失;④呼吸停止或严重的呼吸困难,听诊无呼吸音,面色苍白迅速转为灰暗或发绀;⑤心电图常见等电位线或室颤。

> **护考链接**
>
> 心脏骤停后最容易发生的继发性病理变化是
>
> A. 肺水肿　　　　B. 急性肾衰竭
> C. 急性重型肝炎　D. 脑缺氧和脑水肿
> E. 心肌缺氧性损伤

(2)心理社会状况:因患儿病情危重,易引发死亡或遗留后遗症,家长易产生恐惧心理。

3. 辅助检查　心电图、血气分析等。

4. 治疗要点　凡突然昏迷伴大动脉搏动或心音消失者应立即实施复苏术,不可因反复触摸动脉搏动或听心音而延误抢救治疗。初生婴儿 1 分钟无自主呼吸即为复苏指征。

(三)主要护理诊断及合作性问题

1. 不能维持自主呼吸　与心跳呼吸骤停有关。

2. 恐惧(家长)　与病情危重及预后不良有关。

（四）护理措施

1. **心肺脑复苏**（Cardiopulmonary-cerebral Resuscitation，CPCR） 复苏开始越早，抢救的成功率越高。首先要在5～10秒内确定是否为呼吸心搏骤停。一般患儿突然意识丧失同时大血管搏动消失即可诊断，应立即现场心肺复苏。复苏的过程可归结为：

（1）通畅气道（airway，A）。

1）清除气道及口内异物（包括呕吐物）：立即使患儿就地仰卧在坚实的平面上，用食指、中指裹以纱布擦去，固体物则用食指呈钩状小心取出，勿使其落入气道深部。

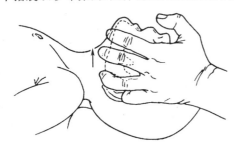

图16-1 通过提下颌开放气道

2）开放气道：常采用仰面举颏法，即患儿平卧，救治者将一只手放在患儿前额上，手掌用力向后压使头后仰，另一只手的手指放在靠近颏部的下颌骨下方将颏部向上推举（图16-1）。必要时进行气管插管或气管切开。

（2）**人工呼吸**（breathing，B）：采用口对口或口对口鼻人工呼吸，吹气量以胸廓上抬为准。人工呼吸的频率，儿童18～20次/分，婴儿为30～40次/分。注意吹气应均匀，用力不要太猛，见胸廓抬起为准，以免肺泡破裂。

（3）**人工循环**（circulation，C）：新生儿和婴儿可用双手拇指按压法（图16-2），即双手拇指重叠放在按压部位，其余手指环抱患儿胸廓。幼儿可用单手掌按压法（图16-3），一只手固定患儿头部以便通气，另一手掌根部置于胸骨下半段。年长儿用双手掌按压法（同成人），即将两手掌重叠，手指交叉抬起，双臂垂直向下用力按压（肩、肘、腕三点在同一直线上）。按压频率为婴幼儿及儿童100次/分，按压深度儿童下陷2～3cm，婴幼儿下陷1～2cm。按压/通气比例为30：2。

考点：心脏复苏的按压部位、按压与通气之比

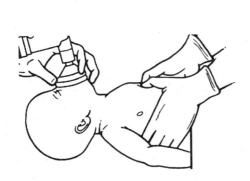

图16-2 双手拇指按压法（用于新生儿和小婴儿）

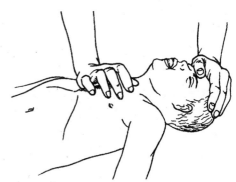

图16-3 单手掌按压法（用于1～8岁儿童）

如已知是心脏原因导致的心脏骤停，则采用C（人工循环）－A（通畅气道）－B（人工呼吸）顺序。

心肺复苏有效的标志：按压时可触及大动脉搏动，测得血压＞60mmHg（8kPa）；瞳孔缩小，对光反射恢复；口唇、甲床颜色转红；自主呼吸恢复。

考虑停止心肺复苏的指征：进行了30分钟以上的心肺复苏仍有以下临床表现：深昏迷，自主呼吸持续停止；瞳孔散大、固定；无心跳和脉搏。

（4）应用复苏药物（drugs，D）：在建立人工呼吸、人工循环的同时应用复苏药物，首选肾上腺素，其次是利多卡因，用药途径首选静脉给药。

考点：心肺复苏首选药物

（5）心电监护（ECG，E）：心电监护可迅速发现心率和心律的异常，以便及时处理。

（6）电除颤（fibrillation，F）：有室颤和室性心动过速者越早电除颤效果较好。

（7）作好抢救记录（good record keeping，G）：为进一步治疗提供依据。

（8）低温处理（hypothermy，H）：体温低于37℃时，每降低1℃，脑组织代谢率降低6.7%，颅内压降低5.5%。在心脏按压和人工呼吸的同时或稍后，即应给予降温处理。

2. 心理护理　做好患儿家长的心理支持，消除其恐惧心理，以利于配合抢救。

3. 健康教育　向患儿家长解释心跳呼吸骤停的原因、主要表现、抢救步骤及预后等。告诉家长复苏后护理的重要性，取得理解和配合。

第 6 节　急性肾衰竭

（一）概述

1. 概念　急性肾衰竭是指由于肾本身或肾外因素引起肾功能急性衰退甚至丧失，肾排除水分及清除代谢废物的能力下降，导致氮质血症、水及电解质和酸碱平衡紊乱的临床综合征。

2. 病因　急性肾衰竭的原因可分为：①肾前性：如休克、脱水、呕吐、腹泻、外科手术大出血、烧伤等原因引起的血容量减少，导致肾灌注不足，出现少尿或无尿；②肾性：肾小球、肾小管及间质性肾脏疾病；③肾后性：如先天性尿路畸形、输尿管狭窄、肾结石、肾结核、磺胺结晶等引起的尿路梗阻，致肾盂积水引发肾实质损伤。

考点：引发急性肾衰的3种原因

3. 病理　急性肾衰时肾排出水分及代谢废物的能力下降，出现少尿、无尿；患儿体内代谢产物堆积、血尿素氮及肌酐迅速升高，引发氮质血症、水及电解质和酸碱平衡紊乱。

（二）护理评估

1. 健康史　询问有无血容量减少、肾脏疾病等引起急性肾衰竭的原发疾病史。

2. 身心状况

（1）躯体表现。1）少尿型肾衰：一般分3期：①少尿或无尿期：婴幼＜200ml/d，学龄前儿童＜300ml/d，学龄儿＜400ml/d为少尿。少尿期一般持续1～2周，病情重，病死率高。主要表现：水、钠潴留，全身水肿，严重者可有胸腔积液、腹水、肺水肿、脑水肿和心力衰竭等；电解质紊乱，常表现为"三高三低"，即高钾、高磷、高镁、低钠、低钙、低氯血症，其中高钾血症最多见；代谢性酸中毒，表现为委靡不振、嗜睡、乏力、呼吸深长、口唇樱红等；氮质血症患儿有食欲不振、呕吐、腹泻等消化功能紊乱；意识障碍、烦躁、抽搐、昏迷等神经系统症状；重症贫血、严重出血倾向、高血压、心律失常和心力衰竭等循环系统症状。②多尿期：尿量突然或逐渐增多，提示病情有好转，一般持续1～2周，部分患儿可长达1～2个月。③恢复期：多尿期后肾功能逐渐恢复，血尿素氮及肌酐逐渐恢复正常。感染是急性肾衰竭最常见的并发症，以呼吸道和泌尿道感染多见，致病菌以金黄色葡萄球菌、革兰阴性杆菌最多见。2）非少尿型肾衰：指无少尿、无尿的表现，但血尿素氮、血肌酐迅速升高，内生肌酐清除率迅速降低。临床较少见。

考点：少尿期的临床表现

（2）心理社会状况：因患儿病情危重，患儿及家长因担心预后易产生恐惧心理。

3. 辅助检查　①肾功能检查：了解内生肌酐清除率、酚红排泌率的变化；②血生化检查：

监测电解质浓度变化及血肌酐和尿素氮；③肾影像学检查：如肾区 B 超、CT 等检查。

4. 治疗要点与反应　积极治疗原发病，给予对症支持治疗，防止并发症。少尿期应及时恢复血容量，严格控制钠、水的入量，调整饮食，纠正酸中毒及电解质紊乱，必要时尽早透析治疗。

（三）护理诊断及合作性问题

1. 体液过多　与肾小球滤过率降低有关。
2. 营养失调　低于机体需要量，与摄入不足及丢失过多有关。
3. 有感染的危险　与免疫力低下有关。

（四）护理措施

1. 维持水、电解质及酸碱平衡

考点：补液原则及量

（1）少尿期严格控制液体的入量，坚持"量入为出，宁少勿多"的原则，每日入液量＝尿量＋异常丢失＋不显性失水－食物代谢和组织分解所产生的内生水。多尿期补充排出水分的 1/3～1/2。

（2）准确记录 24 小时出入量，每日定时测体重。按医嘱正确应用利尿剂及实施透析治疗，并做好相应的护理工作。

（3）高钾血症的治疗：急性肾衰时可迅速发生高钾血症，引起心律不齐及死亡。遵医嘱静脉给予高浓度葡萄糖，行聚磺苯乙烯口服或保留灌肠，5％的碳酸氢钠 2ml/kg 静脉滴注、10％的葡萄糖酸钙 10ml 静脉注射、胰岛素皮下注射等，必要时实施血液透析快速降低血钾。

考点：饮食原则

2. 保证营养均衡　少尿期限制水、盐、钾、磷、蛋白质的摄入，供给足够的热量，热量 210～250J/（kg·d），蛋白质控制在每日 0.5～1.0g/kg，以优质蛋白为佳，如肉糊、蛋类、奶类等；不能进食者给予静脉高营养。少尿或无尿期间禁用含钾食物及药物等。尽早进行透析治疗，透析治疗时患儿丢失大量蛋白，故不需限制蛋白质入量，长期透析时可输血浆、水解蛋白、氨基酸等。

3. 监测患儿的血压　必要时遵医嘱给予硝普钠、普萘洛尔等降压药物。

4. 预防感染　急性肾衰约有 1/3 患儿死于感染，应积极预防。严格执行无菌操作，加强皮肤、口腔黏膜及呼吸道的护理；加强探视管理，做好病室清洁和空气消毒，注意观察体温及血象的变化，及时发现和处理感染灶。

5. 心理护理　做好心理护理，给予患儿及家长心理支持，取得信任和配合。

（五）健康教育

向患儿及家长介绍急性肾衰的诱因、指导和协助日常生活护理，防止发生感染。教会家长自我监测。定期门诊随访。

小结

小儿惊厥以高热惊厥最常见，应重点防止窒息和受伤，预防脑水肿。急性颅内压增高易引发脑疝导致死亡，护理重点是降低颅内压。急性呼吸衰竭最主要的病理生理变化是低氧血症和高碳酸血症，护理重点是改善呼吸功能，维持呼吸道通畅，合理用氧。小儿先天性心脏病易引发充血性心力衰竭，表现为安静时心率加快、呼吸困难和青紫加重、肝大等，护理重点是减轻心脏负荷，预防洋地黄中毒。窒息是引起小儿心跳呼吸骤停的主要直接原因，应在 4～6 分钟内进行心肺复苏。急性肾衰竭患儿的护理重点是维持水、电解质和酸碱平衡，预防感染。

自测题

A₁型题

1. 引发小儿惊厥最常见的原因是（　　）
   - A. 低血钙
   - B. 低血钾
   - C. 高热
   - D. 窒息
   - E. 颅内出血

2. 心力衰竭加重最多见的诱因是（　　）
   - A. 呼吸道感染
   - B. 体力活动过多
   - C. 精神压力大
   - D. 高盐饮食
   - E. 药物使用不当

3. Ⅰ型呼吸衰竭的主要病理改变是（　　）
   - A. 脱水
   - B. 二氧化碳潴留
   - C. 肺不张
   - D. 电解质紊乱
   - E. 低氧血症

A₂型题

4. 患儿，女，1岁，因发热、咳嗽、惊厥1次来院就诊。护理体检：体温39.6℃，咽充血，前囟平软，余（－）。其惊厥最可能的诊断是（　　）
   - A. 低血糖
   - B. 高热惊厥
   - C. 中毒性脑病
   - D. 癫痫发作
   - E. 低钙惊厥

5. 患儿，男，2岁。因发热、咳嗽、惊厥1次来院就诊。护理体检：体温39.8℃，咽充血，余（－）。对其惊厥时紧急处理的措施不妥当的是（　　）
   - A. 立即松解患儿衣扣
   - B. 防止舌咬伤
   - C. 保持呼吸道通畅
   - D. 仰卧，头正中位，防止窒息
   - E. 吸氧，给予解痉药物

6. 新生儿，有窒息史。今日睁眼不睡、尖叫、吐奶喷射状，全身皮肤青紫，囟门饱满，隆起紧张。医嘱给予甘油果糖50ml快速静脉滴注，给药过程中不正确的是（　　）
   - A. 选择粗大的血管
   - B. 确保针头在血管内后再给药
   - C. 不可加入其他急救药品
   - D. 输液速度宜慢
   - E. 输液过程中避免药液外渗

7. 患儿，13个月，近3天出现不明原因的呕吐、烦躁，喜欢用手拍头或撞头。近1日呕吐加重，每日5～6次，均为胃内容物。无发热，无传染病接触史和外伤史。体格检查：体温36.8℃，神志清，精神稍差，前囟紧张隆起。临床诊断考虑"急性颅内压增高"。该患儿的治疗和护理措施不妥的是（　　）
   - A. 首选静脉注入20%甘露醇进行脱水降颅压
   - B. 限制补液量在20～30ml/kg
   - C. 保持患儿安静，避免一切刺激
   - D. 抬高患儿头颈部15°～30°
   - E. 减轻头痛，避免突然咳嗽、用力等

8. 患儿，4个月。支气管炎，突然烦躁不安，呼吸急促，三凹征明显。心率188次/分，心音低钝，肝肋下4cm。该患儿可能并发了（　　）
   - A. 急性心力衰竭
   - B. 感染性心内膜炎
   - C. 肺不张
   - D. 脓胸、脓气胸
   - E. 肺大泡

9. 患儿，9个月，重症肺炎入院。突然烦躁不安，呼吸急促，三凹征明显。心率170次/分，心音低钝，肝肋下2cm。遵医嘱给予强心苷治疗，为预防中毒采取的措施不恰当的是（　　）
   - A. 注射前先测心率
   - B. 心率<100次/分应报告医生
   - C. 不可与其他药物混用
   - D. 注射速度宜慢
   - E. 及时补充含钙食物或药物

10. 1岁患儿，主因发热、咳嗽、气促3天，伴哭闹不安就诊。既往曾反复呼吸道感染，诊断为先天性心脏病（室间隔缺损）。查体：体温38.5℃，呼吸62次/分，心率200次/分，唇发绀，心音低钝，肝肋下3cm，双下肺中小水泡音，初步诊断：先天性心脏病合并肺炎、心力衰竭。对该患儿的护理措施不包括（　　）
    - A. 宜取半卧位，使膈肌下降，有利于呼吸运动
    - B. 避免用力排便，增加心脏负担
    - C. 少食多餐，防止过饱
    - D. 给予易消化的普食
    - E. 限制饮水量，减轻心脏负担

11. 先心病患儿，女，2岁，突然倒地，呼叫不应。颈动脉搏动消失，心音微弱，瞳孔散大，对光反射消失。下列说法不恰当的是（　　）
    - A. 应立即实施心肺复苏抢救
    - B. 胸外心脏按压部位为胸骨中、下1/3交界处

C. 按压深度为 2～3cm

D. 胸外心脏按压与人工通气之比为 15：2

E. 心脏复苏首选药物是去甲肾上腺素

12. 患儿,男,6 岁。以急性肾小球肾炎入院,次日测血压 150/110mmHg,血钾 5.8mmol/L,尿蛋白(＋＋＋)。对该患儿的诊疗护理措施错误的是(　　)

A. 严格限制液体入量,记录 24 小时出入量

B. 严密监测患儿血压

C. 摄入高蛋白质饮食

D. 做好病室清洁和消毒,严格执行无菌技术操作,避免感染

E. 遵医嘱给予碳酸钙抗酸剂预防胃肠道出血

（王官利）

实 践 指 导

实践 1　小儿体格测量

【实践目的】

掌握小儿体重、身高、坐高、头围、胸围的测量方法,学会通过测量来评估小儿的营养和发育状况。

【实践方式与方法】

选择当地中等以上规模幼儿园。按测量内容抽取不同年龄小朋友,男女各 10 名。

1. 实践准备

(1)用物:儿童体重计、身高和坐高测量计、皮尺、记录表格等。

(2)小儿:按要求抽数十名幼儿园小朋友,不同年龄段各抽部分小儿,男女比例相近。向小朋友讲明给他们测量的目的,使之更好地配合。

(3)护生:衣、帽穿戴整齐,复习小儿的心理特点,调整情绪,以微笑、和蔼的态度与小朋友进行有效沟通。

2. 实践方法

(1)由带教老师集中讲解和演示体重、身高、坐高、头围、胸围的测量方法及注意事项。

(2)护生以小组为单位,6～10 人 1 组,每组对 5～10 名儿童进行测量,同时记录。组长负责协调体重计、皮尺等用具的有序、合理使用,对本小组成员进行分工合作。

(3)各组汇报测量结果,统计所测量小朋友的平均体重、身高、坐高、头围、胸围。初步评价小朋友的发育状况。

【作业】

1. 对汇总后测量结果,按不同年龄、不同性别分组统计,算出各组平均数,与理论上的正常标准对比并评价。

2. 写出本次实践课后的体会。

实践表-1　小儿体格测量汇总表

班级:　　　　　　　　　　地点:　　　　　　　　　　日期:

年龄	性别	人数	体重(均值)	身高(均值)	坐高(均值)	头围(均值)	胸围(均值)
	男						
	女						
评价							

(李　卓)

219

实践 2 儿科常用护理技术操作

一、臀红护理法

【实践目的】

熟练掌握换尿布法、臀红患儿的护理措施,能对患儿及家长进行有效的健康教育。在实践中学习认真工作的态度,培养关爱患儿的基本素质。

【实践方式与方法】

(一)在医院儿科病区实习

1. 实践准备

(1)用物:清洁尿布、盛温开水的盆、小毛巾、棉签、弯盘、尿布桶、药物(0.02%高锰酸钾溶液、紫草油,3%~5%鞣酸软膏、氧化锌软膏、鱼肝油软膏、红霉素软膏、康复新溶液、硝酸咪康唑霜)、红外线灯或鹅颈灯等。

(2)患儿:联系好当地医院住院患儿,向患儿家长说明进行护理操作的目的,取得配合。

(3)环境:关上窗户,保持室内适宜的温度和湿度。

(4)护生:按护士素质要求做好准备;服装、鞋帽整洁,态度和蔼可亲,言语温和恰当;操作时动作轻柔、准确、富有爱心。

2. 实践方法

(1)由带教老师演示换尿布的方法,讲解和演示臀红护理的操作方法及注意事项。

(2)护生以小组为单位,选1名学生代表进行操作,其他学生观摩,并对操作步骤进行评议。

(二)在护理实训室实习

1. 用物准备

(1)准备模拟婴儿教具。

(2)准备多媒体演示光盘或录像带,调试好播放设备。

2. 实习方法 先为学生提供多媒体演示《儿科技术护理操作——臀红护理法》,再对示教病例进行模拟操作。

【作业】

1. 臀红如何预防? 不同程度的臀红如何选择适用的药膏?

2. 写出本项操作的操作流程和本次实践课后的体会。

二、约 束 法

【实践目的】

熟练掌握约束法的操作技能和注意事项,在实践中学习认真工作的态度,培养同情和关爱患儿的基本素质。

【实践方式与方法】

在实训室内进行模拟操作

1. 用物准备 大毛巾或床单、约束带、布套、棉垫、小夹板、2kg沙袋(用便于消毒的橡胶布缝制)。

2. 实践方法

（1）由带教老师在护理示教室集中讲解并模拟演示全身约束法（木乃伊约束法）。手或足约束法、沙袋约束法的操作方法。

（2）护生以小组为单位，每 6 人 1 组，轮流模拟操作。

【作业】

1. 带教老师在各组随机抽 1 名同学演示操作，并及时反馈矫正。

2. 布置学生写出本项操作的操作流程和本次实践体会。

三、头皮静脉输液法

【实践目的】

熟练选择常用的头皮静脉，掌握头皮静脉输液法的操作技能。在实践中学习认真工作的态度，培养同情和关爱患儿的基本素质。

【实践方式与方法】

（一）在医院儿科病区实习

1. 实践准备

（1）用物：输液器、液体及药物、输液架。治疗盘内置皮肤消毒液、棉签、弯盘、胶布，无菌巾内放已吸入生理盐水或 10％葡萄糖液 10ml 的注射器、棉球、硅胶管头皮针。

（2）患儿：联系好当地医院儿科病房，选好适合观摩操作的患儿，并向家长说明。

（3）护生：按护士着装要求做好准备；操作者和助手洗手，戴口罩、帽子。

2. 实践方法

（1）由带教老师集中讲解头皮静脉输液法的操作方法及注意事项。

（2）护生以小组为单位观看病房护士进行头皮静脉输液操作。

（二）在护理实训室实习

1. 用物准备

（1）准备头皮静脉输液的模拟婴儿教具。

（2）准备多媒体演示光盘或录像带，调试好播放设备。

（3）模拟操作的其他用物同前。

2. 实践方法

（1）为学生提供多媒体演示《儿科技术护理操作——头皮静脉输液法》。

（2）分组用头皮静脉输液的模拟婴儿教具进行模拟操作。

（3）讨论小儿头皮静脉输液法需注意的问题。

【作业】

1. 如何鉴别小儿头皮静脉与动脉？

2. 写出本项操作的操作流程和本次实践体会。

四、光照疗法

【实践目的】

学会蓝光箱的操作，掌握在照射过程中的注意事项。在实践中学习认真工作的态度，培养同情和关爱患儿的基本素质。

【实践方式与方法】

（一）在医院儿科病区实习

1. 实践准备

（1）用物：

①患儿护眼罩（用墨纸或胶片剪成眼镜状）、长条尿布、尿布带、胶布、工作人员用的墨镜等。

②蓝光箱：清洁光疗箱，特别注意清除灯管及反射板的灰尘；箱内湿化器水箱内加水至2/3满；接通电源，检查灯管高度，并使箱温升至患儿适中温度（30～32℃），相对湿度达55％～65％。

（2）护生：了解患儿病情资料，观察光疗过程中出现的问题。操作前戴墨镜、洗手。

2. 实践方法

（1）由带教老师集中讲解和演示光照疗法的操作方法及注意事项。

（2）护生以小组为单位，选1名学生代表进行蓝光箱操作，其他学生观摩，并对操作步骤进行评议。

（二）在护理实训室实习

1. 用物准备　准备好多媒体、演示光盘或录像带，调试好播放设备。

2. 实践方法

（1）为学生提供多媒体演示《儿科技术护理操作——光照疗法》。

（2）若有光照设备，可在护理实验室分组进行蓝光箱操作。

【作业】

1. 光疗过程中易出现哪些副作用？应注意哪些问题？

2. 写出本项操作的操作流程和本次实践的体会。

五、暖箱使用法

【实践目的】

学会暖箱的操作，掌握操作过程中的注意事项。在实践中学习认真工作的态度，培养同情和关爱患儿的基本素质。

【实践方式与方法】

（一）在医院儿科病区实习

1. 实践准备

（1）环境：调节室温高于23℃，以减少辐射热的损失。

（2）暖箱：清洁、消毒暖箱，将蒸馏水加入暖箱水槽中至水位指示线，并加蒸馏水于湿化器水槽中。接通电源，打开电源开关将预热温度调至28～32℃。调整箱内湿度维持在55％～65％。根据患儿体重及出生日龄调节适中温度。

（3）护生：了解患儿病情资料，评估保暖过程中常见的护理问题。操作前衣帽整洁、洗手。

2. 实践方法

（1）由带教老师集中讲解和演示暖箱使用的操作方法及注意事项。

（2）护生以小组为单位，选1名学生代表进行暖箱操作，其他学生观摩，并对操作步骤进行评议。

（二）在护理实训室实习

1．用物准备 多媒体及演示光盘或录像带,调试好播放设备。

2．实践方法

（1）为学生提供多媒体演示《儿科技术护理操作——暖箱使用法》。

（2）若实验室有暖箱设备,可分组进行暖箱操作。

【作业】

1．叙述暖箱的适应证和患儿出暖箱条件。

2．写出本项操作的操作流程和本次实践的体会。

（武君颖）

实践3　小儿营养与喂养

【实践目的】

学会鲜牛乳、全脂乳粉、酸乳和脱脂乳的配制方法,为人工喂养的婴儿提供适宜的食物。学会乳瓶哺喂法、滴管哺喂法及鼻饲法喂养,满足不同吸吮能力及吞咽能力的婴儿进食需要。实践中表现出认真的态度。

【实践方式与方法】

在儿科护理实训室实习

1．实践准备

（1）用物：

1）配乳用物：配乳卡、天平、大量杯、漏斗、乳瓶、瓶筐、奶锅、搅拌棒、汤匙、鲜牛乳或全脂乳粉或婴儿配方乳粉、白糖、温开水、滴管、10％乳酸溶液或橘子原汁、广口容器。

2）喂乳用物：①乳瓶或滴管哺喂法：已装牛乳的乳瓶、无菌乳头、饭巾、托盘、镊子、大广口杯、小杯、消毒滴管、记录单；②鼻饲法：消毒小儿胃管、8～10 号橡皮导管和硅胶管、已装牛乳的小杯、大广口杯,其他同成人鼻饲法。

（2）环境：配乳室清洁、空气新鲜、光线充足,物品摆放整齐有序,有防蝇防尘设备。

（3）模拟婴儿,更换好清洁尿布,向家长说明操作目的,取得合作。

（4）护生：换鞋、穿工作服、戴帽子、口罩,洗手；态度认真、操作规范、富有爱心。

2．实践方法

（1）配乳法：教师先示教,然后学生每4～5人1组进行操作。

1）普通牛乳配制法：①核对配乳卡,计算出婴儿全日所需要的牛乳、糖及水量。②用天平称出所需的糖量,用量杯量出所需水量及鲜牛乳量,分别倾注于广口容器内并混合均匀,如用全脂乳粉,则按比例1：8或1：4调成乳汁。③按小儿1日哺乳的次数排列乳瓶,挂上床号牌(床号牌上应注明床号、姓名、每次乳量及时间)。④将配制好的牛乳放入奶锅内加热煮沸3～4分钟,用量杯量出每次的乳量,用漏斗将乳液倾倒于瓶内,盖好瓶盖,放于瓶筐内,待凉后置冰箱内备用。⑤配乳用具及时清洁,消毒后存放于橱柜中备用。

2）酸乳配制法：将乳液煮沸消毒,冷却至40℃后,用滴管吸取所需酸溶液(通常在100ml牛乳中加10％乳酸溶液5ml或橘子原汁6ml)慢慢加入,边加边搅拌,使其形成均匀而细小的凝块。

223

3) 脱脂牛乳配制法:将牛乳煮沸后静置于广口容器内冷却 8～12 小时,除去浮在表面的乳皮(脂肪),反复 2～3 次,即成脱脂乳,喂前再加糖煮沸。

(2) 喂乳法:教师先示教,然后分 3 组,每组选 1 名学生进行演练,其他人观摩并对操作进行评议。

1) 乳瓶哺喂法:①核对床号、姓名、乳液种类和乳量。②用镊子选择大小合适的无菌乳头,按无菌操作套在乳瓶口上。③抱起婴儿,围好饭巾,哺喂者坐在凳上,使婴儿头部枕于其左臂上呈半卧位。④哺喂者右手将乳瓶倒转,先试乳液温度,滴 1～2 滴乳液于左手背部或手臂内侧,以温热(40℃左右)不烫手为宜。轻触婴儿一侧面颊,刺激其吸吮反射,使其含住乳头吸吮,倾斜乳瓶,使乳液充满整个乳头。⑤喂毕将婴儿竖抱伏于肩上,轻拍其背部,使咽下的空气排出,然后将婴儿放回床上,取右侧卧位。⑥整理用物,及时清洗、消毒备用;记录哺喂情况及进乳量。

2) 滴管哺喂法:①用小杯盛乳液,放于盛热水的大广口杯中以保持乳液温度。用滴管吸取乳液,轻按婴儿下颌,先滴 1 滴乳液在小儿口内,注视其有下咽动作后再滴下一滴,每次滴入量视小儿吞咽情况而定,乳液切勿过多,以免呛咳。②喂毕将小儿抱起伏于肩上,轻拍其背部,使咽下的空气排出,然后将小儿放回床上,取右侧卧位。③整理用物,及时清洗、消毒备用;记录哺喂情况及进乳量。

3) 鼻饲法:①选择胃管:较大儿童用小儿胃管,婴幼儿用 8～10 号橡皮导管,新生儿或早产儿可用硅胶管。②插管长度:由鼻孔插管,其长度应为自患儿鼻尖至耳垂再至剑突的距离(新生儿约为 10cm,1 岁儿约 10～12cm,5 岁儿约 16cm,学龄儿童约 20～25cm)。③插管过程:基本同成人鼻饲法。④检查胃管确实在胃内(抽出胃液或胃内容物),将温好的乳液抽入注射器(硅胶管较细,灌注时需接上粗针头),缓慢注入并观察小儿的呼吸情况。⑤需保留胃管者,灌注完毕,拔掉注射器,将胃管末端反折并包上消毒纱布,用橡皮圈扎紧,再用胶布固定于面颊部以免脱出;不需保留胃管者,按成人鼻饲法拔掉胃管。⑥整理用物,及时清洗、消毒备用;记录哺喂情况及进乳量。

【作业】

1. 分组配制组鲜牛乳、全脂奶粉、酸乳和脱脂乳。
2. 要求学生完成本次实践课的实验报告。

(武君颖　袁　芬)

实践4　营养不良、佝偻病患儿的护理

【实践目的】

通过临床见习或病案讨论,能熟悉营养不良、维生素 D 缺乏性佝偻病的病因、临床表现,能对患儿进行护理评估,提出主要健康问题和护理措施,能针对患儿情况进行有效的健康指导。在实践过程中体会不同年龄阶段患儿的心理需求,应当表现出同情和关爱患儿的基本素质。同时,培养和提高学生分析问题、解决问题的能力,以适应临床护理工作的需要。

【实践方式与方法】

（一）在医院儿科病区见习

1. 见习准备

（1）患儿：联系好当地医院住院的数名营养不良、维生素 D 缺乏性佝偻病患儿，向患儿及家长说明进行护理实践的目的，取得配合。

（2）护生：按护士素质要求穿戴整齐，态度和蔼可亲，言语温和恰当；操作时动作轻柔、准确、富有爱心。

2. 见习方法

（1）带教老师集中对营养不良、维生素 D 缺乏性佝偻病患儿的护理评估和护理措施进行讲解，并演示相关的护理操作。

（2）学生按每 10 人为 1 个小组，每小组对 1 名患儿进行护理评估练习，组长负责安排每位同学的任务分工，作好记录。带教老师随时指导和纠正，以保证见习合理、有序地进行。

（3）各小组学生讨论患儿的护理要点，鼓励学生提问、拟出护理诊断，制定护理计划和具体的措施。各组汇报见习结果，最后教师点评小结并及时进行见习评价。评价方法可采取学生之间互评、小组互评，最后由老师根据各组的见习完成情况进行总评与矫正。

（二）在学校儿科实训室实践

1. 用物准备

（1）多媒体：准备好营养不良、维生素 D 缺乏性佝偻病患儿护理的光盘或录像带，调试好播放设备。

（2）病例：选择 1 份营养不良、维生素 D 缺乏性佝偻病患儿典型病例及护理计划单。

2. 实习方法

（1）多媒体演示：组织观看《营养不良患儿的护理》、《维生素 D 缺乏性佝偻病患儿的护理》的录像。

（2）展示病例。1）患儿，2 岁，腹泻反复发作 3 个月，食欲差、消瘦，体重 9kg，腹壁皮下脂肪厚度 0.2cm。皮肤苍白、弹性差，肌肉松弛，烦躁不安，医生诊断为"营养不良"。2）患儿，男，12 个月，因近来烦躁易哭，睡眠不安，多汗，厌食来院就诊。患儿为早产儿，牛奶喂养，未加辅食。现患儿不能独自站立，不会叫爸爸、妈妈。查体：表情淡漠，前囟 2cm×2cm 大小，平坦，头发稀少，枕后有些脱发，方颅，鸡胸，可见肋骨串珠。心肺（一），腹软，肝肋下 2cm，肌张力低下，查血钙 1.88mmol/L，钙磷乘积 25。腕部 X 线检查：骨骺端增宽，钙化带消失，骨密度降低。初步诊断为"维生素 D 缺乏性佝偻病"。

（3）分组讨论：每 8～10 名学生为 1 组进行讨论，组长安排专人记录，各组选 1 名学生代表发言汇报小组讨论情况。

讨论题：1）你认为以上患儿在护理评估中还应收集哪些资料？2）患儿存在哪些健康问题？请作出护理诊断，说出诊断依据。3）你将采取哪些护理措施？4）你应该对该患儿家长做哪些健康指导？5）佝偻病患儿进行日光照射时应注意什么？

【作业】

1. 完成一份护理计划。

2. 针对维生素 D 缺乏性佝偻病患儿的家长作一次健康指导。

（吴卓洁）

实践5 新生儿及患病新生儿的护理

一、新生儿的护理

【实践目的】

掌握有关新生儿生活环境、保暖、喂养、日常观察、预防感染等方面的相关知识,学会对新生儿进行正确护理。

【实践方式与方法】

(一)在医院见习

1. 实习准备

(1)用物:鲜牛乳或乳粉、乳瓶、体温计、紫外线灯、暖箱等。

(2)新生儿:正常新生儿或早产儿数名,向家长说明护理操作的目的,取得配合。

(3)护生:着装按护士标准穿戴整齐,态度认真、谦虚、谨慎,并注意进行护理操作前应掌握新生儿的基本情况,操作时动作轻柔、准确、富有爱心。

2. 实践方法

(1)选择当地医院新生儿室。

(2)带教老师集中讲解新生儿的护理,并进行相关的护理操作及设备调控演示。

(3)每6~10名护生为1组,每组对1名新生儿进行护理评估及制定护理计划,重点对新生儿一般状况、居室环境、衣被、尿布、喂养、脐带及预防接种等评估,注重与小儿家长的沟通,组长负责安排每位同学的具体任务,同时记录。带教老师随时指导及矫正,以保证实习合理、有序地进行。

(4)组织学生讨论新生儿的护理要点,鼓励学生对新生儿提出护理问题并独立解决问题。

(二)在儿科实训室实习

1. 用物准备

(1)新生儿模型。

(2)多媒体及演示光盘或录像带,调试好播放设备。

2. 实践方法 为学生提供多媒体演示《新生儿的护理》,然后抽学生对演示的内容进行复述及演示,同学之间进行评价讨论。

【作业】

比较正常新生儿与早产儿有什么不同,在护理方法上有什么区别。

二、患病新生儿的护理

【实践目的】

通过临床常见疾病的见习或病例讨论,初步掌握新生儿黄疸、颅内出血、寒冷损伤综合征、败血症、破伤风患儿的护理。

【实践方式与方法】

(一)在医院见习

1. 见习准备

(1)用物:紫外线灯、暖箱、光疗箱、远红外辐射床、记录单等。

(2)患儿:患病的新生儿数名,向家长说明进行护理的目的,取得配合。

（3）护生：着装按护士标准穿戴整齐，态度认真、谦虚、谨慎，并注意进行护理操作前应掌握新生儿的基本情况，操作时动作轻柔、准确、富有爱心。

2. 见习方法

（1）选择当地医院新生儿病房，选择患病新生儿。

（2）带教老师集中分析讲解新生儿疾病的护理，并进行相关的护理操作及设备调控演示。

（3）每 10 名护生 1 组，每组对 1 名患病新生儿进行护理评估及制定护理计划，重点评估致病因素、身体异常表现、心理社会状况及存在的健康问题等，组长负责安排每位同学的具体任务，同时记录。带教老师随时指导及矫正，以保证实习有序地进行。

（4）各组汇报实习结果，组织学生讨论患病新生儿的护理要点，鼓励学生提出问题和独立解决问题。

（二）在儿科实训室实习

1. 用物准备　准备好多媒体演示录像及腹泻患儿讨论病例。

2. 实践方法　若无条件去医院，可为学生提供新生儿常见疾病的多媒体演示。

（1）多媒体演示：在学校儿科实训室为学生提供多媒体演示《新生儿及患病新生儿的护理》，观看录像后进行病例讨论。

病例：女婴，胎龄 32 周，出生前胎膜早破，胎儿宫内窘迫，Apgar 评分 1 分钟 3 分，5 分钟 6 分，生后 2 小时，反复呼吸暂停，并惊厥抽搐。护理检查：体温 36℃，心率 85 次/分，呼吸 30 次/分，节律不齐，瞳孔缩小、对光反应迟钝，四肢张力降低，拥抱反射减弱。脑 CT：左额叶及颞叶可见低密度阴影。临床诊断：新生儿缺血缺氧性脑病。

（2）分组讨论：每 6 名学生为 1 组进行讨论并专人记录，选 1 名学生代表小组发言。

讨论题：1）提出 3～4 个护理问题。2）制订相应的护理计划及护理措施。3）对患儿家长进行健康指导，主题为如何预防新生儿缺血缺氧性脑病的发生。

【作业】

1. 生理性黄疸和病理性黄疸有什么区别？

2. 早产儿体温过低可采取哪些方法复温？

（武君颖）

实践 6　腹泻患儿的护理

【实践目的】

通过临床见习或病例讨论熟练掌握腹泻患儿的护理评估、护理诊断及护理措施。能对腹泻患儿及家长进行有效的健康教育。在实践中培养学生态度认真、动作轻柔、同情和关爱患儿的基本素质。

【实践方式与方法】

（一）到社区卫生服务中心、各级医院儿科门诊、病区见习

1. 见习准备

（1）患儿：联系好腹泻患儿，并向患儿及家长说明护理实践的目的，以取得配合。

（2）护生准备：按护士着装标准穿戴整齐，态度谨慎、认真，依据小儿心理特点，以微笑和蔼的态度与患儿及家长进行有效沟通，操作时动作轻柔、准确、富有爱心。

2. 见习方法

（1）带教老师集中讲解腹泻患儿的护理评估方法、内容、注意事项。

（2）每 10 名学生为 1 个小组，每组对 1 名腹泻患儿进行护理评估及制定护理计划，组长负责安排每位同学的任务及分工，同时记录。带教老师随时指导及矫正，以保证实习合理、有序地进行。

（3）组织学生讨论腹泻患儿护理评估要点，鼓励学生提出护理问题，探讨护理诊断、护理措施。各组汇报实习结果。

（二）在儿科实训室实践

1. 用物准备　准备好多媒体演示录像及腹泻患儿讨论病例。

2. 实践方法

（1）多媒体演示：在学校儿科实训室为学生提供多媒体演示《腹泻患儿的护理》，观看录像后进行病例讨论。

病例：患儿，9 个月，因发热、吐泻 3 天于 8 月 11 日以"急性感染性腹泻"收住院。评估了解到患儿每日大便 10 多次，黄色呈蛋花汤样，量较多，进食、水即吐，近 1 日加重，已 6 小时无尿。体温 38.5℃，体重 8kg，呼吸快，精神委靡，皮肤弹性极差，口唇樱红色、干燥，前囟、眼窝明显凹陷。双肺呼吸音清，心率 120 次/分，心音略低钝，肝肋下 2 cm，脾未触及，肠鸣音活跃。手、足冷凉，肌张力正常。化验：血钠 125mmol/L，二氧化碳结合力 11mmol/L，大便镜检可见少量白细胞。

（2）分组讨论：每 6 名学生为 1 组进行讨论并专人记录，选 1 名学生代表小组发言。

讨论题：1）该患儿的主要护理问题有哪些？说出护理问题的依据。2）该患儿的护理措施有哪些？3）模拟操练：对患儿家长进行健康教育，主题为腹泻患儿如何调节饮食、如何护理皮肤。

【作业】

制订腹泻患儿的护理计划。

（武君颖）

实践 7　呼吸系统疾病患儿的护理

【实践目的】

通过临床见习或病例讨论，熟练掌握支气管肺炎、感染性喉炎、上呼吸道感染等患儿的护理评估及护理措施，能对患儿及家长进行有效的健康教育；培养学生从事临床护理工作的思维方法，提高学生分析问题、解决问题的能力，锻炼其胆量及语言表达能力；培养学生在实践中学习认真负责的态度，同情和关爱患儿的基本素质。

【实践方式与方法】

（一）在医院儿科病区见习

1. 见习准备

（1）患儿：联系好当地医院住院患儿，向患儿及家长说明进行护理实践的目的，取得配合。

（2）护生：按护士素质要求做好准备；服装、鞋帽整洁，态度和蔼可亲，言语温和恰当；操作时动作轻柔、准确、富有爱心。

2. 见习方法

(1) 带教老师集中讲解支气管肺炎患儿的护理评估及护理措施,并进行相关的护理操作演示。

(2) 每6～8名学生为1个小组,每组对1名患儿进行护理评估。组长负责安排每位同学的任务分工,做好记录。带教老师随时指导及纠正,边观察边讲解,最后小结。以保证见习合理、有序地进行。

(3) 组织学生讨论患儿的护理要点,鼓励学生提出问题,拟出护理诊断,制订护理计划及具体措施。各组汇报实习结果。

(二) 在儿科实训室实践

1. 用物准备

(1) 多媒体:准备好支气管肺炎护理的光盘或录像带,调试好播放设备。

(2) 病例:选择1份支气管肺炎患儿的讨论病例。

2. 实践方法

(1) 组织观看录像《呼吸系统疾病患儿的护理》及病例讨论。

病例:患儿,女,6个月。因发热、咳嗽3天,加重1天入院。患儿咳嗽初为干咳,以后有痰,并出现呼吸困难。体格检查:体温39.5℃,心率150次/分,呼吸60次/分,面色灰白,极度烦躁不安,口周发绀,鼻翼扇动,咽充血,呼吸急促,两肺有痰鸣音及密集的中、小水泡音,心音有力,律齐,肝右肋下2cm,无压痛,腹稍胀。血化验:白细胞$20×10^9/L$,嗜碱粒细胞0.8,嗜酸粒细胞0.22。X线:双肺纹理增强,双肺可见点片状阴影。初步诊断为支气管肺炎。

(2) 每6～10人为1小组分组讨论,组长安排专人记录,各组选1名学生代表发言汇报小组讨论情况。

讨论题:1) 根据临床资料,提出患儿现存的3～4个护理问题,说出护理问题的依据。2) 针对护理问题,制订相应护理计划。3) 请你为患儿及家长进行健康教育,主题为如何预防小儿呼吸道感染。

【作业】

写出支气管肺炎护理计划。

（杨华樑）

实践 8 造血系统疾病患儿的护理

【实践目的】

通过临床见习或病例讨论,熟练掌握贫血患儿的护理评估、护理诊断及护理措施,能对患儿及家长进行有效的健康教育;培养学生从事临床护理工作的思维方法,提高学生分析问题、解决问题的能力,锻炼其胆量及语言表达能力;培养学生在实践中学习认真负责的态度,同情和关爱患儿的基本素质。

【实践方式与方法】

(一) 在社区卫生服务站、各级医院儿科门诊或病区见习

1. 见习准备

(1) 患儿:联系好当地医院贫血患儿,向患儿及家长说明进行护理实践的目的,取得配合。

（2）护生：按护士素质要求做好准备；服装、鞋帽整洁，态度和蔼可亲，言语温和恰当；操作时动作轻柔、准确、富有爱心。

2. 见习方法

（1）带教老师集中讲解贫血患儿的护理评估及护理措施，并进行相关的护理操作演示。

（2）每6～10名学生为1个小组，每组对1名患儿进行护理评估，组长负责安排每位同学的任务分工，做好记录。带教老师随时指导及矫正，边观察边讲解，最后小结。以保证见习合理、有序地进行。

（3）组织学生讨论贫血患儿的护理评估，拟出护理诊断，制订护理计划，鼓励学生提出问题，各组汇报实习结果。

（二）在儿科实训室实践

1. 用物准备

（1）多媒体：贫血患儿的护理光盘或录像带，调试好播放设备。

（2）病例：选择1份贫血患儿讨论病例。

2. 实践方法

（1）组织观看录像《小儿营养缺乏性贫血的护理》及病例讨论。

病例：患儿，男，1岁1个月，因"精神差，面色苍白2个月余"入院。近2个月以来，患儿食欲减退，一直喜让人抱，不爱活动，经常感冒。该患儿生后单纯母乳喂养，未加辅食。

护理体检：体温36.8℃，脉搏95次/分，呼吸30次/分。皮肤黏膜苍白，以口唇、口腔黏膜、甲床、睑结膜明显。心率95次/分，律齐，心音稍低钝，心脏轻度扩大，未闻及杂音。肝肋下3.0cm，脾肋下0.6cm。

辅助检查：红细胞$2.0×10^{12}$/L，血红蛋白76g/L，白细胞$8.0×10^9$/L，中性粒细胞0.38，淋巴细胞0.62。血涂片：可见红细胞大小不等，以小细胞为主，中央淡染区扩大。门诊以营养性缺铁性贫血收住入院。

（2）以小组为单位进行讨论，组长负责安排专人记录，并选1名同学代表发言，汇报本组讨论情况。

讨论题：1）根据患儿的临床资料，找出患儿3～4个护理诊断，列出诊断依据并提出相应的护理措施。2）模拟操练：患儿出院时对患儿家长进行健康教育，主题为如何预防营养性缺铁性贫血。

【作业】

写出营养性缺铁性贫血的护理计划。

（王晓菊）

实践9　泌尿系统疾病患儿的护理

【实践目的】

学会急性肾炎、肾病综合征及泌尿道感染患儿的护理评估内容及方法，并能制订相应的护理计划。能对患儿及家长进行有效的健康指导。向带教老师学习认真、严谨的工作态度，增加同情和关爱患儿及家长的爱心体验。

【实践方式与方法】

（一）在医院儿科病区见习

1. 见习准备

（1）患儿：联系当地医院儿科病区，选择急性肾炎、肾病综合征、泌尿道感染患儿，并向患儿及其家长说明情况，取得配合。

（2）护生：提前预习相关理论知识，见习时按护士标准穿戴整齐，调整情绪，态度和蔼、谦虚、谨慎、认真，富有爱心。

2. 见习方法

（1）带教老师集中介绍住院患儿的概况，讲解并演示泌尿系统疾病患儿的护理评估、护理措施及相应的操作。

（2）每6~10人为1组，选择1名患儿进行护理评估和制订护理计划，组长负责安排每位同学的具体任务，做好记录。带教老师随时指导并及时矫正，边观察边讲解，最后小结。以保证见习合理有序地进行。

（3）各组汇报实习结果，组织学生讨论泌尿系统疾病患儿的护理要点，鼓励学生提出问题和讨论解决问题。

（二）在儿科实训室实践

1. 用物准备　准备典型病例个案及录像资料。

2. 实践方法

（1）播放泌尿系统常见疾病护理的录像及讨论病例。

病例：患儿，男，11岁。因头痛、呕吐、水肿3日就诊。患儿2周前曾患"上感"在社区医院治愈。3日前自觉头痛、乏力，尿量减少，今头痛加剧，并出现恶心、呕吐，呕吐物为胃内容物，同时出现眼睑水肿、少尿和双下肢水肿。护理体检：体温36.9℃，脉搏71次/分，呼吸31次/分，体重55.8kg，身高145cm，血压150/105mmHg。发育正常，神志清楚，营养欠佳，较烦躁，检查尚合作。面色稍苍白，眼睑水肿，无皮疹，浅表淋巴结无肿大。心率65次/分，律齐，心音稍低钝，双肺呼吸音清。腹平软，肝右肋下可触及、质软，脾未触及。双肾区轻微叩击痛，双下肢非凹陷性水肿。实验室检查：血常规血红蛋白95g/L，白细胞5.1×10^9/L，中性粒细胞0.62，淋巴细胞0.38。尿常规：尿蛋白（＋），尿沉渣镜检：红细胞7~10个/HP，白细胞1~3个/HP，颗粒管型（＋）。血尿素氮、肌酐及抗"O"增高，血清补体下降。临床诊断急性肾小球肾炎。

（2）分组讨论，每6~10人为1组，组长负责安排记录和代表发言。老师观察各组学生讨论的态度和语言表达的准确性。

讨论题：1）根据临床资料，提出患儿3~4个护理问题，说出依据。2）针对护理问题，制订相应护理计划、护理措施。3）模拟操练：患儿出院时对患儿家长进行健康教育，主题为肾炎患儿如何进行休息与饮食管理。

【作业】

完成1份急性肾小球肾炎的护理计划。

（武君颖　桂　兰）

参 考 文 献

2011 护士执业资格考试护考急救包 . 北京：人民军医出版社

陈永红 . 2006. 儿科教学案例选编 . 北京：北京大学医学出版社

崔焱 . 2008. 儿科护理学 . 第 4 版 . 北京：人民卫生出版社

董文斌 . 2010. 儿科护理学 . 第 2 版 . 西安：第四军医大学出版社

范玲 . 2010. 儿科护理学 . 北京：人民卫生出版社

贺鸿远 . 2008. 儿科护理 . 北京：科学出版社

金汉珍，黄德珉，官希吉 . 2000. 实用新生儿学 . 第 3 版 . 北京：人民卫生出版社

全国护士执业资格考试用书编写专家委员会 . 2011. 2011 全国护士执业资格考试指导 . 北京：人民卫生出版社

沈晓明，王卫平 . 2008. 儿科学 . 第 7 版 . 北京：人民卫生出版社

谢玲莉 . 2010. 儿科护理 . 第 2 版 . 北京：科学出版社

叶春香 . 2008. 儿科护理学 . 第 2 版 . 北京：人民卫生出版社

张静芬，周琦 . 2010. 儿科护理学 . 北京：科学出版社

儿科护理教学大纲

（供护理、助产专业用）

一、课程的性质和任务

儿科护理学是一门从整体护理概念出发,研究从胎儿至青春期小儿的生长发育、营养卫生、保健、疾病预防和临床疾病护理的专业课。儿科护理学的研究对象不单是到医院就诊的小儿,还包括在家庭、社区的小儿,以及在托幼机构和学校的儿童。本课程的任务是使学生树立"以人的健康为中心"的现代护理理念,掌握专业知识与技能,能运用现代护理理论和技术对健康及患病儿童进行整体护理。

二、课 程 目 标

1. 运用所学的预防保健知识做好儿童的预防保健。
2. 叙述小儿营养和喂养的知识,进行健康教育。
3. 阐述儿科急症临床判断及应急处理措施。
4. 掌握儿科常见疾病的护理评估、主要护理诊断及护理措施。

本课程注重培养学生在临床护理工作中的综合能力及素质,包括运用护理程序对儿科常见病患儿进行护理评估和实施整体护理的能力;对病情变化和治疗反应进行观察和分析的能力;对儿科急危重症患儿进行初步应急处理和配合抢救的能力;初步具备向个体、家庭、社区提供儿童保健服务和开展健康教育的能力。同时培养学生具有细心、爱心、耐心、乐观豁达的心理素质及良好的沟通能力和较强的团队协作精神。

三、教学时间分配

教学内容	学时		
	理论	实践	合计
一、绪论	2	0	2
二、小儿生长发育	2	2	4
三、儿童保健和疾病预防	2	0	2
四、住院患儿的护理	2	0	2
五、儿科常用护理技术	2	4	6
六、小儿营养与喂养	2	2	4
七、营养、内分泌疾病患儿的护理	4	2	6
八、新生儿与新生儿疾病患儿的护理	8	2	10
九、消化系统疾病患儿的护理	4	2	6
十、呼吸系统疾病患儿的护理	4	2	6
十一、循环系统疾病患儿的护理	4	0	4
十二、造血系统疾病患儿的护理	3	1	4
十三、泌尿系统疾病患儿的护理	3	1	4

续表

教学内容	学时		
	理论	实践	合计
十四、神经系统疾病患儿的护理	2	0	2
十五、传染性疾病患儿的护理	6	0	6
十六、急症患儿的护理	4	0	4
合计	54	18	72

四、教学内容和要求

教学内容	教学要求			教学内容	教学要求		
	了解	理解	掌握		了解	理解	掌握
一、绪论				（二）小儿计划免疫			✓
（一）儿科护理学的任务和范围				四、住院患儿的护理			
1. 任务			✓	（一）儿科医疗机构组织特点			
2. 范围			✓	1. 儿科门诊、急诊设置	✓		
（二）儿科护理的特点和理念				2. 儿科病房设置	✓		
1. 特点			✓	（二）住院护理常规			✓
2. 理念		✓		（三）住院小儿皮肤及心理护理			
（三）儿科护士的角色及素质要求				1. 皮肤护理			✓
1. 角色	✓			2. 心理护理		✓	
2. 素质	✓			（四）小儿用药护理			
（四）小儿年龄分期及各期特点				1. 药物的选择	✓		
1. 小儿年龄的划分			✓	2. 药物的剂量计算		✓	
2. 各期特点			✓	3. 给药方法			✓
二、小儿生长发育				五、儿科常用护理技术			
（一）生长发育的规律			✓	（一）一般护理法			
（二）影响生长发育的因素	✓			1. 一般测量法			✓
（三）体格发育				2. 儿童床使用法			✓
1. 体格发育常用指标			✓	3. 臀红护理法			✓
2. 骨骼牙齿的发育			✓	4. 约束法			✓
（四）感觉、运动功能和言语发育				5. 更换尿布法			✓
1. 感知觉发育		✓		6. 婴儿盆浴法			✓
2. 运动功能的发育			✓	（二）协助检查诊断的操作			
3. 言语的发育			✓	1. 颈外静脉穿刺术			✓
实践1 小儿体格测量			✓	2. 股静脉穿刺术			✓
三、儿童保健和疾病预防				（三）协助治疗的操作			
（一）不同年龄期小儿的保健特点		✓		1. 小儿头皮静脉输液			✓

教学内容	了解	理解	掌握
2. 光照疗法			✓
3. 保暖箱的使用		✓	
实践2 儿科常用护理技术操作			✓
六、小儿营养与喂养			
（一）能量与营养素的需要		✓	
（二）婴儿喂养			✓
实践3 小儿营养与喂养			✓
七、营养、内分泌疾病患儿的护理			
（一）营养不良患儿的护理			
1. 概述		✓	
2. 护理评估			✓
3. 护理问题			✓
4. 护理措施			✓
5. 健康指导		✓	
（二）小儿肥胖症患儿的护理			
1. 护理评估	✓		
2. 护理问题	✓		
3. 护理措施	✓		
（三）维生素D缺乏性佝偻病患儿的护理		✓	
1. 概述			✓
2. 护理评估			✓
3. 护理问题			✓
4. 护理措施			✓
5. 健康指导			✓
（四）维生素D缺乏性手足搐搦症患儿的护理			
1. 概述			✓
2. 护理评估			✓
3. 护理问题			✓
4. 护理措施			✓
5. 健康教育			✓
（五）儿童糖尿病患儿的护理			
1. 概述	✓		
2. 护理评估			✓

教学内容	了解	理解	掌握
3. 护理问题		✓	
4. 护理措施			✓
5. 健康教育			✓
实践4 营养不良、佝偻病患儿的护理			
1. 评估病情			✓
2. 列出护理问题			✓
3. 确定护理措施			✓
4. 健康指导			✓
八、新生儿与新生儿疾病患儿的护理			
（一）概述			
1. 新生儿概念		✓	
2. 新生儿分类		✓	
（二）正常新生儿的特点及护理			
1. 正常新生儿的特点			✓
2. 新生儿特殊生理状态		✓	
3. 正常新生儿的护理			✓
（三）早产儿的特点及护理			
1. 早产儿的特点			✓
2. 早产儿的护理			✓
（四）患病新生儿的护理			
新生儿窒息的护理			
1. 概述	✓		
2. 护理评估			✓
3. 护理问题			✓
4. 护理措施			✓
5. 健康指导		✓	
新生儿缺氧缺血性脑病的护理			
1. 概述		✓	
2. 护理评估	✓		
3. 护理问题			✓
4. 护理措施			✓
5. 健康指导			✓
新生儿颅内出血的护理			
1. 概述		✓	
2. 护理评估			✓

教学内容	教学要求			教学内容	教学要求		
	了解	理解	掌握		了解	理解	掌握
3. 护理问题			√	1. 概述	√		
4. 护理措施			√	2. 护理评估	√		
5. 健康指导	√			3. 主要护理问题		√	
新生儿败血症的护理				4. 护理措施			√
1. 概述	√			5. 健康指导			√
2. 护理评估			√	实践 5　新生儿及患病新生儿的护理			
3. 护理问题			√	1. 评估新生儿			√
4. 护理措施			√	2. 评估患病新生儿			√
5. 健康指导	√			3. 列出护理问题			√
新生儿黄疸的护理				4. 确定护理措施			√
1. 概述		√		5. 进行健康指导			√
2. 护理评估			√	九、消化系统疾病患儿的护理			
3. 护理问题			√	（一）小儿消化系统解剖、生理特点		√	
4. 护理措施			√	（二）口炎患儿的护理			
5. 健康指导			√	1. 概述	√		
新生儿寒冷损伤综合征的护理				2. 护理评估			√
1. 概述		√		3. 护理问题			√
2. 护理评估			√	4. 护理措施			√
3. 护理问题			√	5. 健康指导			√
4. 护理措施			√	（三）小儿腹泻患儿的护理			
5. 健康指导			√	1. 概述		√	
新生儿脐炎的护理				2. 护理评估			√
1. 概述	√			3. 护理问题			√
2. 护理评估		√		4. 护理措施			√
3. 护理问题			√	5. 健康指导			√
4. 护理措施			√	（四）小儿液体疗法及护理			
5. 健康指导			√	1. 小儿体液平衡特点	√		
新生儿低血糖症的护理				2. 常用液体种类、成分及配制		√	
1. 概述	√			（五）肠套叠患儿的护理			
2. 护理评估	√			1. 概述		√	
3. 护理问题			√	2. 护理评估			√
4. 护理措施			√	3. 护理问题	√		
5. 健康指导	√						
新生儿低血钙的护理							

教学内容	教学要求			教学内容	教学要求		
	了解	理解	掌握		了解	理解	掌握
4. 护理措施			✓	4. 护理措施			✓
5. 健康指导	✓			5. 健康指导			✓
实践6　腹泻患儿的护理				实践7　呼吸系统疾病患儿的护理			
1. 评估腹泻患儿			✓	1. 评估患儿			✓
2. 列出护理问题			✓	2. 列出护理问题			✓
3. 确定护理措施			✓	3. 确定护理措施			✓
4. 进行健康指导			✓	4. 进行健康指导			✓
十、呼吸系统疾病患儿的护理				十一、循环系统疾病患儿的护理			
（一）小儿呼吸系统解剖、生理特点				（一）小儿循环系统解剖、生理特点			
1. 解剖特点	✓			1. 心脏		✓	
2. 生理特点		✓		2. 心率		✓	
3. 免疫特点		✓		3. 血压		✓	
（二）急性上呼吸道感染患儿的护理				4. 胎儿及出生后的血液循环改变		✓	
1. 概述		✓		（二）先天性心脏病患儿的护理			
2. 护理评估			✓	1. 概述		✓	
3. 护理问题			✓	2. 护理评估			✓
4. 护理措施			✓	3. 护理问题			✓
5. 健康指导			✓	4. 护理措施			✓
（三）急性感染性喉炎患儿的护理				5. 健康指导			✓
1. 概述		✓		（三）病毒性心肌炎患儿的护理			
2. 护理评估			✓	1. 概述	✓		
3. 护理问题		✓		2. 护理评估		✓	
4. 护理措施			✓	3. 护理问题			✓
5. 健康指导	✓			4. 护理措施		✓	
（四）急性支气管炎患儿的护理				5. 健康指导			✓
1. 概述	✓			十二、造血系统疾病患儿的护理			
2. 护理评估			✓	（一）小儿造血和血液特点			
3. 护理问题			✓	1. 造血特点	✓		
4. 护理措施			✓	2. 血液特点	✓		
5. 健康指导	✓			（二）小儿贫血概述			
（五）肺炎患儿的护理				1. 概述		✓	
1. 概述		✓		2. 贫血的分度			✓
2. 护理评估			✓	3. 贫血的分类			✓
3. 护理问题			✓				

续表

教学内容	了解	理解	掌握	教学内容	了解	理解	掌握
（三）营养性缺铁性贫血患儿的护理				（四）泌尿道感染患儿的护理			
1. 概述		✓		1. 概述	✓		
2. 护理评估			✓	2. 护理评估	✓		
3. 护理问题			✓	3. 护理问题			✓
4. 护理措施			✓	4. 护理措施			✓
5. 健康指导			✓	5. 健康指导		✓	
（四）营养性巨幼细胞性贫血患儿的护理				实践9　泌尿系统疾病患儿的护理			
1. 概述		✓		1. 评估患儿			✓
2. 护理评估			✓	2. 列出护理问题			✓
3. 护理问题			✓	3. 确定护理措施			✓
4. 护理措施			✓	4. 进行健康指导			✓
5. 健康指导			✓	十四、神经系统疾病患儿的护理			
实践8　造血系统疾病患儿的护理				（一）小儿神经系统解剖、生理特点			
1. 评估患儿			✓	1. 脑、脊髓	✓		
2. 列出护理问题			✓	2. 脑脊液	✓		
3. 确定护理措施			✓	3. 神经反射		✓	
4. 进行健康指导			✓	（二）化脓性脑膜炎患儿的护理			
十三、泌尿系统疾病患儿的护理				1. 概述	✓		
（一）小儿泌尿系统解剖、生理特点				2. 护理评估			✓
1. 解剖特点		✓		3. 护理问题			✓
2. 生理特点			✓	4. 护理措施			✓
（二）急性肾小球肾炎患儿的护理				5. 健康指导		✓	
1. 概述	✓			（三）病毒性脑膜炎、脑炎患儿的护理			
2. 护理评估			✓	1. 概述		✓	
3. 护理问题			✓	2. 护理评估		✓	
4. 护理措施			✓	3. 护理问题			✓
5. 健康指导			✓	4. 护理措施			✓
（三）肾病综合征患儿的护理				5. 健康指导	✓		
1. 概述	✓			十五、传染性疾病患儿的护理			
2. 护理评估			✓	（一）传染病总论			
3. 护理问题		✓		1. 传染过程		✓	
4. 护理措施			✓	2. 传染病的基本特征		✓	
5. 健康指导		✓		3. 传染病流行的环节		✓	
				4. 影响流行过程的因素		✓	

教学内容	教学要求			教学内容	教学要求		
	了解	理解	掌握		了解	理解	掌握
5. 传染病的临床特点		✓		总论			
6. 传染病的预防			✓	1. 病因概述		✓	
7. 小儿传染病的护理管理			✓	2. 诊断		✓	
(二)麻疹患儿的护理				3. 治疗		✓	
1. 概述			✓	4. 预防			✓
2. 护理评估			✓	原发型肺结核			
3. 护理问题			✓	1. 概述		✓	
4. 护理措施			✓	2. 护理评估			✓
5. 健康指导	✓			3. 护理问题			✓
(三)水痘患儿的护理				4. 护理措施			✓
1. 概述		✓		5. 健康指导			✓
2. 护理评估			✓	急性粟粒型肺结核			
3. 护理问题			✓	1. 概述	✓		
4. 护理措施			✓	2. 护理评估		✓	
5. 健康指导	✓			3. 护理问题		✓	
(四)猩红热患儿的护理				4. 护理措施			✓
1. 概述			✓	5. 健康指导	✓		
2. 护理评估			✓	结核性脑膜炎			
3. 护理问题			✓	1. 概述	✓		
4. 护理措施			✓	2. 护理评估			✓
5. 健康指导	✓			3. 护理问题			✓
(五)流行性腮腺炎患儿的护理				4. 护理措施			✓
1. 概述			✓	5. 健康指导		✓	
2. 护理评估			✓	十六、急症患儿的护理			
3. 护理问题			✓	(一)小儿惊厥			
4. 护理措施			✓	1. 概述	✓		
5. 健康指导	✓			2. 护理评估			✓
(六)中毒性细菌性痢疾患儿的护理				3. 护理问题			✓
1. 概述			✓	4. 护理措施			✓
2. 护理评估			✓	5. 健康指导			✓
3. 护理问题			✓	(二)急性颅内压增高			
4. 护理措施			✓	1. 概述	✓		
5. 健康指导			✓	2. 护理评估			✓
(七)结核病患儿的护理				3. 护理问题			

教学内容	教学要求			教学内容	教学要求		
	了解	理解	掌握		了解	理解	掌握
4. 护理措施			✓	5. 健康指导			✓
5. 健康指导		✓		（五）心跳呼吸骤停			
（三）急性呼吸衰竭				1. 概述		✓	
1. 概述		✓		2. 护理评估			✓
2. 护理评估			✓	3. 护理问题			✓
3. 护理问题			✓	4. 护理措施			✓
4. 护理措施			✓	5. 健康指导	✓		
5. 健康指导	✓			（六）急性肾衰竭			
（四）充血性心力衰竭				1. 概述	✓		
1. 概述		✓		2. 护理评估			✓
2. 护理评估			✓	3. 护理问题			✓
3. 护理问题			✓	4. 护理措施			✓
4. 护理措施			✓	5. 健康指导	✓		

五、大 纲 说 明

（一）适用对象与参考学时

本教学大纲主要供中等卫生职业教育护理、助产专业教学使用，总学时为 72 学时，其中理论教学 54 学时，实践教学 18 学时。

（二）教学要求

（1）本课程对理论部分教学要求分为掌握、理解、了解 3 个层次。掌握：指对基本知识、基本理论有较深刻的认识，并能综合、灵活地运用所学的知识完成护理任务。理解：指能够领会概念、机制的基本涵义，解释护理现象。了解：指对基本知识、基本理论能有一定的认识，能够记忆所学的知识要点。

（2）本课程重点突出以能力为本位的教学理念，在实践技能方面分为掌握、学会两个层次。掌握：能独立、正确、规范地完成常用护理技术操作。学会：在教师的指导下独立进行较为简单的护理操作。

（三）教学建议

（1）理论教学应采用多种教学方法的综合，如情景教学、案例教学，启发引导式教学、积极采用现代化的教学手段，多组织学生开展必要的讨论，以启迪学生思维，加深对教学内容的理解和掌握。

（2）实践教学可在实验室进行，也可采取病例讨论的形式，并结合医院参观、见习，充分调动学生学习的主动性、积极性，训练学生的动手能力和人际沟通能力，注重学生护士素质和专业形象的培养。

（3）教学过程中及时采用课堂测验、阶段考试、角色扮演、书写实验报告等方式对学生的知识、能力及态度进行综合评价。

　　注:本教学大纲是在卫生职业教育教学指导委员会颁发的教学大纲基础上,结合 2011 年护士职业资格考试大纲的要求,作以调整,如"第 7 章变为营养、内分泌疾病患儿的护理"增加儿童糖尿病患儿的护理;"第 8 章新生儿与新生儿疾病患儿的护理"增加新生儿脐炎、新生儿低血糖、新生儿低血钙;"第 9 章消化系统疾病患儿的护理"增加肠套叠患儿的护理;"第 10 章呼吸系统疾病患儿的护理"增加急性感染性喉炎患儿的护理。

(武君颖)

自测题参考答案

第1章　1. B　2. A　3. C　4. A　5. C　6. D　7. C　8. C　9. C　10. D　11. A　12. B

第2章　1. B　2. A　3. D　4. E　5. D　6. D　7. C　8. B　9. B　10. B　11. A

第3章　1. E　2. D　3. C　4. E　5. C　6. B　7. E　8. A　9. D　10. D　11. D　12. D　13. B
14. A

第4章　1. D　2. B　3. B　4. D　5. C　6. E　7. E　8. A　9. D　10. D

第5章　1. E　2. C　3. D　4. B　5. B　6. D　7. E　8. C　9. B　10. D　11. B　12. E

第6章　1. C　2. A　3. A　4. B　5. D　6. A　7. E　8. C　9. C　10. D　11. A　12. A　13. C

第7章　1. B　2. D　3. B　4. E　5. E　6. C　7. E　8. E　9. C　10. C　11. E　12. C　13. D
14. C　15. C　16. B　17. E　18. A　19. D　20. B　21. E　22. C　23. C　24. D　25. D
26. D　27. C　28. C　29. A　30. E

第8章　1. A　2. E　3. C　4. E　5. C　6. E　7. E　8. E　9. B　10. C　11. C　12. D　13. C
14. B　15. B　16. E　17. B　18. D　19. D　20. C　21. D　22. E　23. A　24. D　25. C
26. A　27. B　28. B　29. B　30. E

第9章　1. E　2. E　3. C　4. A　5. E　6. B　7. A　8. C　9. C　10. D　11. C　12. E　13. A
14. C　15. D　16. D　17. A　18. C　19. D　20. A　21. E　22. C　23. B　24. B　25. B
26. D　27. B　28. A　29. D　30. B　31. A　32. B　33. B

第10章　1. B　2. D　3. E　4. C　5. E　6. B　7. E　8. A　9. E　10. C　11. D　12. A
13. C　14. C　15. D　16. C　17. C　18. A　19. B　20. D　21. D　22. C　23. E　24. A

第11章　1. D　2. B　3. B　4. C　5. E　6. A　7. A　8. D　9. A　10. B　11. B　12. A
13. A　14. D　15. B　16. C　17. B　18. C　19. B　20. C　21. C　22. E　23. E　24. E　25. E

第12章　1. C　2. D　3. E　4. C　5. D　6. D　7. D　8. C　9. C　10. E　11. C　12. E
13. C　14. D　15. C　16. A　17. C　18. D　19. A

第13章　1. C　2. C　3. A　4. A　5. B　6. D　7. D　8. B　9. C　10. B　11. B　12. B
13. C　14. E　15. D　16. E　17. D　18. C　19. C　20. E　21. B　22. B　23. B　24. C　25. B
26. A　27. B　28. B　29. E　30. D　31. B

第14章　1. A　2. D　3. B　4. A　5. A　6. D　7. E　8. C　9. A　10. E　11. D　12. C
13. A　14. D　15. A　16. E　17. B　18. D　19. C

第15章　1. E　2. E　3. B　4. A　5. E　6. D　7. E　8. A　9. E　10. E　11. C　12. E
13. B　14. D　15. B　16. E　17. E　18. B　19. A　20. B　21. C

第16章　1. C　2. A　3. E　4. B　5. D　6. D　7. B　8. A　9. E　10. E　11. C　12. C